古今名方 漢方処方学時習

（第 10 版）

髙山宏世編著

三考塾叢刊

序

漢方三考塾主宰 寺師 睦宗

「腕があっても、頭がないと早く行き詰まる」

この言葉を、東京芸術大学々長平山郁夫氏は学生時代　伯父さんから聞かされた。

この箴言は、芸術家ばかりでなく医術を学ぶ者にとっても同じといえる。

医師としていくら腕があっても、頭がないと早く行き詰まり芯がとまることは、否定できない。

漢方で頭の芯が早く行き詰まらないためには、処方を徹底的に分析し、マスターしなければならぬ。

本書の『漢方処方学時習』は、論語の＜学びて時に之を習う。また説（よろこ）ばしからずや－漢方の処方を、学んだことを機会あるごとにおさらいすることは、なかなか愉快なことではないか－＞より命名されたものと思われる。誠によき漢方の時習書である。

先師大塚敬節先生は、「漢方は奥が深くて広いから、方向を間違っているといくら勉強しても役に立たない」と話しておられた。

本書は、奥深くて広い古今の漢方処方を方向を間違わず、あらゆる角度から明快に解説してあり、臨床に役立つ良書である。この良書を機会あるごとに学習すると、頭が行き詰まることはない。

医家修業は学と術と相俟って成るものである。頭の学と腕の術とを相備えた医師こそ、良医といえる。

著者が先年刊行された『腹証圖解：漢方常用處方解説』を併読されると、よく理解できよう。

凡 例

　１）本書は、先に同じく日本漢方振興会漢方三考塾より出版した『腹証図解：漢方常用処方解説』（通称『赤本』）の姉妹版として、その解説を補足する目的で編集されたものである。

　　各処方の後に（漢方常用処方解説××頁参照）と記してあるのは内容の重複を避けるためである。本書と共に必ず併読して頂きたい。

　　収録した処方は『漢方常用処方解説』に収録した１２６処方に加えて、関連処方も収録し、全部で１５６処方となっている。

　２）処方は効能をもとに章を分かち、各章の始めにそれらの章についての総括的な解説を行った。

　３）処方の解説は以下の要領に従っている。

　　組　　成：構成生薬を記した。分量については病状や病人の各種の条件によって異なるべきなので、敢えて記載していない。

　　病　　態：本書の核心を成す部分で、処方がどのような病態生理、あるいは病理機序の対応して立方されたか、についての編著者の考察を記した。

　　方　　義：構成生薬の性味、効能、時に帰経を記し、必要に応じて二味の組み合わせによる効能について記した。また君臣佐使の決定に関する論拠を考察した。

　　症　　状：四診に現れる所見を病態、方議を関連づけて記した。

　　臨床応用：具体的な病名よりも、その処方の病態が、臨床的にどのような場面に適応するかという点に重点を置いて記述した。

　　症　　例：必要と思われる箇所には編著者の治験例を挿入した。

　４）引用したテキスト及び参考文献はまとめて巻末に列記した。

　５）本書に収載した主な処方のアイウエオ順の索引を最後に付した。

目　次

1．解　表　剤 ……………………………………… 1

桂枝湯 ……………………………………………… 2

麻黄附子細辛湯 …………………………………… 3

麻黄湯 ……………………………………………… 4

小青竜湯 …………………………………………… 5

大青竜湯 …………………………………………… 6

葛根湯 ……………………………………………… 6

葛根湯加川芎辛夷 ………………………………… 7

桂麻各半湯 ………………………………………… 7

升麻葛根湯 ………………………………………… 8

葛根湯加桔梗石膏 ………………………………… 8

銀翹散 ……………………………………………… 9

麻杏甘石湯 ………………………………………… 9

五虎湯 ……………………………………………… 9

川芎茶調散 ………………………………………… 10

香蘇散 ……………………………………………… 10

参蘇飲 ……………………………………………… 10

2．表裏双解剤 ………………………………… 12

防風通聖散 ………………………………………… 13

大柴胡湯 …………………………………………… 14

五苓散 ……………………………………………… 14

葛根黄芩黄連湯 …………………………………… 14

桂枝人参湯 ………………………………………… 15

五積散 ……………………………………………… 16

3．和 解 剤 ⋯⋯⋯⋯⋯ 20

小柴胡湯 ⋯⋯⋯⋯⋯⋯⋯⋯ 22

柴胡桂枝湯 ⋯⋯⋯⋯⋯⋯⋯ 26

大柴胡湯 ⋯⋯⋯⋯⋯⋯⋯⋯ 27

柴胡加芒硝湯 ⋯⋯⋯⋯⋯⋯ 30

柴胡桂枝乾姜湯 ⋯⋯⋯⋯⋯ 30

竹筎温胆湯 ⋯⋯⋯⋯⋯⋯⋯ 32

柴陥湯 ⋯⋯⋯⋯⋯⋯⋯⋯⋯ 33

柴朴湯 ⋯⋯⋯⋯⋯⋯⋯⋯⋯ 34

柴苓湯 ⋯⋯⋯⋯⋯⋯⋯⋯⋯ 35

芍薬甘草湯 ⋯⋯⋯⋯⋯⋯⋯ 36

四逆散 ⋯⋯⋯⋯⋯⋯⋯⋯⋯ 38

解労散 ⋯⋯⋯⋯⋯⋯⋯⋯⋯ 40

柴芍六君子湯 ⋯⋯⋯⋯⋯⋯ 40

加味逍遙散 ⋯⋯⋯⋯⋯⋯⋯ 41

神秘湯 ⋯⋯⋯⋯⋯⋯⋯⋯⋯ 44

半夏瀉心湯 ⋯⋯⋯⋯⋯⋯⋯ 46

生姜瀉心湯 ⋯⋯⋯⋯⋯⋯⋯ 48

甘草瀉心湯 ⋯⋯⋯⋯⋯⋯⋯ 49

大黄黄連瀉心湯 ⋯⋯⋯⋯⋯ 52

三黄瀉心湯 ⋯⋯⋯⋯⋯⋯⋯ 52

附子瀉心湯 ⋯⋯⋯⋯⋯⋯⋯ 53

旋復花代赭湯 ⋯⋯⋯⋯⋯⋯ 54

赤石脂禹余粮湯 ⋯⋯⋯⋯⋯ 55

黄連湯 ⋯⋯⋯⋯⋯⋯⋯⋯⋯ 55

黄芩湯 ⋯⋯⋯⋯⋯⋯⋯⋯⋯ 56

4．瀉 下 剤 ⋯⋯⋯⋯⋯ 60

大承気湯 ⋯⋯⋯⋯⋯⋯⋯⋯ 65

黄竜湯 ⋯⋯⋯⋯⋯⋯⋯⋯⋯ 66

小承気湯	66
調胃承気湯	66
桃核承気湯	67
通導散	67
大黄牡丹皮湯	68
大黄甘草湯	68
桂枝加芍薬大黄湯	69
麻子仁丸	70
潤腸湯	71
大黄附子湯	72
温脾湯	73
三物備急丸	74

5. 清 熱 剤 76

白虎湯	80
白虎加人参湯	83
竹葉石膏湯	83
梔子豉湯	84
黄連解毒湯	86
三黄瀉心湯	87
温清飲	88
柴胡清肝湯（一貫堂）	89
荊芥連翹湯（一貫堂）	92
竜胆瀉肝湯	93
竜胆瀉肝湯（一貫堂）	95
清上防風湯	96
桔梗湯	97
排膿散及湯	98
消風散	98
十味敗毒湯	99

治頭瘡一方	100
茵蔯蒿湯	101
茵蔯五苓散	103
猪苓湯	103
五淋散	105
乙字湯	106
清肺湯	108
辛夷清肺湯	109
立効散	110
三物黄芩湯	112
清心蓮子飲	114

6. 温裏補陽剤 116

人参湯	117
桂枝人参湯	119
安中散	119
当帰湯	121
大建中湯	122
桂枝加芍薬湯	123
小建中湯	125
当帰建中湯	126
黄耆建中湯	127
呉茱萸湯	127
当帰四逆加呉茱萸生姜湯	129
温経湯	134
真武湯	136
附子湯	138
八味地黄丸	138
牛車腎気丸	139
右帰飲	140

7. 補 気 剤 ……142
四君子湯 ……143
六君子湯 ……144
補中益気湯 ……147
啓脾湯 ……149

8. 補 血 剤 ……152
四物湯 ……154
芎帰膠艾湯 ……157
当帰飲子 ……158
七物降下湯 ……160

9. 気血双補剤 ……162
十全大補湯 ……162
人参養栄湯 ……164
帰脾湯 ……164
加味帰脾湯 ……166

10. 滋 陰 剤 ……167
六味丸 ……168
滋陰降火湯 ……170
滋陰至宝湯 ……171
麦門冬湯 ……172
炙甘草湯 ……174
清暑益気湯 ……176

11. 理 気 剤 ……178
半夏厚朴湯 ……179
香蘇散 ……180
女神散 ……181

二陳湯 ……………………………… 182

平胃散 ……………………………… 184

胃苓湯 ……………………………… 186

釣藤散 ……………………………… 187

抑肝散 ……………………………… 189

抑肝散加陳皮半夏 ………………… 191

12. 安 神 剤 ……………………………… 192

甘麦大棗湯 ………………………… 195

酸棗仁湯 …………………………… 198

柴胡加竜骨牡蛎湯 ………………… 199

桂枝加竜骨牡蛎湯 ………………… 201

13. 利 水 剤 ……………………………… 204

五苓散 ……………………………… 207

茯苓飲 ……………………………… 210

小半夏加茯苓湯 …………………… 211

半夏白朮天麻湯 …………………… 212

当帰芍薬散 ………………………… 214

苓桂朮甘湯 ………………………… 215

苓姜朮甘湯 ………………………… 217

苓甘姜味辛夏仁湯 ………………… 219

防已黄耆湯 ………………………… 222

越婢加朮湯 ………………………… 224

木防已湯 …………………………… 226

桂枝加朮附湯 ……………………… 227

麻杏薏甘湯 ………………………… 228

薏苡仁湯 …………………………… 230

二朮湯 ……………………………… 231

桂枝芍薬知母湯 …………………… 232

| 疎経活血湯 | 234 |
| 大防風湯 | 236 |

１４. 駆瘀血剤 ……239

桃核承気湯	241
桂枝茯苓丸	243
通導散	245
治打撲一方	247
血府逐瘀湯	249
膈下逐瘀湯	249
少腹逐瘀湯	250
通竅活血湯	250
補陽還五湯	250
身痛逐瘀湯	251

引用文献 ……252

処方索引 ……254

1 解表剤

定　義

　発汗、解肌、透疹等の作用により、表証を解除する方剤を総称して解表剤という。表証とは主として外感病の初期に現われる病症で、発熱と悪寒が同時に見られ、浮脈を呈し、舌にはわずかに薄白苔が見られるのが特徴的症候である。

原典『素問』（１），「ソノ皮ニ在ルハ汗シテコレヲ発ス」（陰陽応象大論第五の２３節）表証の治療原則は発汗法である。

（２）「善ク治ス者ハ皮毛ヲ治シ、其ノ次ハ肌膚ヲ治ス。其ノ次ハ筋脈ヲ治ス。其ノ次ハ六府ヲ治ス、其ノ次ニ五臓ヲ治ス。五臓ヲ治ス者ハ半バ死シ半バ生クルナリ」（陰陽応象大論第五の１９）

　発汗法は、汗、吐、下、和、清、温、消、補の八通りの治法の首位に来る治療法である。

『傷寒論』（１）「太陽病、発熱、汗出デ、悪風シ、脈緩ノ者ハ名ヅケテ中風ト為ス」（太陽病上篇）第２節

（２）「太陽病、或ハ已ニ発熱シ、或ハ末ダ発熱セザルモ、必ズ悪寒シ、体痛シ、嘔逆シ、脈陰陽共ニ緊ナル者ハ、名ヅケテ傷寒ト為ス」（同）第３節

（３）「太陽病、発熱シテ渇シ、悪寒セザル者ハ温病ト為ス」（同）第６節

　以上より傷寒論には、太陽病の経病（外感病の初期）に基本型として中風、傷寒、温病の三つがあることが示されている。

表１、中風と傷寒の初期の病症の比較

病証	原因	病態	虚実	一般症状	汗	脈	特徴的症状	基本方剤
中風	風邪	営衛不和	表寒虚証	軽い	自汗	浮緩	悪風	桂枝湯
傷寒	寒邪	衛気閉塞	表寒実証	重い	無汗	浮緊	身痛	麻黄湯

表2、傷寒と温病の初期における証治の比較

病証	原因	熱感	悪寒	頭痛	口渇	舌質	舌苔	脈	小便	治法
傷寒	寒邪	軽い	重い	重い	なし	正常	白薄	浮緊	正常	辛温解表
温病	温邪	重い	軽い	軽い	あり	舌淡紅	白薄	浮数	微黄	辛涼疎表

　温病は太陽病に属するとはいっても、傷寒とは異なっている。傷寒は皮毛から入って足太陽膀胱経脈を侵すが、温病は多く口、鼻腔から入って手太陰肺経脈を侵襲する。また傷寒の原因である寒邪は陰邪であって陽を傷つけ易く、温病の原因である温邪は陽邪で陰を傷つけ易い。

　解表剤には大きく分けて傷寒系の表寒証に対して用いられる辛温解表剤と温病系の表熱証に対して用いられる辛涼解表剤とがある。

『素問』至真要大論第七十四

「風内ニ淫スレバ、治スルニ辛涼ヲ以テシ、佐クルニ苦ヲ以テシ、甘ヲ以テ之ヲ緩シ、辛ヲ以テ之ヲ散ズ」（第5節）

「寒勝ツ所ニ淫スレバ、平スルニ辛熱ヲ以テシ、佐クルニ甘苦ヲ以テシ、鹹ヲ以テ之ヲ瀉ス。」（第6節）

１）辛温解表剤

（１）表寒虚証用方剤

桂枝湯（漢方常用処方解説2頁参照）

組　成

桂枝、白芍薬、大棗、甘草、生姜。

病　態

営衛不和、風邪による太陽中風。

症　状

発熱悪風自汗脈浮緩、舌は正常（緩脈とは、脈拍が毎分65位で遅脈には至らないもの）。

治　療

営衛調和、肌表の風邪を解除（解肌）する。

臨床応用

カゼ症状の極く初期（鼻カゼ）や病後、微熱や自汗があり気分が秀れぬ場合。

方　義

本方は桂枝で発汗解肌、芍薬でよく陰を和し、姜棗もまた裏を和すので、外感病に対する発汗解肌の基本方剤だけではなく、病後、産後或は数々の原因により営衛不和となり、微自汗、有熱、あるいは微悪寒等の症状を呈する者に広く応用される。

『本草綱目』麻黄の項「麻黄ハ衛実ヲ治スルノ薬、桂枝ハ衛虚ヲ治スル薬ナリ。二物太陽証ノ薬ト雖モ其ノ実ハ営衛ノ薬ナリ」（好古）「傷寒汗無キヲ治スルニハ麻黄ヲ用イ、汗有ルハ桂枝ヲ用ウ」（李時珍）とある。

桂枝湯の禁忌（太陽病上篇）

「桂枝本解肌ト為ス。若シ其ノ人脈浮緊、発熱シテ汗出ザルハ之ヲ与ウベカラズ」

この場合脈浮緊、不汗であるから麻黄湯証である。

「若シ酒客病ハ桂枝湯ヲ与ウベカラズ、之ヲ得レバ即チ嘔ス。酒客甘ヲ喜バザルヲ以テノ故ナリ」

酒客は湿熱が内鬱している。桂枝湯は辛甘温の剤であるから湿熱に対しては逆治になる。

麻黄附子細辛湯 （漢方常用処方解説14頁参照）

『傷寒論』「病、発熱有リテ悪寒スル者ハ陽ニ発スナリ、熱ナクシテ悪寒スル者ハ陰ニ発スナリ」（太陽病上篇の第7節）陽病、陰病の定義

「少陰病始メテ之ヲ得、反テ発熱シ脈沈ノ者ハ麻黄細辛附子湯之ヲ主ル」（少陰病篇）

「少陰病之ヲ得テ反テ発熱」するのは太陽の病証があることを示す。「脈沈」で少陰病の病証であることを示している。老人や

虚弱な人では陽気が不足しているので外邪に対する防衛力が無力であり、寒邪を感受すると邪は直接裏に達し表も裏も共に病む。病人は元気がなく、冷えを訴える。

組　成
麻黄、附子、細辛。

病　態
太陽と少陰の表裏が共に寒邪に侵された両感病である。

症　状
寒が主で脈沈（少陰病）であるが、幾分発熱（太陽病）もある。

方　義
辛温の剤で表裏を共に温め陽気を補いながら解表する。即ち助陽解表剤である。

（2）表寒実証用方剤
麻黄湯（漢方常用処方解説4頁参照）

組　成
麻黄、桂枝、杏仁、甘草。

病　態
営衛凝結、腠理閉塞。寒邪による太陽傷寒。

症　状
発熱悪寒、無汗、身痛、喘咳、脈浮緊。

方　義
麻黄は辛温、風寒を発散し、肺気を宣泄し、発汗の峻剤である。
麻黄＋桂枝は風寒による表実無汗の証に用いられる。
麻黄＋杏仁は麻黄の定喘作用と杏仁の止咳祛痰の作用が相須の関係にあり、両者を合わせると寒邪を除き止咳定喘する。
寒邪を解表散寒し、併せて喘を平らげ咳を止める。太陽傷寒の基本方剤である。

臨床応用
インフルエンザ初期、発熱悪寒の甚い時、喘息やアレルギー性

鼻炎の発作期、小児の感冒、乳幼児の鼻閉。

麻黄湯の禁忌（不可発汗の条文）太陽病中篇

８３「咽喉乾燥スル者ハ発汗スベカラズ」

８４「淋家ハ発汗スベカラズ、汗ヲ発セバ必ズ便血ス」

８５「瘡家ハ身疼痛スト雖モ汗ヲ発スベカラズ、汗出レバ則チ痙ス」

８６「衄家ハ汗ヲ発スベカラズ、汗出レバ必ズ額上陥シ、脈急ニ緊シ、直視シテ眴スル能ワズ、眠ルヲ得ズ」

８７「亡血家ハ汗ヲ発スベカラズ、汗ヲ発スレバ則チ寒慄シテ振ス」

以上の者は例え表証があっても麻黄湯で発汗させてはならない。

即ち津液不足して咽喉乾く者（８３）、津液不足で尿の出しぶる者（８４）、滲出傾向のある皮疹の出ている者（８５）、鼻血を出している者（８６）、及び出血して血虚（貧血）に陥っている者（８７）等である。

麻黄湯の加減方

小青竜湯（漢方常用処方解説１０頁参照）

組　成

麻黄、桂枝、甘草、芍薬（白）、五味子、乾姜、細辛、半夏。即ち麻黄湯去杏仁、加芍薬五味乾姜細辛半夏である。

病　態

外寒兼内飲証

傷寒に属して同時に痰飲を兼ねるものである。

症　状

①傷寒の要素：無汗、発熱悪寒（脈浮緊）。

②痰飲の要素：痰飲が停滞し異常な場所に現われる。

上焦（肺）－咳、薄いタン、鼻水、鼻閉、くしゃみ。（支飲）

中焦（胃腸）－嘔気（水飲上逆）、下痢。（水飲が腸に流下）

下焦（腎、膀胱）－小便不利、少腹満、浮腫。（溢飲）

これらが腹証に表われれば「心下有水気」となり、脈に反映すれば弦脈、舌に反映すると湿舌白滑苔となる。

方　義

麻黄＋桂枝で発汗解表、止咳平喘。（有汗には用いない）

桂枝＋芍薬（白）で営衛調和。

乾姜、細辛、五味、半夏で温中散寒。（痰飲を除く）

小青竜加石膏湯証は本方の外寒内飲の証に加えて、熱証が加わり、煩繰（烈しい咳や不眠など）が加わったもので、石膏を加えることにより寒痰肺熱を共に除く。

大青竜湯

組　成

麻黄、桂枝、杏仁、甘草、生姜、大棗、石膏、即ち麻黄湯加生姜大棗石膏（麻黄甘草の量は麻黄湯の倍）である。

病　態

表寒兼内熱

症　状

発熱悪寒が激烈、無汗、煩躁、脈浮緊。

小青竜湯証は内に水気（支飲）があり大青竜湯証は外表の水飲（溢飲）がある。

麻黄湯と桂枝湯の中間に位置する薬方

葛根湯 （漢方常用処方解説６頁参照）

組　成

葛根、麻黄、桂枝、芍薬（白）、甘草、生姜、大棗。即ち枝湯加麻黄葛根である。（桂枝芍薬の量は半減）

病　態

①太陽傷寒で太陽膀胱経脈の経気の流れが悪くなり、津液が上に運ばれなくなった為に筋肉が滋養されなくなり、項背強の症状が出る。

—6—

②もう一つは太陽陽明の合病。

「本草綱目」葛根の項

「張仲景太陽陽明ノ合病ヲ治スルニ桂枝湯内ニ麻黄、葛根ヲ加ウ。又葛根黄芩黄連解肌湯有リ、是レ此ヲ用イテ以テ太陽陽明ニ入ルノ路ヲ断ツ。即チ太陽ノ薬ニ非ザルナリ」（元素）

「麻黄ハ太陽経ノ薬ニシテ兼ネテ肺経ニ入ル。肺ハ皮毛ヲ主ル。葛根ハ乃チ陽明経ノ薬ニシテ兼ネテ脾経ニ入ル。脾ハ肌肉ヲ主ル。二味ノ薬皆軽揚発散シテ、而モ入ル所ハ廻然トシテ同ジカラザル所以ナリ」（李時珍）

症 状

①発熱悪寒、無汗、項背強、脈浮緊（太陽傷寒）

②発熱悪寒、下痢、嘔、腹痛（太陽陽明合病）

臨床的には、感冒症状、熱性疾患初期、鼻耳科疾患、上半身の諸疼痛や筋肉のこりのみでなく、腹痛下痢嘔気等の消化器症状を伴う惑冒性胃腸炎などにも用いられる。

葛根湯加川芎辛夷 （漢方常用処方解説８頁参照）

葛根湯に升浮通陽の川芎と通鼻の辛夷を加味した処方である。葛根湯の働きに加え、薬効が首から上に集中する。

薬効は辛温解表、清熱通鼻。

桂麻各半湯

太陽中風の桂枝湯証┐

　　　　　　　　　　├─いずれにも属さない太陽経表証。

太陽傷寒の麻黄湯証┘

病 態

大邪は去ったが小邪が表に留っている状態である。

条 文

「太陽病之ヲ得テ八九日、瘧状ノ如ク発熱悪寒シ、熱多ク寒少

ク、其ノ人嘔セズ。清便自ラ可セント欲シ、一日二三度発ス。脈
微緩ノ者ハ愈エント欲スト為ス。脈微ニシテ悪寒スル者ハ此レ陰
陽倶ニ虚ス、更ニ汗ヲ発スベカラズ。更ニ下シ更ニ吐スナリ。面
色反テ熱色有ル者ハ未ダ解セント欲セザルナリ。其ノ小汗出ズル
ヲ得ル能ワザルヲ以テ身必ズ痒ス。桂枝麻黄各半湯ニ宜シ」

　小邪が表に留って陽気が鬱滞し、汗が出ようとしても出られな
い状態である。痒みは風邪が外に排泄される表現の一つである
（痒ハ泄風ト為ス）

　症　状
　汗無く、脈浮、発熱、身痒。

２）辛涼解表剤

（１）表熱実証用方剤

升麻葛根湯（漢方常用処方解説２０頁参照）

　組　成
　升麻、葛根、芍薬（白）、甘草、生姜（原方では入っていない）
　病　態
　身熱、頭痛に加え、発疹が出るべきものが不十分な状態。
　症　状
　麻疹未発、発熱悪寒、頭痛、眼充血、口渇。
　舌は紅で脈浮数。温病では衛分証に当る。
　方　義
　辛涼解表剤で同時に透疹解毒の作用を有する。従って麻疹の初
期だけでなく温病初期にも用いられる。升麻＋葛根は透疹作用が
ある。これに匹敵するのは浮萍（ウキクサ科ウキクサ全草辛寒で
肺経に行き、発汗解表怯風行水透疹の作用がある）である。葛根
は陽明経の表証を治す。

葛根湯加桔梗石膏

　発熱し悪寒少く、頭痛、口渇、咽痛等を伴い、脈浮数の時は、

表寒実証用の葛根湯に寒涼の石膏或は桔梗石膏を加えると表熱実証用方剤となり、温病初期（衛分証）に用い得る。

銀翹散 （温病条弁）
組　成

連翹、金銀花、桔梗、淡竹葉、薄荷、荊芥、豆豉、芦根、午蒡子、甘草。

用　法

辛涼解表剤の常用処方として温病初期の発熱、頭痛、口渇、咽頭等の症状に対して用いられる。

麻杏甘石湯 （漢方常用処方解説１６頁）
組　成

麻黄、石膏、杏仁、甘草。

麻黄湯去桂枝加石膏で、辛甘温の桂枝を辛寒の石膏に換えることにより、表熱実証を治す方剤となる。

病　態

風邪が熱と化して肺を浸し、肺熱の病症となったもので温病では気分証である。

症　状

表気は疎通して肺には鬱熱があるので「汗出でて喘す」と言う状態になる。脈滑数、舌乾燥紅。

方　義

肺の鬱熱を清し、喘咳を平らげる。

汗が出るので麻黄＋桂枝の組み合わせは用いない。

肺に邪気が閉塞して喘咳を起こしているので麻黄＋杏仁で取る。

加味方

五虎湯 （漢方常用処方解説１８頁）は麻杏甘石膏加桑白皮（及び茶葉）である。

桑白皮は甘辛寒、肺火を瀉し清痰止咳。茶葉は苦甘微寒、痰熱を去り頭目を清す。

（2）表熱虚証用方剤

温病衛分証の初期の段階で、微熱、悪寒、頭痛、少汗、白舌苔、脈浮で熱象があまり著しくない時期には、気味が辛で少しく温性のある薬物を用いる。これを辛微解表剤と称する。

川芎茶調散 （漢方常用処方解説12頁）
組　成
薄荷、川芎、荊芥、姜活、防風、白芷、細辛、甘草、茶葉。
病　態
もともとは外からの風寒の邪による頭痛に用いられる。
症　状
頭痛、体痛、悪寒発熱、鼻閉。脈は浮で舌は薄白苔。
方　義
疎風、解表、止痛。
辛温の剤と辛涼の剤とを併用している。

香蘇散 （漢方常用処方解説206頁参照）
組　成
香附子、蘇葉、陳皮、甘草、生姜。
解表剤と理気剤が配合されている理気解表剤である。従って外感病による表証と気滞の症状を併せ持った場合に使用。本方については理気剤の項でさらに詳細に論ずる。

参蘇飲 （漢方常用処方解説60頁参照）
組　成
蘇葉、前胡、人参、茯苓、枳実、葛根、陳皮、半夏、桔梗、甘草、生姜、大棗。

病　態

気虚の感冒。元来、脾気虚がある為、水分の吸収排泄が悪い（湿疹の証）人が、風寒の外邪に外感し、表証と共に湿痰による咳嗽喀痰、及脾気虚による消化不良症状が顕著に現われたものである。

方　義

元気盛んな者の外感病は解表剤により外邪を駆逐できるが、脾気虚を伴う者では同時に人参などの補気剤で元気を補いつつ扶正袪邪をはかる必要がある。本方は益気解表の剤に理気化痰の剤を加えており、表裏双解剤の一つでもある。

2 表裏双解剤

　表と裏が同時に病邪に侵される時、これを治す方法に3通りある。

　1、先表後裏

　先ず表証を治し、しかる後に裏証を治す。

　その例としては「傷寒論」太陽病中篇（106）桃核承気湯の条文がある。

　「太陽病解セズ、熱膀胱ニ結ビ、其ノ人狂ノ如ク、血自下ル。下ル者ハ愈ユ。其ノ表解セザル者ハ尚未ダ攻ムベカラズ。当ニ先ズ其ノ外ヲ解スベシ。外解シ已リ但ダ少腹急結スル者ハ乃チ之ヲ攻ムベシ。桃核承気湯ニ宜シ」

　本条は太陽腑病蓄血証の治療に関する条文である。即ち太陽病の邪が太陽膀胱経脈に沿ってその腑である膀胱に入り、熱と血が下焦で結ばれ、少腹急結、小便自利、或は狂の如しといった症状が現われる。それに対して、先ず桂枝湯を用いて解表を行ない、その後で桃核承気湯を用いてその裏証（ここでは蓄血）を攻逐する。

　2、先裏後表

　次に、裏が非常に虚して裏証が重篤である時には、先に裏証を治し、しかる後に表証を治療する。

　その一例として「傷寒論」太陽病中篇（91）四逆湯の条文は、先裏後表の治療法を取るべき場合を教えている。

　「傷寒、医之ヲ下シ、続イテ下利清穀ヲ得テ止マズ。身疼痛スル者ハ、急イデ当ニ裏ヲ救ウベシ。（中略）裏ヲ救ウニハ四逆湯ニ宜シ、表ヲ救ウニハ桂枝湯ニ宜シ」

　元来陽気の乏しい病人の傷寒を治療するに際し、医者が誤治により瀉下剤を用いて攻下した結果、病人は水様不消化下痢が止まらなくなり、全身衰弱して危篤の状態に陥ったものである。即ち太陽病（この場合経病）に少陰病（臓病）を合併した例である。

—12—

これに対しては先ず、四逆湯を用いて少陰病を治療し、しかる後に桂枝湯で残存する表邪を解せよと教えている。

3、表裏双解

表と裏を同時に治療する方剤が表裏双解剤である。表証の治療は解表剤の治法で見た通りただ発汗法一つあるのみである。

裏証は、その寒熱虚実により、攻下、清熱、あるいは温補とその治法は種々である。必ず表裏の症候の異いに基いて巧みに方剤を選択運用する必要がある。

１）解表攻裏用方剤

防風通聖散 （漢方常用処方解説５６頁参照）

組　成

大黄、芒硝、麻黄、防風、荊芥、薄荷、滑石、梔子、石膏、桔梗、連翹、黄芩、川芎、当帰、芍薬（白）、白朮、甘草、生姜。

病　態

表寒裏実熱（食毒、臓毒を伴う）

症　状

便秘、肥満、のぼせ。脈浮滑、舌紅、黄膩苔。

効　能

辛温解表、瀉下、清熱を兼ね、さらに解毒、利水の作用も持つ。

方　義

構成生薬それぞれの働きについては『漢方常用処方解説』５７頁に記す。方剤全体として外は風邪に感じ、内に蘊熱があり、表裏共に実する症状を治す。但し、本方の組成から見ると、清熱の剤が最も多く配合されていて、瀉熱が主であることがわかる。攻下の剤として大黄と芒硝が配合されこれに解表薬が配合されているが、その働きは従である。

臨床応用

高血圧症、動脈硬化症、肥満症、高脂血症、糖尿病、脂肪肝、湿疹、頭瘡、結膜炎、慢性副鼻腔炎、酒皶鼻、喘息、胃酸過多、

便秘、淋疾、痔疾などに広く応用される。

大柴胡湯（漢方常用処方解説５４頁参照）
　少陽病（半表半裏証）と陽明病（腑証）の合病に対する方剤であるが、少陽病の治療原則である和解の作用が主であるので和解剤の項で論ずる方が適切であろう。

２）解表清裏用方剤
五苓散（漢方常用処方解説２３４頁参照）
　組　成
　桂枝、猪苓、茯苓、白朮、沢瀉。
　原　典
　『傷寒論』太陽病中篇（７０）
　「太陽病、（中略）モシ脈浮、小便不利、微熱、消渇ノ者ハ五苓散之ヲ主ル」
　病　態
　太陽病（経病）の表証が解しないまま、病邪が経脈を伝って太陽膀胱経脈の腑である膀胱に伝入し、水と相搏てば、膀胱の気化作用が障害され、小便不利という太陽腑病蓄水の症侯が現われる。この時は五苓散を用いれば、膀胱の邪熱は小便と共に排出され、脈浮、微熱等の残余の表証は桂枝で汗を発することにより、自と発散されて去る。
　従って本方は太陽腑病蓄水証に対する表裏双解の方剤である。本方の詳細については、利水剤の項で再説する予定である。

葛根黄芩黄連湯
　組　成
　葛根、黄芩、黄連、甘草。
　原　典
　「傷寒論」太陽病中篇（３４）

「太陽病、桂枝ノ證ナルニ、医反テ之ヲ下シ、利遂ニ止マズシテ、脈促ナル者ハ表未ダ解セザル也。喘シテ汗出ズル者ハ葛根黄芩黄連湯之ヲ主ル」

病　態

太陽病の表証が未だ解していない時に誤治して攻下してしまった結果、病邪が陽明の腑である胃に陥入して熱と化し、下痢（熱痢）を来し、同時にその熱は．肺に上薫しまた肌表に外蒸して、「喘シテ汗出ズ」という症状を惹き起したものである。「肺ノ合ハ皮也」（素問、五臓生成篇第十）であり、肺と大腸とはまた太陰と陽明で、経絡上表裏の関係にある。

方　義

葛根が君薬で解肌清熱する。葛根は陽明の表証を治す。黄芩、黄連で裏熱を清し、熱性の下痢を止める。

甘草は中を和し諸薬を調和する。

外は表を解し、裏は腸胃の熱を清すれば諸症は皆解す。即ち本方は、解表清裏の表裏双解剤である。

＊註）黄連湯（黄連、桂枝、乾美、半夏、人参、大棗、甘草）は少陽病で上熱下寒の嘔吐や下痢を治するが、葛根黄連黄芩湯と桂枝人参湯の中間に位置する方剤とも考えられる。『傷寒論』太陽病下篇（１７３）（胸熱胃寒）

３）解表温裏用方剤

桂枝人参湯（漢方常用処方解説１３０頁参照）

組　成

桂枝、人参、白朮、甘草、生姜。

原　典

『傷寒論』太陽病下篇（１６３）

「太陽病、外證未ダ除カレザレザルニ、シバシバ之ヲ下シ、遂ニ協熱シテ利ス。利止マズシテ心下痞鞕シ、表裏解セザル者ハ桂

－15－

枝人参湯之ヲ主ル」

病　態

協熱下痢（裏寒に表熱が重なって引き起こされる泄瀉）即ち寒邪に外感し、太陽病の表証が未だ去らないのに誤治して度々下剤をかけた結果、脾を傷け脾虚による下痢が止まらなくなり心下痞鞕を呈するもので、表裏共に解されない状態（表裏同病）に陥った病態である。

葛根黄芩黄連湯の下痢は表邪が内陥して熱と化した熱痢であるのに対し、桂枝人参湯証の下痢は脾を傷けたことによって生じた寒痢である。この点から両者の下痢はその性質が互に正反対である。

方　義

桂枝が君薬。発汗解肌により表証を解す。

人参、白朮、乾姜いずれも温熱の剤で脾胃を温め、元気を補い泄瀉を止める。

甘草で痛みを緩和し、諸薬を調和する。

従って全体の働きは辛温解表、温中散寒、補気で即ち表裏双解である。

五積散（漢方常用処方解説５８頁参照）

組　成

麻黄、桂枝、白朮、乾姜、当帰、川芎、蒼朮、厚朴、陳皮、半夏、茯苓、桔梗、枳殻、甘草、大棗。

病　態

風寒の邪に外感し、邪が体表を覆うため腠理が閉塞し、身熱無汗、頭痛身痛、項背拘急等の表証が起る。一方寒邪は経絡を伝って裏に入り、為に脾胃の陽気が損われ、正常の新陳代謝がおこなわれなくなる結果、水分代謝の阻害、気の鬱滞、気血不和などが生じ、その為に胸満、腹痛、下痢、嘔吐、身痛、月経不調などの裏証も同時に生ずるものである。

方　義

『漢方常用処方解説』の５９頁を参照。

本方は発汗解表、温中散寒の剤を用いて内外の寒邪を除くと共に、燥湿健脾、理気化痰の剤を佐薬としている。諸薬協力して諸証を除くので「陰陽表裏通用之剤」（医方集解）といわれる。

症　状

陽虚の為、顔色不良。脈沈、舌淡白膨潤して湿苔。上熱下寒の症伏が特徴的。

臨床応用

虚弱者の感冒、冷房病、寒疝、感冒性胃腸炎、腰痛、月経痛、神経痛、リュウマチ、関節痛、等。

４）その他の合病や併病

定　義

合病とは傷寒で二つの経、あるいは三つの経が同時に病邪に襲われ、発病すると各経の主な症伏が同時に現われることである。

併病とは、傷寒である経の症候がまだ治癒しないのに他の経の症候が現われるものである。

太陽と陽明の合病

『傷寒論』太陽病中篇（３２）

「太陽陽明ノ合病ハ必ズ自ラ下利ス。葛根湯之ヲ主ル」

二経の合病、太陽と陽明経の表が同時に邪を受け、気が表に実して裏を主ることができなくなり、陽明胃腸の気が不和となり、下奔すれば下痢となる。上逆すれば嘔となって葛根加半夏湯の証となる。

太陽と少陽の合病

『傷寒論』太陽病下篇（１７２）

「太陽ト少陽ノ合病、自ラ下利スル者ハ黄芩湯ヲ与ウ。若シ嘔スル者ハ黄芩加半夏生姜湯之ヲ主ル」

太陽と少陽の合病で、相対的に表証の方が強いものは柴胡桂枝

湯の証である。

　少陽経に邪が盛んであれば邪熱は半表半裏に盛んであり、これが腸に下注すれば黄芩湯の証となり、胃に上逆すれば嘔吐が現われ、これは黄芩加半夏生姜湯の証になる。

　三陽の合病

『傷寒論』太陽病下篇（１６８）

「傷寒若シクハ吐シ、若シクハ下シタル後、七八日解セズ、熱結ンデ裏ニ在リ、表裏但ニ熱シ、時々悪寒シ大イニ渇シ、舌上乾燥シテ煩シ、水数升ヲ飲マント欲スル者ハ白虎加人参湯之ヲ主ル」（表真倶熱）

　同陽明病篇（２１９）

「三陽ノ合病ハ腹満シ、身重ク、以テ転側シ難ク不仁、面垢シ、譫語シ、遺尿ス。発汗スレバ則チ譫語ス。之ヲ下セバ則チ額上汗ヲ生ジ手足逆冷ス。若シ自ラ汗出ル者ハ白虎湯之ヲ主ル」

　三経が共に邪を受けた場合は、発汗も攻下も禁忌で、治法は清熱である。これは陽明は経病であって腑病には至っていないからである。陽明腑病の実熱がないのに攻下すれば陽を傷け手足逆冷や、額上生汗（冷汗）などの亡陽の症候が現われる。

　太陽と陽明の併病

『傷寒論』太陽病中篇（４８）

「二陽ノ併病、太陽初メテ病ヲ得シ時、其ノ汗ヲ発シ、汗先ズ出デテ徹セズ、因リテ陽明ニ転属ス。続イテ自ラ微カニ自汗出デ悪寒セズ。若シ太陽ノ病證罷マザル者ハ下スベカラズ、之ヲ下セバ逆トナル。此ノ如キハ少シク汗ヲ発スベシ」（以下略）

　本来太陽病であり、汗を発したが十分に病邪が除かれず陽明経脈に転属したもので、結果的に二経が病んだ併病と考えられる。

　方は書いてないが、恐らく葛根湯と考えられる。

　同陽明病篇（２２０）

「二陽ノ併病、太陽ノ證罷ミ、但潮熱ヲ発シ、手足黎々トシテ汗出デ、大便難ク、譫語スル者ハ之ヲ下セバ則チ愈ユ。大承気湯

ニ宜シ」

　この方は二陽の併病というより殆ど完全な陽明腑病である。

　太陽と少陽の併病

　『傷寒論』太陽病下篇（１４２）

　「太陽ト少陽ノ併病ハ、頭項強痛シ、或ハ眩冒シ、時ニ結胸ス」
（以下略）とあって、治方はなく、鍼の指示があるのみである。

　少陽と陽明の併病

　『傷寒論』太陽病中篇（１０４）

　「傷寒十三日、解セズ、胸脇満シテ嘔シ、日晡所潮熱ヲ発シ、
己リテ微カニ利ス。此レ本柴胡ノ證、之ヲ下シテ以テ利ヲ得ズ。
今反テ利スル者ハ医丸薬ヲ以テ之ヲ下スヲ知ル。此レ其ノ治ニ非
ラザル也。潮熱ノ者ハ実也。先ズ宜シク小柴胡湯ヲ服シ以テ外ヲ
解スベシ。後柴胡加芒硝湯ヲ以テ之ヲ主ル」

　柴胡加芒硝湯の証では少陽病証が未だ解していない一方で陽明
裏実証（腑証）が見られる。これは少陽と陽明の併病である。同
様にして「太陽病、経ヲ過ルコト十余日、反テ二三之ヲ下シ、後
四、五日、柴胡ノ證仍在ル者ハ、先ズ小柴胡湯ヲ与ウ。嘔止マズ
シテ、心下急、鬱々微煩スル者ハ、未ダ解サズト為ス。大柴胡湯
ヲ与エ之ヲ下セバ則チ愈ユ」（同１０３）も少陽病証が解さない
のに陽明腑証が加わったものである。大柴胡湯で少陽と陽明の邪
を同時に解するよう指示している。

　以上のように二経或は三経の合病や併病は複数の経脈が同時に
病むことによって、裏にも強い影響を与え何らかの裏証が出現す
る場合と、病邪に侵された経の腑証が現われる場合とがある。治
法は病んでいる経を順次に治して行く場合と、すべての証を同時
に治そうとする場合とがある。その場合方剤の働く方向が表と裏
と両方に向うならば、それらの方剤は総て表裏双解剤というべき
である。

３　和解剤

定　義

和解は「※八法」の中の和法のことである。

和解剤の概念

　和によって解すとは調和をはかることにより病を消去するという意であり、人体の機能の乱れが生じた時、これを調整する治法はすべて和法に属する。従って和法の応用範囲は極めて広い。例えば病邪が半表半裏にあり、汗法も下法も用い難い時、或いは臓腑間の相互関係が失調した場合、寒熱の平衡失調、気血の不和などは和法に拠って治療されることが多い。

　臨床的には外感熱病の少陽病（半表半裏証）、或は邪が胃腸に在って、消化管内で寒熱失調して起る諸証、雑病に於ては肝気鬱結の結果、気の働きが抑制され脾の働きに影響を及ぼした肝脾不和の以上３つの場合に和解を主とする治法が応用される。

　和解剤は、相矛盾する症候をバランスを取りながら同時に治すので、処方の内容は寒薬と熱薬、補益剤と祛邪剤等，相反する働きをする生薬が配合され、攻補兼施、扶正祛邪をはかるように組み立てられているのが特徴である。

　※註）　汗、吐、下、和、清、温、消、補の８種の基本治法。

１）少陽病の和解剤

　外感熱病（傷寒）で、邪が少陽の病位にあると、往来寒熱、胸脇苦満、心煩喜嘔、食欲不振、口苦、目眩等の症状があり、発汗、吐下は禁忌とされる。このような場合、往来寒熱を治し脇下の邪を去る柴胡、中焦の熱を清し胸部の邪を去る黄芩を主薬として組み合わせ、これに和胃止嘔の半夏、括楼根、陳皮、生姜等、及び補益の人参、大棗、白朮等を配合して処方を構成する。その代表は小柴胡湯である。

　少陽病の病理

― 20 ―

「血弱ク、気尽レバ腠理開キ、邪気因リテ入リ、正気ト相搏チ脇下ニ結ス。正邪分争スレバ往来寒熱シ、休作時有リ、黙々トシテ飲食ヲ欲セズ。蔵府相連レバ其ノ痛ミ必ズ下ル。邪高ク痛ミ下ルガ故ニ嘔セシム、小柴胡湯之ヲ主ル」（『傷寒論』太陽病中篇）

　気血の虚に乗じて病邪が侵入し、少陽胆経、及び少陽三焦経の走る脇下で正気と邪気が抗争するのが少陽病の病態である。

　少陽は太陽の表、陽明の裏に対し半表半裏、経脈的には太陽経脈の背部、陽明経脈の腹部に対し、身体側面にある。従って少陽は陰陽表裏両方の要に位置している。（『素問』陰陽離合論「少陽ハ枢ナリ」）

　少陽病の症状

「少陽ノ病タル、口苦ク、咽乾キ、目眩スル也」（少陽病篇263）

「本太陽病、解サズ少陽ニ転入スル者ハ脇下鞕満シ、乾嘔シテ食ス能ワズ、往来寒熱ス。尚未ダ吐下セズ、脈沈緊ノ者ハ小柴胡湯ヲ与ウ」（同・266）

　少陽病の場は脇下であるので脇下鞕満、或は胸脇苦満する。正気と邪気の勢力が一進一退するので往来寒熱が見られ発作は間歇的である。寒熱往来、胸脇苦満、脈弦が少陽病の基本症状（Trias）である。また、胆経は肝と三焦に属している。肝は疏泄を主り、三焦は気機の流通する通路とされる。口苦、咽乾、嘔、食欲不振等の少陽病の随伴症状は、経脈の分布を見ると理解される。

　少陽病の治療原則と禁忌

「少陽ノ中風、両耳聞ク所無ク、目赤ク、胸中満シテ煩スル者ハ吐下スベカラズ。吐下スレバ則チ悸シテ驚ス」（『傷寒論』少陽病篇・264）

「傷寒、脈弦細、頭痛発熱スル者ハ少陽ニ属ス。少陽ハ汗ヲ発スベカラズ。汗ヲ発スレバ則チ譫語ス」（同・265）

　少陽病は、発汗も吐下も禁忌である。少陽病の治法は経病も腑

－21－

病も共に和解法による。

「此レ（小柴胡湯）、足ノ少陽ノ薬也。胆ハ清浄ノ府タリ。出ズル無ク入ル無ク、（『素問』五臓別論　脳、髄、骨、脈、胆、女子胞ハ奇恒ノ腑）其ノ経ハ半表半裏ニ在リテ、汗吐下スベカラズ。法ハ宜シク和解スベシ。邪本経ニ入リ、乃チ表ヨリシテ将ニ裏ニ至ラントス。当ニ熱ヲ徴シ表ヲ発シ、迎エテ之ヲ奪ウベシ。太陰ニ伝エシムルコト勿レ」（汪昂『医方集解』）

三陽の併病は少陽を治す

「傷寒四五日、身熱シ悪風シ、頸項強バリ（太陽病）、脇下満シ（少陽病）、手足温ニシテ渇スル者（陽明病）ハ小柴胡湯之ヲ主ル」（太陽病中篇・99）

三陽の経病の症状が総て現われている。三陽経脈の併病では、表裏陰陽の要である少陽を治療する。

但し、三陽の合病（経病）の治療には、和法だけでなく清法も用いられる。この時には白虎加人参湯及び白虎湯が用いられる。（太陽病下篇168、及び陽明病篇）

小柴胡湯（漢方常用処方解説24頁参照）

組　成

柴胡、黄芩、人参、甘草、半夏、生姜、大棗。

病　態

大きく分けて二つになる。『傷寒論』の条文に拠ると。

①傷寒中風、少陽ノ証、往来寒熱、胸脇苦満、黙々トシテ飲食ヲ欲セズ、心煩喜嘔ス。

小柴胡湯は半表半裏の少陽病に対する基本処方であり、主として解熱、消炎、止嘔、鎮静の効果を持つ処方である。

半表半裏、即ち少陽病とは炎症性疾患の経過中にみられ、悪寒、頭痛、身体痛等の表証（太陽病）はなく、また持続性の高熱、口渇、発汗、便秘等の裏熱症（陽明病）の症候も見られない時期である。寒熱往来、胸脇苦満、悪心などを主徴とする。

—22—

寒熱往来とは一定のリズムで繰り返す悪寒と熱感の自覚症状で、熱型は弛張熱に近い。

　胸脇苦満とは、少陽経脈の走行に沿って季肋部から心窩部にかけて自覚的に重苦しい感じ、或は他覚的に季肋部を圧迫して、不快感や抵抗、圧痛を覚える症状である。横隔膜の緊張、肝腫脹、胆道系の異常や腸管の蠕動障害などで生じると考えられる。

　悪心は気分が重苦しく食欲を感じさせない、胸苦しさや嘔気、時には口中のにがい感じや咽の乾きを感じる状態である。

　これらの症状は、少陽病の舞台である呼吸器、横隔膜、肝、胆、腎盂などを中心とした辺りに病邪（炎症反応）がある際に見られることが多い。

　一方、漢方医学に於ては肝は疏泄を主り、解毒や胆汁の排泄と共に感情の起伏を調整する臓器と考えられている。精神的ストレスがたまると、肝気の巡りが悪くなって肝に鬱積すると考えられている。この時には季肋部から心窩部にかけて重苦しい感じ、即ち胸脇苦満の症状を呈する。こういった状態を肝気鬱結と呼んでいる。肝気鬱結があると現代臨床医学的には自律神経の失調による消化吸収機能の異常や情動不安定、過緊張状態その他種々の症状を現してくるが、小柴胡湯はこういった病態を主治する薬方である。

　②婦人、傷寒、経水タマタマ断ツ者ハ熱血室ニ入リ、血結シ瘧状ノ如シ。

　血室は、衝脈、肝、子宮等の諸説がある。月経時、或は月経終了直後、産後は「血弱ク気尽キ腠理開キ、邪気因リテ入リ正気ト相搏チ、脇下ニ結ス」という状態になり易い故と考えられる。

　臨床応用

　小柴胡湯の臨床応用に関しては、あまり腹証とか脈証にとらわれることなく、方剤の基本的性格をよく呑み込んで自由に応用する方がよい。これを『傷寒論』は「傷寒ノ中風、柴胡ノ證有リテ但ダ一證ヲ見セバ便チ是、必ズシモ悉ク具エズ」と表現している。

１．炎症性疾患に対して

（１）発熱性疾患

化膿性炎症である扁桃炎や中耳炎などに対してよく用いられる。炎症症状が強い時は小柴胡湯加桔梗石膏の形で用いる。

腎盂炎、膀胱炎などでは弛張熱を呈することが多い。小柴胡湯をベースにし、これに猪苓湯（尿管膀胱刺戟症状）、四物湯、芎帰膠艾湯（血尿）などを合方するのもよい。また性器や付属器の炎症に対しても小柴胡湯をベースに、桂枝茯苓丸、竜胆瀉肝湯などを合わせて用いるとよい。

胆のう炎や慢性虫垂炎にも小柴胡湯はよく用いられる。この場合大黄牡丹皮湯を合方することが多い。

（２）呼吸器疾患

気管支炎、気管支肺炎、胸膜炎等には小柴胡湯がｆｉｒｓｔｃｈｏｉｃｅである。抗生剤と併用すると抗生剤の作用を増強させるという報告がある。

ただ小柴胡湯は燥性が強く、気道を乾燥させる傾向があるので、気道の分泌物が少く反射性咳嗽を呈しているような例に用いるときには注意が必要である。

（３）肝炎

慢性肝炎で肝気鬱結の強い例に対しては小柴胡湯が適合する例が多い。黄疸を伴う例には茵陳蒿湯や茵陳五苓散、慢性化してクモ状血管腫や毛細血管拡張、膠質反応の上昇などを見る例には、桂枝茯苓丸や四物湯を合方する。肝腎陰虚を呈する例には小柴胡湯単独では用いるべきではない。

２．向神経薬として

精神的ストレスが蓄積すると、肝気鬱結が起こる。こういう場合小柴胡湯は鎮静的あるいは自律神経安定的に働く。黄連解毒湯や香蘇散、半夏厚朴湯などを合方することもある。

３．胃腸薬として

小柴胡湯は、消炎作用を持つ柴胡、黄芩と脾胃を補う人参、半

夏、甘草、大棗が配合されており、軽度に熱証を帯びた胃腸障害、即ち胃酸過多や慢性胃炎などに用いられる。

　２．と３．の用い方は雑病に対する用法で、鬱結した肝気が肝と相剋の関係にある脾の働きに悪い影響を及ぼして肝脾不和という病態を生じた時に用いられる諸方剤の基本となる。

　小柴胡湯の加減味

　『傷寒明理薬方論』（成無巳）及び『医方集解』（汪昂）を参照すると、

　①胸中煩シテ嘔セザル者ハ去半夏人参、加括楼実一枚。

　②渇スル者ハ去半夏、加人参括楼根。

　③腹中痛ム者ハ去黄芩加芍薬。

　④脇下痞鞕スル者ハ去大棗加牡蠣。

　⑤心下悸シ小便不利ノ者ハ去黄芩加茯苓。

　⑥渇セズ外ニ微熱有ル者ハ去人参加桂枝。

　⑦咳スル者（肺寒）ハ去人参大棗生姜加五味子乾姜。（以上成無巳）

　⑧嘔逆ハ加生姜陳皮。

　⑨虚煩ハ加竹葉石膏。

　⑩歯燥キ津無キハ加石膏。

　⑪痰多キハ加括楼貝母。

　⑫胸下痛ムハ加青皮芍薬。

　⑬本経（少陽胆経）ノ頭痛ハ加川芎。

　⑭発黄ハ加茵蔯。（以上汪昂）

　小柴胡湯の変証を治療する方剤

　少陽病に太陽病や陽明病の証が加わった時には、小柴胡湯による和解だけでなく、一部発汗や瀉下の治法を加える必要がある。

　柴胡桂枝湯、柴胡桂枝乾姜湯、柴胡加芒硝湯、大柴胡湯等一連の柴胡剤は総て小柴胡湯をベースにこれから展開した処方と考えられる。

柴胡桂枝湯（漢方常用処方解説28頁参照）

組　成

柴胡、黄芩、半夏、人参、甘草、芍薬（白）、桂枝、生姜、大棗。

小柴胡湯に桂枝と芍薬が加わった方剤であるが、小柴胡湯合桂枝湯である。正確には柴胡桂枝各半湯というべきかも知れない。

病　態

先に太陽（経病）を病み、邪が一部少陽に入った太陽病と少陽病の併病に用いられる方剤である。

小柴胡湯で少陽の邪を和解、桂枝湯で営衛を調和させることにより、残存する表の邪を除く。従って服用後病人は少し発汗して治る。

症　状

桂枝湯証－自汗、脈浮弱、軽い腹皮拘急。

小柴胡湯証－寒熱往来、胸脇苦満、脈弦、薄白舌苔。

これらを合して、腹証は心下支結、脈は浮弦。

雑病に於ては本方は小柴胡湯合桂枝加芍薬湯でもある。芍薬甘草を増量し、目標は心腹卒中して痛む者。腹証は胸脇苦満と著明な腹直筋攣急。

臨床応用

感冒、流感、胃炎、胃十二指腸潰瘍、癲癇、夜尿症、胆石症、胆のう炎、慢性膵炎、神経症など。

方　義

柴胡は黄芩と協力して胸脇苦満を去り、鬱熱を散ず。また柴胡には強肝作用、黄芩には消化管の消炎作用がみとめられる。

半夏と生姜とは嘔気を去ると共に祛痰、食欲増進の働きをする。また同時に利尿作用を有し、胃内や胸腔の停水を去る。

人参は温補剤で内臓の働きを強めると共に食欲を増進させる。桂枝は自律神経の調整剤であり、気の上衝による頭痛を治す。芍薬は消化管の運動調整、鎮痛剤、また平滑筋や横紋筋に鎮痙的に

働く。

　大棗と生姜、甘草は諸薬の働きを調和し薬効を強めると共に滋
養強壮的作用を有する

大柴胡湯 （漢方常用処方解説５４頁参照）
　組　成
　柴胡、黄芩、枳実、芍薬（白）、半夏、生姜、大棗、大黄。
　小柴胡湯より人参、甘草を去り、枳実、芍薬、大黄が入る。
　実証向きの薬方であるから人参、甘草等の補剤が脱け、瀉剤が
入る。枳実で心下の塊を取り、大黄と共に胃熱を攻める。あるい
は、病邪が巳に裏に入り了せた時期に用いられる方剤である故、
最早裏を補う必要はなく代りに裏を攻める枳実や大黄が配合され
ていると考えてもよい。
　病　態
　「太陽病、経ヲ過ルコト十余日、反テ二、三之ヲ下シ、後四、
五日柴胡ノ證仍在ル者ハ、先ズ小柴胡ヲ与ウ。嘔止マズ、心下急、
鬱々微煩スル者ハ、未ダ解セズト為ス也。大柴胡湯ヲ与エ之ヲ下
セバ則チ愈ユ」（『傷寒論』、太陽病中篇１０３）
　小柴胡湯を服用しても、その症状である嘔気が止まらず、心下
部が重苦しく、窮屈な感じがし、鬱々とする気分や煩燥する時は、
少陽の病邪が除かれていない上に、陽明腑病の裏実熱も加わって
いることを示している。
　大柴胡湯は少陽病と陽明病の合病に対する代表的な方剤である。
　病邪が半表半裏から一部、裏（消化管）に入り、裏の実熱とな
るので、症状は往来寒熱、胸脇苦満に加えて心下急、鬱々微煩、
及び便秘がある。
　雑病に於いては何らかの原因で肝の疎泄作用が失調し、肝に鬱
結した肝気が胃に横逆し、胃中で化熱したものである。
　脈は沈実あるいは弦数となり、舌証では黄色を帯びた厚い膩苔
が附着し、陽明腑実の所見が現われる。

本方の証は傷寒では少陽、陽明の合病、雑病では肝気横逆である。

　「少陽ハ固ヨリ下スベカラズ、シカレドモ陽明ノ腑証ヲ兼ヌルハ、マサニ下スベシ」とある（汪昂）。本方は小柴胡湯より人参、甘草を去り、大黄、枳実、芍薬を加えることで少しばかりその腑実を去り、少陽禁下の原則に矛盾せずに表裏双解の働きを果たしている。

　小柴胡湯と大柴胡湯の比較

　大柴胡湯と小柴胡湯の相異について、浅井貞庵は、「薬力緩ニシテ扶正ノ用ニ近キハ、小ヲ以テ名ヅク、力峻猛ニシテ攻邪ノ用ニ偏ナレバ大ヲ以テ名ヅク。」と解説している。（静観堂方考－浅井貞庵）

小柴胡湯の処方構成　　　　大柴胡湯の処方構成

共通する部分

サイコ（柴胡）	7.0 g	サイコ（柴胡）	6.0 g
オウゴン（黄芩）	3.0 g	オウゴン（黄芩）	3.0 g
ハンゲ（半夏）	5.0 g	ハンゲ（半夏）	4.0 g
タイソウ（大棗）	3.0 g	タイソウ（大棗）	3.0 g
ショウキョウ（生姜）	1.0 g	ショウキョウ（生姜）	1.0 g

異なる部分

ニンジン（人参）	3.0 g	キジツ（枳実）	2.0 g
カンゾウ（甘草）	2.0 g	シャクヤク（芍薬）	3.0 g
		ダイオウ（大黄）	1.0 g

八網分類

小柴胡湯＝裏熱虚証　　　　大柴胡湯＝裏熱実証

構成（君臣佐使）

	君薬	臣薬	佐薬	使薬
小柴胡湯	柴胡	黄芩	半夏／人参／甘草	大棗／生姜

— 28 —

```
大柴胡湯    柴胡──黄芩──┬枳実─┬半夏・大黄
                        └芍薬─┴大棗・生姜
          この部分は同じ          この部分は異なる
```

佐使薬が異ることによって両者の性格（方意）は全く異ったものになる。

臨床応用

臨床的には、往来寒熱、心下部のつかえ、悪心、イライラ、口苦等の少陽病の症状と、腹部膨満感、腹痛、便秘など陽明病の症状とを併せ持つ者に対しては、傷寒・雑病共に病名の如何にかかわらず用いられる。

（1）感染症

インフルエンザ、麻疹、感冒などで、小柴胡湯の適応する状態より炎症が強く、高熱、腹満、便秘の見られる場合。

（2）消化器疾患

胃酸過多、胃十二指腸潰瘍、肝炎、胆のう炎、胆石症などで、腹部膨満、痛み、便秘などの著しい場合。

（3）肥満、糖尿病、高血圧、動脈硬化等の疾患で、堅太り、食欲亢進、便秘のあるもの。

（4）向神経薬として

雑病の場合、精神的ストレスにも有効で、実証で肝気鬱結のため、興奮、易怒、不安、緊張を呈する者に用いると有効である。臨床的には神経症、心身症、脳動脈硬化症などにも応用される。

方　義

柴胡　苦微寒。少陽の主薬である。胸廓の気滞を散ず。

少陽半表にある邪を透出する。

黄芩　苦寒。少陽の半裏にある熱を退く。これにより柴胡＋黄芩は少陽半表半裏の熱を散ずる。

半夏　辛温、毒有り。生姜と共に用いる。健脾和胃、逆気を散じ嘔を止める。

枳実　苦酸、微寒。気を開き、胸膈の痞塞を去る。

芍薬　苦酸、微寒　肝火を瀉し陰気を収斂する。枳実と芍薬は堅を除き積を破る。大黄を助け内熱を下す。原則的には白芍。

大黄　苦寒。裏を攻め、熱を瀉し、邪を去る。

姜棗は営衛を調和し、津液を通ずる。

柴胡加芒硝湯
組　成

小柴胡湯に芒硝（4.0グラム）を加味した処方である。

条文及び証（傷寒論）

「傷寒十三日解セズ。胸脇満シテ嘔シ、日晡所潮熱ヲ発シ已リテ微カニ利ス。此レ本柴胡ノ証、之ヲ下シ以テ利ヲ得ズ。今反テ利スル者ハ医丸薬（巴豆剤）ヲ以テ之ヲ下スヲ知ル。此レ其ノ治ニ非ザル也。潮熱ノ者ハ実也。先ズヨロシク小柴胡湯ヲ服シ、以テ外ヲ解スベシ。後柴胡加芒硝湯ヲ以テ之ヲ主ル」（太陽病中篇104）

潮熱は陽明府実証を示す確定的症状である。芒硝は性味は鹹苦寒、帰経は胃、大腸、三焦で、陽明胃実を潤し瀉下作用を持つ。本方は芒硝が人参、甘草等緩徐に作用する生薬と共に働く為、大柴胡湯よりも瀉下作用が弱い。従って本方は少陽と陽明病の合病を治す方剤であるが、六経上は小柴胡湯と大柴胡湯の中間に位置する方剤と考えてよい。

柴胡桂枝乾姜湯（漢方常用処方解説30頁参照）
組　成

柴胡、黄芩、桂枝、甘草、乾姜、括楼根、牡蠣。

小柴胡湯より半夏、人参、大棗を去り、桂枝、括楼根、牡蠣を加え、生姜を乾姜に替える。

『傷寒明理薬方論』の小柴胡湯加減味に「胸中煩シテ嘔吐セザル者ハ、半夏人参ヲ去リ括楼実一枚ヲ加ウ」、「胸下痞鞕スル者ハ大棗ヲ去リ牡蠣ヲ加ウ」とあるのに通じる。

病　態

　足少陽胆経の熱と、手少陽三焦経の気滞に太陰脾経の虚寒を伴っている者である（胆熱と脾寒）。

　少陽半表半裏に於て正邪が拮抗するため往来寒熱、胸脇苦満がみられる。胆は肝と密接な関係にあり、胆熱があると肝火が上炎して、津液を損傷し、心煩と口渇を生ずる。三焦の気機が滞ると、三焦は水の通り路であるので小便が不利となる。また脾の虚寒があるので、寒気や下痢軟便が見られる。

方　義

　柴胡は胸脇苦満、往来寒熱を治すと共に疏肝作用がある。黄芩もまた胸脇部に働いて解熱、消炎、鎮静等の働きをなす。

　括楼根は体内の水分の不足を潤し口乾を止める。

　桂枝は表を治し、気の上衝をおさめ、併せて胃の機能を強化する。

　牡蠣は動悸と心煩を鎮めると共に頭汗盗汗を止める。

　乾姜はよく裏寒を温め、血行を促進し、水気を追い新陳代謝を促進する。

　甘草は諸薬の働きを調和し、薬効を強化するのは他の薬方の場合と同様である。以上により、少陽（胆、三焦）の熱を清し、脾の虚寒を補い、心煩と津液不足を治す。

症　状

　本方は内外の陽気が虚し（虚証）、なお病邪が、太陽と少陽に残存して表熱裏寒と水分不足を来して枯燥し、少陽の邪熱が心に上擾する結果、精神が昂った者に用いられる。

　体力が弱く、血色が秀れず、冷え症、心悸亢進、息切れ、口乾等があり、脈にも腹にも力なく、胸脇苦満は弱く、心下に軽い抵抗と圧痛（心下満微結）、腹部には動悸があって、手足が冷え易く下痢軟便になり易い者を目標する。

　少陽和解剤各方剤の傷寒六経における相互関係

太陽病
    ↓ 柴胡桂枝湯（太陽と少陽の併病）
少陽病 ↓ 小柴胡湯（少陽病）
      柴胡加芒硝湯（少陽と陽明合病、やや少陽病寄り）
陽明病 ↓ 大柴胡湯（少陽と陽明の合病、やや陽明病寄り）
太陰病 ↓ 柴胡桂枝乾姜湯（少陽病に太陰病の脾胃虚寒を伴う）

その他の少陽の和解剤

竹筎温胆湯（漢方常用処方解説３８頁参照）

組　成

竹筎、柴胡、黄連、半夏、茯苓、麦門冬、人参、枳実、陳皮、香附子、桔梗、生姜、甘草。

温胆湯（二陳湯加竹筎枳実）に更に柴胡、黄連、香附子、桔梗、麦門冬、人参を加味した処方である。

病　態

温胆湯の証は胆が虚すと気が鬱し、脾をして痰涎を生ぜしめる。その痰涎と気とが相搏って煩嘔や不眠、驚悸などを生ずるとされる。

「胆ハ温ヲ以テ候トスル」とあり、驚き易い、動悸などの症候は「胆が虚す＝虚は則寒＝胆が冷える」と考え、この胆の虚寒による症状を温めて改善するという意味で、温胆湯と名づけられたが、実際は二陳湯で脾胃の湿痰を袪り、竹筎で肺の熱を清し、枳実で気を行らす方剤である。（『医方集解』の温胆湯の項を参照）

少陽病が遷延すると、胆の湿熱が心を上擾して、煩熱、咳嗽、喀痰、不眠、多夢等の症状を現わす。

方　義

竹筎温胆湯は、温胆湯に少陽の邪熱を清す柴胡、心煩を瀉し、鬱を解す黄連、清熱袪痰の桔梗、気を行らす香附子、補脾滋陰の人参、麦門冬を加える。これにより、温胆湯本来の袪痰清熱に加え少陽半表半裏の熱を取り、痰熱による煩繰、心驚、恍惚、不眠

等の症状を去り、更に少陽病が長びくことによって生じた陰虚内熱をも補うように配慮されている。本方は半表半裏証の少陽病を和解し、胆経の熱を清し、熱痰を除去するのが全体としての効能で、その意味では「竹茹清胆湯」とでも名ずくべき処方である。

　臨床応用

　「傷寒病後有多此証」とあるように、外感病が長びく時、微熱が下らず、咳嗽や喀痰が続き、同時に不眠、煩驚などの精神興奮（虚煩）の症状を伴う者を目標とする。

　柴陥湯（漢方常用処方解説３２頁参照）

　組　成

　小柴胡湯に小陥胸湯を合方した本朝経験方である。処方の内容としては小柴胡湯加黄連（1.5g）括楼仁（3.0g）である。

　病　態

　少陽病の半表半裏証に、※小結胸を併せ持つものである。

　小結胸とは、表にあった熱邪が内陥し、心下部の痰飲と結びついて形成される証である。病邪の部位は心下部に限局している。（もし表の熱邪が肺に陥入して肺熱を伴えば麻杏甘石湯証となる）

　症　状

　従って柴陥湯（小柴胡湯合小陥胸湯）の証は小柴胡湯の半表半裏証に、咳嗽、胸痛、胸内苦悶、黄色粘稠な喀痰、心下部のつかえ、等の心下熱痰の症候が加わる。熱痰があるので舌質は紅で黄膩苔があり、脈状は滑或は滑数となる。

　方　義

　小陥胸湯の処方構成は黄連、括楼仁、半夏である。

　『医方集解』によると、

　黄連ハ苦寒ニシテ、以テ熱ヲ泄ス（心下部に結集した熱邪を除く）。括楼ハ性寒潤ニシテ、以テ垢ヲ滌グ（清熱、痰飲を除く）。

　半夏ハ性辛温ニシテ、以テ結ヲ散ズ（心下部の痰飲を去る）。

　臨床応用

－33－

気管支炎、肺炎、胸膜炎、インフルエンザ、感冒などの他、胃炎、胃潰瘍、十二指腸潰瘍などにも用いられる。

※註）結胸証とは、太陽病を誤って下したため表の熱邪が内陥して水飲と結合する。或は太陽病が治癒しきれず熱邪が裏に侵入して水飲と結合して形成される病証である。

結胸はその範囲の大小、病状の軽重、及び熱証か寒証かの相異に依って、熱実結胸（大結胸と小結胸）、寒実結胸に分類される。

熱実結胸

大結胸は熱邪と水飲とが結合したものであるが、その結合は激しく、病邪の存在する範囲も広い。その中で大陥胸丸証は水飲と熱邪が胸中で結合した病態で且つ病邪の範囲が心下より少腹に至る広い範囲にわたるものである。

小結胸（小陥胸湯証）は水飲と熱邪が心下で結合した病態。

寒実結胸（三物白散証）は寒邪と痰飲とが堅く結合して胸部や心下に結集する。三物白散（桔梗、巴豆、貝母）は巴豆の辛熱瀉下作用で寒邪を攻めて水飲を駆逐し、桔梗、貝母で胸部の鬱滞を去り痰飲を消す。作用が激烈なので本方は白飲（重湯）にして服用する。巴豆は毒薬に指定されていて、本邦では用い難い。

柴朴湯（漢方常用処方解説３４頁参照）

組　成

小柴胡湯合半夏厚朴湯

即ち、小柴胡湯加厚朴、茯苓、柴蘇葉である。

病　態

小柴胡湯の証に加え、半夏厚朴湯の湿痰による肺気上逆の症候が加わったものである。従って、舌は厚い白膩苔となり、脈は弦に加えて滑となる。

症　状

小柴胡湯の半表半裏証に加えて、咳嗽、喀痰、喘鳴、あるいは悪心、上腹部膨満感等の湿痰上逆の症状が見られる。

方　義

小柴胡湯－疏肝解鬱。補気健脾。

半夏厚朴湯－理気降逆。鎮咳袪痰。

臨床応用

気管支炎、気管支喘息、上気道炎等の中で湿咳（薄い喀痰を伴う咳）のあるもの。気道乾燥による乾咳には禁忌である。

咳が著しい時は一般に蘇葉を蘇子に変えて用いる。

柴苓湯（漢方常用処方解説３６頁参照）

組　成

小柴胡湯合五苓散である。

病態及び症状

半表半裏の少陽病に、口渇、尿不利、嘔気、嘔吐などの水飲内蓄の症状が加わる。

方　義

半表半裏証を小柴胡湯で和解し、水飲内蓄を五苓散で通陽利水する。

臨床応用

急性腎炎、慢性腎炎、ネフローゼ症候群、血管運動神経性浮腫、特発性浮腫、急性胃腸炎、感冒性胃腸炎、暑気当り等。

２）肝脾調和剤

肝の主要な機能は、①疏泄を主る。②血を蔵す。③筋を主る。の三つである。

肝の疏泄作用の中には①人体の気血、経絡、臓腑の働きを円滑に行なわせること。②胆汁の排泄と解毒作用。③七情（喜、怒、憂、思、悲、恐、驚）の制禦等の働きが含まれている。

肝胆の経絡に邪が停留したり、感情の不快、怒り、精神的ストレスの持続などがあると、肝の疏泄が妨げられ、肝気鬱結を生じる。肝気鬱結が起こると、主に精神の抑鬱（イライラ、易怒、不

眠、のぼせ等）、胸脇苦満等の自覚症状と共に、他の臓腑の円滑な活動が妨げられる。特に肝気が盛んになり過ぎると、肝の脾に対する相剋作用が過剰に働く結果、脾胃に悪影響を与え、消化機能を乱す。これを肝脾不和という。

　臨床的には肝気鬱結の結果、イライラや胸脇苦満があり、一方では胃痛、呑酸嘈囃、食不振、大便異常等の脾胃の異常が見られる。現代医学の立場から見ると、精神的ストレスや情緒の変動により、自律神経の失調や緊張が生じ、これが消化器始め他の内臓機能に迄変調を惹き起した状態に相当する。

　肝脾不和に対する方剤は、肝脾の失調によって生じた諸症状を治す。柴胡を主薬として胸脇苦満を治し、これに脾胃を調整する白芍薬、甘草、白朮、枳殻等の生薬が組み合わされて処方の骨格が構成される。

芍薬甘草湯（漢方常用処方解説４２頁参照）

　組　成
　白芍薬、甘草（炙）。
　病　態
　『傷寒論』太陽病上篇「傷寒脈浮、自汗出デ小便数、心煩シ微カニ悪寒、脚攣急スルニ、反テ桂枝ヲ与エ其ノ表ヲ攻メント欲スルハ此レ誤リナリ。之ヲ得テ便チ厥シ、咽中乾キ、煩躁シ吐逆スル者ハ、甘草乾姜湯ヲ作リテ之ヲ与エ、以テ其ノ陽ヲ復ス」

　太陽の表証が治らない上に少陽の陰陽も虚した状態を表現している。陰液が不足して脚が攣急、虚陽が上擾（浮き上る）して心煩が起こる。少陰の裏が虚しているのが病態なのに、これに桂枝湯を与えて表を攻めると、陽は益々虚し、陰もまた傷いて四肢が厥逆する。陰液が不足するので、咽乾口燥し、煩躁も起こる。このように陰陽共に傷られた状態では、先ず陽気を補うことが先決で、それには甘草乾姜湯がよい。

　「若シ厥愈エ、足温カナル者ニハ、更ニ芍薬甘草湯ヲ作リテ之

－36－

ヲ与ウレバ、其ノ脚即チ伸ブ」

　甘草乾姜湯で陽気が回復し、足も温った状態になったら、芍薬甘草湯を与えて陰を回復させる。陰液が正常ならば、筋脈は滋養され、脚の攣急も緩解して、筋肉も自由に伸ばせるようになる。

　許宏「金鏡内台方議」巻之九「芍薬甘草湯。誤リテ汗シ、血ヲ傷ルヲ治ス。則チ厥逆脚攣急ハ之ヲ主ル。

　議シテ曰ク、大イニ汗スレバ則チ血ヲ傷ル。若シ陰虚ノ人ハ之ヲ汗スレバ則チ誤ナリ。必ズ煩躁嘔逆シ四肢攣急ス。此レ乃チマサニ汗スベカラザル者、之ヲ汗スレバ則チ陰虚シテ血少キヲ致ス所ナリ。故ニ白芍ヲ与エテ君ト為シ営血ヲ補ウ。炙甘草ヲ臣ト為シ、合ワセテコレヲ用イ以テ陰気ヲ補ウナリ」

　（症例一自己体験）

　先回の三考塾の前夜、全国町村会館に宿泊。暑かったので両足を夜具から出して寝た。翌朝は可成り冷え込んだ。起床しようとして伸びをしたところ、右足のふくらはぎがコムラガエリを起し、真直ぐに伸びず、無理に伸ばそうとするとふくらはぎが痙攣して耐え難く痛んだ。足先を床に着けることも出来ない位であった。

　芍薬甘草湯エキスを湯で１服飲んで何とか歩けるようになった。しかし終日右のふくらはぎが痛く、歩いたり足を伸ばすと痛みが増強した。合計４包服用し、痛みと痙攣は夕刻には治った。

　考察するに、足を冷やして陰血がよく循環しない状態になっていたので、伸びによって痙攣と痛みが誘発されたものと考えられる。

　方義と効能

　２味より成る単純な処方構成である。鎮痙鎮痛の基本処方として多くの方剤に組み込まれている。

　『霊枢』九鍼論第七十八に「五主、心ハ脈ヲ主リ、肺ハ皮ヲ主リ、肝ハ筋ヲ主リ、脾ハ肌ヲ主リ、腎ハ骨ヲ主ル」（第１７節）

　『素問』経脈別論第二十一二「食気胃ニ入リ、精ヲ肝ニ散ジ、気ヲ筋ニ淫ス」（第３節）

同じく上古天真論第一に「（男子）七八、肝気衰エ、筋動ク能ワズ…」とある。

　これらの原典より見ると、筋肉の運動は肝が主るものであり、筋の痙攣は肝の機能失調によるものである。白芍薬は酸苦微寒、甘草は甘微温である。『霊枢』九鍼論にはまた「五走、酸ハ筋ニ走リ、辛ハ気ニ走リ、苦ハ血ニ走リ、鹹ハ腎ニ走リ、甘ハ肉ニ走ル。是レヲ五走ト謂ウナリ」（第12節）とあり、芍薬の酸、甘草の甘は筋と肉に入ることがわかる。従って芍薬甘草湯は最終的には肝の機能失調を治す平肝の基本方剤ということになる。

四逆散（漢方常用処方解説40頁参照）

　組　成

　柴胡、枳実、芍薬（白）、甘草（炙）。

　病　態

　『傷寒論』少陰病篇では本方は四肢厥逆の証に用いられている。しかし厥逆には寒熱の別がある。本方が治すのはその内の「熱厥」に属す。熱厥とは伝経の熱邪が裏に陥入して陽気が内鬱することにより、四肢に陽気が到達しない為に起るものである。従って本方は表裏を和解し、その陽気を通じさせる方剤である。

　陽気が内鬱するということは換言すれば即ち肝気鬱結と脾胃の失調である。従って本方はまた疏肝理脾の効能を有し、臨床的には肝脾不和によって起る、胸脇苦満、精神的抑鬱、消化機能異常、脈弦等の証を治す。

　方　義

　『傷寒論』では本方は四肢厥逆を治す少陰の薬とし、許宏の『金鏡内台方議』巻十一には「四逆ハ乃チ手足温マラザルナリ。四厥トハ乃チ寒冷ノ甚シキナリ。四厥ハ陰寒ノ邪タリ、四逆ハ伝経ノ邪タリ。自陽ノ熱己ニ退キテ邪気散ゼズ、将ニ陰ニ伝ウル如クシテ、未ダ入ラザルナリ。此レ只陽ニ属ス、故ニ涼剤ヲ与エテ以テ之ヲ治ス。甘草ヲ用イテ君ト為シ、以テ其ノ中ヲ和シ、其ノ

－38－

四未ヲ行ラス。枳実ヲ以テ臣ト為シ結滞ヲ行ラス。芍薬ヲ以テ佐ト為シ、栄気ヲ行ラス。柴胡ヲ以テ使ト為シ、表裏ノ邪ヲ通散スルナリ」とある。

しかし本方の使用法は時代と共に発展し、現在では主に肝気鬱結に対する基本処方として用いられるようになった。

本方は平肝の基本処方である芍薬甘草湯に柴胡と枳実が加わった処方である。

柴胡は疏肝解鬱し、胸脇の鬱熱を透達し胸脇苦満を去る。

枳実は柴胡と協力して熱を泄し心下の結を散ず。両者を共に用いると清気を升提し濁気を下降させる（即ち脾胃の働きを正常化させる）。

芍薬（白）は肝を軟らかくし陰を収斂する。また腹皮拘急を取る。

炙甘草は脾胃を補養し、元気を益し、解毒の働きがある。柴胡と甘草の2薬が配合されると肝気鬱結を散じ、解毒と同時に脾胃を和し急を徐す。また甘草は柴胡の刺戟性を緩和してその疏肝解鬱の働きを高める。

以上の4薬が協同して肝気鬱結を去り、それによって生じた鬱熱を散じ、脾胃の働きを調整（疏肝理脾）する。その結果、肝気が諸臓腑、経絡、及び感情（七情）を円滑に活動させると考えられる。

四逆散を疏肝解鬱の基本方剤と考える時は、その君臣佐使は柴胡が疏肝の主役を果たし、且つ枳実と最も密接に協調しているので、君薬柴胡、臣薬枳実、佐薬芍薬、使薬甘草と考えた方がよいのではなかろうか。

臨床応用

大柴胡湯及び小柴胡湯に準ずるが、胆のう炎、胆石症、胃炎、胃潰瘍、過敏性腸症候群、自律神経失調症等に用いられる。大柴胡、小柴胡は柴胡＋黄芩の組み合わせで、黄芩は瀉火、本方は柴胡＋枳実の組み合わせで枳実の効能は破気である。その相異を考

— 39 —

察すべきである。本方は精神的なストレスが外に発散され得ずして、心に積り積って諸症を為すタイプの者にその証が多い。（四逆散証は肝気鬱結による抑鬱、これに対し柴胡加竜骨牡蠣湯証は肝胆の鬱熱が心の陽気を損傷して煩驚を呈す）

四逆散の加減方
逍遙散も神秘湯も四逆散の加減方である。

解労散

組 成

芍薬6.0，柴胡、別甲、枳殻各4.0、甘草、茯苓、大棗各2.0、生姜1.0。即ち四逆散に別甲、茯苓、大棗を加えた処方である。

病 態

「虚労、積気堅硬、胸脇ヲ噎塞シ、背ニ引キ徹痛スルヲ治ス。

此ノ方ハ四逆散ノ変方ニテ、所謂痎癖労ヲ為ス者ニ効アリ。又骨蒸ノ初起ニ用ユベシ。真ノ虚労ニハ効ナシ。又四逆散ノ症ニシテ腹中ニ堅塊アル者ニ用ヒテ特験アリ」（浅田、方函口訣）

柴芍六君子湯

組 成

人参、白朮、茯苓、半夏各4.0、柴胡、芍薬各3.0、陳皮、大棗各2.0、生姜4.0、甘草1.0。即ち六君子湯に柴胡芍薬を加えた処方である。

病 態

「四逆散ノ証ニ胃虚ヲ兼ヌル者ヲ治ス。

此ノ方ハ四君子（湯）ノ口訣ニ在ル通リ、脾気虚ニ加芍薬ト云ウ意ニテ、脾気病ハ腹筋拘急シテ痛ミ、又胸脇ヘ引付ケル形アル故ニ、柴芍ト伍スルナリ。畢竟ハ四逆散ノ症ニシテ、脾胃一層虚候アリ、後世ノ所謂肝実脾虚ト云ウ処ニ用ユベシ」（浅田、方函口訣）

加味逍遥散 （漢方常用処方解説４４頁参照）

組　成

柴胡、当帰、芍薬（白）、白朮、茯苓、梔子、牡丹皮、薄荷、生姜、甘草。

病　態

　肝気は肝の最も重要な働きである疏泄作用を受持っている。疏泄作用とは、肝気が円滑に働くことによって解毒、胆汁の排泄、感情の動き等を支配し全身の生理活動を調整することである。

　肝血は、肝気を滋養すると共に、肝気が昇動し過ぎないようにその働きを制約している。一方肝に蔵されている肝血は肝気の疏泄作用によって全身に円滑に供給され、臓腑や器官を滋養している。肝気は陽、肝血は陰で、肝気と肝血は相互に依存し合いながら相互に制約し合う関係にある。

　肝気が疏泄を妨げられ肝内に鬱結する時、上に於ては頭痛、目眩、咽乾口燥が起り、中に於ては胸脇苦満、乳房腫痛、下に於ては月経異常や少腹満を起こす。また外部に現われる時は寒熱往来を発する。従って肝気鬱結があると多彩な症状が出現する。

　慢性病（内傷）で肝気鬱結を起こさせる大きな原因は脾虚と血虚である。『素問』経脈別論第二十一に「食気胃ニ入リ、精ヲ肝ニ散ラス」とあるように、肝は脾胃によって栄養を補給されているので、脾胃が虚すと肝気も衰え行らなくなる。これを五行では、土（脾）が虚すと、木（肝）の気が昇らなくなる（木不疏土）、と表現している。

　また血虚があると、肝気はその制約を失い、旺んになり過ぎて肝気鬱結を生じる。一方肝気が旺盛すぎると肝血が不足することになる。従って臨床的には肝気鬱結と肝血虚は相伴い易く、しかも肝気鬱結と肝血虚は悪循環を繰り返して進行する。
肝気鬱結に血虚を伴った病態に対する基本処方が逍遥散である。
（肝気鬱結に脾胃不調を伴う時即ち木横剋土の方剤は四逆散）

　加味逍遥散は逍遥散に、梔子と牡丹皮を加えることにより肝気

—41—

鬱結が更に進行して血虚有熱肝鬱化火の症候を現わしたものを治すように作られた方剤である。

方　義

本方は四逆散の加減方である。

柴胡は疏肝解鬱をはかり、当帰で肝血を養い、芍薬（白）で柔肝をはかる。従ってこの３薬が方中の君薬である。

白朮、茯苓、生姜は脾胃の働きを益すことにより肝を養う。方中の臣薬である。

薄荷を少量加えるのは柴胡の疏肝条達の働きを肋けるためで、梔子は肝火を清し、牡丹皮は清熱涼血の作用があり、共に柴胡と協力して肝鬱化火を清す。従ってこれらは佐薬である。

甘草は気を益すと共に諸薬を調整するので使薬とする。

これらの諸薬は協同して一剤で肝気鬱結を解し肝火を清すと共に、血虚を補い脾虚を補っている。これにより不定多彩な症状も自ら解消する。

症　状

気虚血虚を反映して皮膚はやや燥性、腹壁は軟。肝気鬱結があるので胸脇苦満がある。脈は弦、時に血虚を反映してやや細。肝鬱化火による虚熱を反映して舌質は紅、時に紅点あり舌苔は薄く時に黄色味を帯ぴ、乾燥気味のことが多い。

気血両虚で肝気鬱結があり、虚熱を伴うのが本方の目標となる。

臨床応用

更年期障害、血の道症、心身症、神経症、或は乳房痛、肩こり、頭痛、不眠、月経異常、帯下等は総て肝気鬱結より生ずることが多く、気虚、血虚、肝鬱化火によりさらに症状が修飾されて多彩になる。

慢性肝炎の長期化したもので、肝気鬱結と気血両虚があり全体に虚熱、乾燥傾向のあるものには本方がよい。疏肝解鬱に柴胡は不可欠であるが、燥性を考慮してあまり増量すべきではない。その代わり燥性がなく体力も消耗しない宇金を加えるとよい。柴胡、

宇金、白芍の組み合わせで疏肝解鬱をはかる。一般に慢性肝炎に良く用いられる小柴胡湯合桂枝茯苓丸は多くの場合柔肝養陰の働きに乏しく、且つ燥性が強すぎるきらいがある。

症　例
患　者　48才女性
主　訴　血圧が高い（初診S60・10・30）
現病歴　3〜4年前より他医で高血圧症と診断されている。冬期には収縮期圧が200mmHg位になることもある。時々降圧剤を投与してもらって服んでいる。
疲れやすく、肩がこり、頭が重く、いつも気分が晴れない。便通はあるがいつも腹が張っている。
現　症　身長152cm、体重55kg（標準体重52kgを6％超過）
望診上は中肉中背、陽証、頬に細絡を認める。舌は舌質淡紅軟で湿潤、薄い白苔がある。
血圧176／102mmHg、脈拍88／分で、整。脈状は弦。
胸部は聴診上軽い収縮期雑音、呼吸音澄、腹部は腹壁がやや厚いが軟、少腹満、左下腹部に軽い抵抗と圧痛を認める。臍の上方には拍動（臍上悸）を触れる。
下肢に、血絡、細絡を認める。

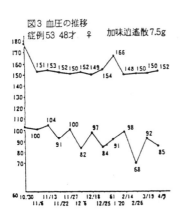

図3 血圧の推移
症例53 48才 ♀　加味逍遙散7.5g

肝気鬱結と虚熱があるとみて加味逍遙散7・5g（分3）を投与。

経　過　服薬開始後1週間目より非常に気分がよく、自覚症状はほとんどとれたということであるが、血圧は依然151／100mmHgであった。以後、同処方を約5ヵ月間継続、血圧の変動は図3の通りである。血圧は正常域から境界域にほぼ安定した。

神秘湯（漢方常用処方解説46頁参照）

組　成
柴胡、甘草、麻黄、杏仁、厚朴、紫蘇葉、陳皮

病　態
　『素問』咳論三十八に「五臓六府皆人ヲシテ咳セシム、独リ肺ノミニアラザル也」「肝咳ノ状ハ咳スルトキハ則チ両脅（脇）下痛ム。甚ダシキトキハ則チ転ズベカラズ。転ズレバ則チ両脅下（腋窩）満ツ」「肝咳シテ已マザレバ則チ胆之ヲ受ク。胆咳ノ状ハ咳スレバ胆汁ヲ嘔ク」とある。

　肝気鬱結があると脾胃不和となり痰飲を生ぜしめる。肝気が痰を挟んで（交えて）上逆すると咽中炎爛や咳嗽を生じる。本方の病態は肝気鬱結と共に、咳嗽、喘鳴、呼吸困難、痰などを伴うものである。従って臨床的には、精神的なストレスや緊張の要素が関係する喘咳、及び少陽病期の頑固な喘鳴や咳嗽に良いとされている。

方　義
　麻黄と杏仁は相須の関係にあり、寒邪による喘咳に対する最も基本的且つ効果的な組み合わせである

　柴胡と甘草の組み合わせは、四逆散に見るように、疏肝解鬱をはかると共に緩急，解毒に働く

　厚朴は理気剤で逆上する気を下し、鎮咳止喘の効果がある。

　陳皮と蘇葉は痰飲を祛る。

症　状
　肝気鬱結を反映して胸脇苦満があって脈は弦。熱証はあまりないので舌質は淡。痰を挟む病態であるので白苔があるが表面滑で膩苔ではない。

　本方は清熱の剤といえるのは柴胡だけで乏しい。従って精神的ストレスなどが原因となって起る喘咳にはよいが、少陽病期の喘咳では、肺熱が鬱結している場合が多いので、清熱瀉肺の効果が不十分である。従ってその際は石膏や黄芩など肺熱を清す薬味を

加える必要がある。

　気管支平滑筋の痙攣が強い時には白芍を配合し、痰が多い時には半夏や生姜、或は茯苓などの痰飲をさばく薬味を加え、また咳の著しいものは蘇葉を蘇子に替えるとある。

　粘稠な痰を伴うものには、前胡や貝母を加味する。

　臨床応用

　気管支炎、気管支喘息、肺気腫、気管支拡張症、等。

３）脾胃調和剤

　邪が胃や腸にあって、中で寒熱が互いに相争うと、脾胃不和となり心下痞鞕、嘔気、腹痛、便通異常等の症状が表われる。脾胃不和を治す方剤が脾胃調和剤で、これも和解剤の範疇に属する。

　脾胃調和剤では黄連、黄芩、乾姜、半夏等を中心に処方が構成され、脾胃の働きを調整する。

　心下痞の証

　脾胃が不和を呈するときの主症状は心下痞である。心下痞とは心窩部が塞って、食物もよく通じないような感じである。

　腹証は心窩部を按じて圧痛なく軽い抵抗を感じる。結胸証は「心下満シテ鞕痛スル者」であるが「但ダ満シテ痛マザル者ハ此レ痞ト為ス」（『傷寒論』太陽病上編、１４９）である。

　「若シ其ノ表治セザルニ承気湯ヲ用イテ之ヲ下セバ則チ中気ヲ傷リ、陰経ノ邪之ニ乗ズ。以テ既ニ之ノ中気ヲ傷リ、邪之ニ乗ズレバ、則チ清升リ濁降ル能ワズシテ中ニ痞ス。天地交ラザレバ、否ト為ルガ如シ（『易経』ノ天地否ノ卦☰☷ヲ指ス。）故ニ痞ト曰ウ」（呉昆『医方考』巻一）　　　　　　　曰

　「痞ト結胸トハ高下有リ。結胸ハ邪結シテ胸中ニ有リ。故ニ結胸ヲ治スルヲ陥胸湯ト曰ウ。痞ハ邪心下ニ留マル。故ニ病ヲ治スヲ瀉心湯ト曰ウ」（成無己『傷寒明理薬方論』巻四）「重キ者ハ結胸ヲ成ス。心下満シテ痛ム也。軽キ者ハ痞ト為ス。満シテ痛マザル也」（許宏『金鏡内台方議』巻之六）

これらの諸説から見ると、太陽傷寒で表証があるのを誤って下したり、或は元来裏には実邪がないのに、これを攻下した場合、裏の正気が弱まり、それに乗じて邪気が伝入する。そこで寒熱（陰陽）が相争う結果、気の流通が阻害されて痞を形成する。心下は丁度上焦と下焦の境に位置し、気の昇降流通の要所であるので、ここでは特に気の流通が阻害され易く心下痞となる。

　心下痞はこのように脾胃の虚に乗じた陰陽不調、気の流れや昇降の障害が主な要因であって、痰飲や食物や熱などの結合したものではない。この点、熱邪と水飲とが結合して生じた結胸証とは異る。換言すれば、痞は寒熱不調による虚証であり、結胸は痰と熱邪による実証である。

半夏瀉心湯 （漢方常用処方解説４８頁参照）

　組　成

　黄連、黄芩、半夏、乾姜、人参、甘夏、大棗。

　病　態

　仲景は元来本方を小柴胡湯証を誤って攻下したために脾胃を傷り痞証を形成した者を治すのに用いた。小柴胡湯証では邪は少陽に在り治法は和解である。若し陽明腑病熱結の証を兼ねる時は、大柴胡湯を用いて少陽を和解しながら少しく実邪を下す。これに承気湯の如き純粋に攻下専用の方剤を用いると、脾胃を傷りその虚に乗じて邪が侵入し、寒熱は心下に結し、陰陽は調和せず、気の流通昇降は妨げられて、水は行らず心下に停滞する結果、悪心、嘔吐、腸鳴、下痢等の症状を呈する。

　半夏瀉心湯は後世に於ては、非常に応用範囲が広くなり、傷寒の誤下によって生じた痞証だけでなく、種々の原因で寒熱が中焦に阻滞して痞証を生じる場合や、脾胃の損傷により脾気の上昇、胃気の下降が妨げられて胃腸の不和を来したような場合にも広く用いられるようになった。

　半夏瀉心湯と小柴胡湯証との異同

— 46 —

半夏瀉心湯と小柴胡湯の方議は大変似ている。小柴胡湯は半表半裏の邪を和解する。半夏瀉心湯は上下にまたがる邪を和解する。「盖シ瀉心湯ノ方ハ即チ小柴胡湯去柴胡加黄連乾姜ナリ。往来寒熱セザルハ是レ半表証無シ。故ニ柴胡ヲ用イズ。痞ハ寒熱ノ気互ニ結スルニ因リ成ル。黄連、乾姜ノ大寒大熱ナル者ヲ用イ両解ヲ為ス」（柯韻伯『傷寒續論』巻下）とあり、半夏瀉心湯は少陽病で脾胃不和の者を治す方剤であることを示している。

症　状

舌証は痰飲の証を現わして湿って白膩苔がある。

脈は少陽病の脈証で、弦脈と痰飲の為に時々滑脈を呈する。

腹証は心下痞満の為、心下痞鞕する。心下痞鞕とは腹力中等で、心下を按じて抵抗或は時に極く軽い圧痛を示すものである。

方　義

先ず、気の流れが正常に運ばず心下に痞塞し、正常の脾気の上昇、胃気の下降が見られず、逆に胃気が上逆して熱を生じるのを苦寒の黄連黄芩により清し下降させる。従ってこれらが君薬と臣薬である。

脾気が上昇せず逆に下るので寒を生じ水性下痢となるのを乾姜により温める。また痰飲が胃にあって上逆し悪心や嘔吐を生じるので半夏により痰飲を去り逆上を下す。故に乾姜と半夏が佐薬である。

最後に脾胃の気が損傷され弱まっているので、人参、甘草、大棗で以て脾胃の気を補す。従ってこれらは使薬である。

痞証の種類（浅井貞庵『静観堂方考』より）

「痞ハ自己営衛ノ気、上下通応セズシテ否塞スルナリ。…虚少クシテ熱多キモノ、二味瀉心ノ司リナリ。陽虚ヲ兼ヌレバ附子瀉心湯ナリ。虚多キハ人参、甘草、生姜、大棗ヲ用イルベシ。大黄ノ寒下ハ去ルベシ。虚多キ上ニ痰アレバ半夏瀉心湯。少気ナラバ甘草瀉心湯。鬱陳ノ気アレバ生姜瀉心湯ナリ。逆満多ケレバ旋覆花代緒石湯ナリ。

扱テ水熱ヲ挟ミテ胸脇ニ結ボレレバ、大小陥胸湯、十棗湯ノ類ナリ。イズレモ皆痞ノ症ヲナス。寒熱虚実同ジカラズ。瀉心シテ宜シキ痞アリ、理中シテ宜シキ痞アリ。治方大イニ差別アリ。黄芩、黄連ヲ用イル痞ハ心ノ実火ヲ瀉スルナリ。芒硝、大黄ヲ用イルハ胃ノ実熱ニヨル痞ナリ。人参、朮ヲ用イルハ心ニアズカラズ、胃虚ヲ本トスル痞。生姜、大棗、人参、甘草ヲ用イルハ営衛ノ虚ヲ兼ネル痞ナリ。心下痞悶、黄連、枳実ヲ以テ主ト為スト云ウモノハ苦寒ニテ湿熱ヲ解クナリ。壅滞ヲ推スノ旁ナリ。コレニテ痞ノ病情ヲ知ルベシ。瀉心ハ治病・法中ノ一方ナリ。」

半夏瀉心湯の付方
生姜瀉心湯
半夏瀉心湯の乾姜の量を減量し、生姜を加えたものである。主治する基本は半夏瀉心湯と同じであるが、水気を散じ降逆止嘔の働きが強くなっている。

原 典

「傷寒汗出デ之ヲ解シテ後、胃中和セズ心下痞鞕シ、乾噫食臭シ、脇下水気有リ、腹中雷鳴シテ下利スル者ハ、生姜瀉心湯之ヲ主ル」

病 態

半夏瀉心湯と同じく、脾胃不和、脾気の上昇、胃気の下降の失調があって、気の流通が滞り心下に痞塞することにより心下痞が生ずる。生姜瀉心湯証はこの心下痞に水腫（水分停滞）が加ったものである。水腫では水分が脇下や腸間に溢れ、脇下痛や腸鳴下痢があり、嘔気や消化不良、噯気が著明で、時に下肢の浮腫や小便不利等の症状がある。

症 状

舌証　舌苔水滑

脈証　脈は沈、或は少陽病の証を反映して弦。

腹証　心下痞鞕、水分停滞の証候として浮腫傾向。尿不利、嘔

気、曖気、下痢、腹鳴等の症状がある。

甘草瀉心湯

半夏瀉心湯の甘草の量を増量した処方である。主治する基本は半夏瀉心湯と同じであるが、瀉下した後の胃気の虚を補う益気補虚の働きが強くなっている。

原　典

「傷寒ノ中風、医反テ之ヲ下シテ其ノ人下利スルコト日ニ数十行、穀化セズ、腹中雷鳴シ、心下痞鞭シテ満シ乾嘔心煩シテ安キヲ得ズ。医心下痞ヲ見テ病尽キズト謂イ、復タ之ヲ下シ、其ノ病益々甚シ。此レ結熱ニ非ズ、但ダ胃中虚スルヲ以テ客気上逆ス。故ニ鞭セシムル也。甘草瀉心湯之ヲ主ル」（『傷寒論』太陽病下編、１５８）」

「狐惑ノ病タル、状傷寒ノ如ク黙々トシテ眠ルヲ欲シ、目閉ズルヲ得ズ、臥起安カラズ。喉ヲ蝕ムハ惑タリ、陰ヲ蝕ムヲ狐ト為ス。飲食ヲ欲セズ、食臭ヲ聞クヲ悪ミ、其ノ面タチマチ赤ク、タチマチ黒ク、タチマチ白シ。上部ヲ蝕スレバ則チ声渇ス。甘草瀉心湯之ヲ主ル」（『金匱要略』百合狐惑陰陽毒病編）

病　態

『傷寒論』に拠ると、甘草瀉心湯証は太陽病を治すのに誤治して、繰り返し瀉下させた結果、脾胃が虚し下痢や腹中雷鳴を起こす。それなのに更に攻下を加えた結果、脾胃の正気は益々虚し、その隙に乗じて客気（内陥した邪気）が上逆して、心下痞鞭の証が形成されたものである。従って甘草瀉心湯証では半夏瀉心湯証より脾胃の虚が一段と著明なので、甘草を多く用いて益気補虚をはかる。

勿論この証は誤治によらなくとも、いろいろな原因で、脾胃の虚を生じた際に現われる。

寺師睦宗先生著『漢方の診かた治し方』（泰生堂．1988年）２６４頁の症例

「昭和27年、老宰相吉田（茂）さんが故郷の土佐へ行かれて、名物のカツオのタタキを食べられたところ、どうしたことが中毒して、猛烈な下痢をやられた。尾籠な話だが、宿のふとん一枚だめにしてしまうほどひどかった。おまけにシャックリが出てどうしても止まらない。

そこで東京の馬場（辰二）先生にすぐこいと電報。飛行機で来てくれとのことで、馬場先生は生れてはじめての飛行機往診をされた。

行ってみると、なるほどひどい下痢で、その上シャックリが止まらない始末。

「どうですか」と尋ねると

「いや、どうも土地の医者に来てもらってはいるが、いいからだとほめるだけで、一向治らん…」と、吉田さん苦笑してござる。

馬場先生、早速漢方薬「五苓散」をあげられたが効果なし。そこで、心下痞鞕とひどい下痢を目標にして「甘草瀉心湯」を用い、これに橘皮と竹筎とを加味して、シャックリを止めようとされた。

早速土地の薬局で甘草瀉心湯を処方してもらったが、橘皮と竹筎が手に入らない。竹筎はまあなくても仕方がないとして、橘皮はありあわせのミカンの皮を用いることにして、甘草瀉心湯加橘皮をあげたらそれっきりシャックリがぴたりと止り、下痢もおさまった。

この甘草瀉心湯は、次のような症状の際に用いる処方である。

心下痞鞕があって、腹中雷鳴し、嘔吐してひどい消化不良の下痢便で、精神不安の状態があるとき用いる。吉田さんは心下痞鞕とひどい消化不良下痢便があったため、これを用いたわけだ。」

この治験例の中に『傷寒論』の甘草瀉心湯の用い方の総てが要約されている。

『金匱要略』に拠る甘草瀉心湯の病態とその用い方

「狐惑病」というのは一体どのような病であるのか、古今の医家の見解は必ずしも一致しない。現代医学の眼で、そこに記述さ

れている症状を見ると、ベーシエット病に大変似た病像ではないかとされている。

　その症伏は、精神不安の症状があり、同時に「状傷寒ノ如ク」で少陽病や陽明病にも似ているようである。ということは、邪気が内陥し、陰陽寒熱が相争っている様子もあるということであろう。「上部ヲ蝕スレバ則チ声渇ス」というのは、内陥した邪気が上向すれば喉を傷り嗄声を生ずる意とも考えられ、これは『傷寒論』に見る内陥した邪気が脾胃の虚に乗じて上逆したのと同じ病態であり、甘草瀉心湯の証と一致する。

　『傷寒論』には脾胃の虚による胃腸不和が記載され、『金匱要略』では精神不安の症状が強調されているが本は同じである。

　中神琴渓『生生堂治験』巻之上にある治験例は、琴渓が『金匱要略』に従って本方を運用したものである。

　「近江大津ノ人某、来リテ先生ニ見テ、人屏テ窺ニ言イテ曰ク、小人ニ一女アリ、年十六、既ニ許嫁ス。然モ奇病有リ。其ノ證嘗テ聞ク所ノ非ル也。盖シ毎夜己首ニ及ビ家人熱睡ヲ待チ窺ニ起テ舞踏ス。其ノ舞ノ清妙閑雅ナル、宛然トシテヲ妓最モ秀ズル者ニ似タリ。寅尾ニ至リ罷ム。遂ニ寝シテ以テ常ト為ス。余間ニ之ヲ窺ウニ、夜々其ノ曲ヲ異ニス。曲変ニ従テ奇ナリ。名伏スベカラズ。明朝動止食欲以テ常ニ異ルコト無シ。亦自ラ其ノ故ヲ知ラズ。為ニ之ヲ告グルニ則チ愕然トシテシカモ怪シミテ竟ニ信ゼザル也。知ラズ是レ鬼ノ憑ク所カ若シクハ狐狸ノ惑ス所カ。他若シ之ヲ聞カバ恐ラクハ其ノ婚ニ害アラン。是ヲ以テ之ガ為ニ陰ニ祝咒梼祀為サザル無シ。然レドモ猶効セズ。聞ク、先生ノ門奇疾多シト。幸来リテ視ヨ。先生応エテ日ク、此ノ證盖シ之レ有ル。即チ所謂狐惑病タル者ナリ。行キテ之ヲ診スルニ果シテ然リ。之ニ甘草瀉心湯ヲ与エ、数日ナラザシテ夜舞自ラ止ミ、遂ニ其氏ニ嫁シテ子ヲ有ス。」

　またこの次に、米櫃から猫がとび出したのに驚いた一婦人が気がふれて以後猫の鳴き真似をするようになったのを、琴渓の弟子

が，師にならって甘草瀉心湯を用いて治した症例が出ている。

　その他の瀉心湯類

大黄黄連瀉心湯
　組　成
　大黄、黄連。
　原　典
　「心下痞シ、之ヲ按ジテ濡。其ノ脈関上浮ナル者ハ大黄黄連瀉
心湯之ヲ主ル」（『傷寒論』太陽病下篇、１５４）
　病　態
　大黄黄連瀉心湯証は、半夏、生姜、甘草の三瀉心湯が気の上下
の流通の阻害により痞が形成されたのに対し、陽性の熱邪による
気の痞えによるものである。この事は「脈関上ニ浮」という言葉
で表現され、また、無形の熱邪の気が心下に結集するので「心下
痞シ」ても「之ヲ按ジテ濡」の腹証を呈する。『静観堂方考』
（浅井貞庵）に云う所の「虚少ク熱多キモノ」である。
　症　状
　熱証であるから舌質紅で舌苔は黄色である。
　脈は条文の通り浮脈。
　腹証は心下痞があるが濡（軟かくて硬くない）
　方　義
　本方は大黄と黄連の２味で構成される。大黄、黄連共に苦寒で、
心（黄連）と胃（大黄）にある熱邪を下す。陽明腑病の燥実熱証
ではないので、麻沸湯（ふり出し）にし、２味の寒性のみを用い
る。瀉下を目標とするものではない。

三黄瀉心湯 （漢方常用処方解説８４頁参照）
　組　成
　黄連、黄芩、大黄。

－52－

原　典

「心気不足シ、吐血、衄血スルハ瀉心湯之ヲ主ル」

（『金匱要略』驚悸吐衄下血胸満瘀血病篇、第十六）

病　態

熱の亢進による吐血や衄血である。心気不足とは心中の陰気の不足を指している。陰気が不足すると陽気が相対的に亢進し、熱状を呈し、その結果血熱妄行して出血し、吐血や衄血を呈するものである。

症　状

自覚症状：のぼせ、興奮、口乾、充血、心煩、不眠、便秘等。

舌証：熱証であるから舌質紅、舌苔黄色。

脈証：実熱証を反映し洪数。

腹証：大黄黄連瀉心湯に似て熱邪が心下に痞塞するので、心下痞があり、硬くはないが腹力充実している。

方　義

大黄、黄連、黄芩いずれも苦寒。大黄黄連瀉心湯に更に心火を瀉し、脾胃の湿熱を除く黄芩が加わる。更に本方は原典によると、ふり出しではなく煎剤として用いている。大黄黄連瀉心湯よりも幾分胃の実熱を攻下する作用は強いが、原典では常用ではなく頓用するように指示している。

後世に於ては本方の利用法も発展して、一般に肝火が上炎して心や頭部に熱が上逆した証に広く用いられるようになった。その点については、「清熱剤」の項で黄連解毒湯との関連に於て再述する。

附子瀉心湯

組　成

黄連、黄芩、大黄、附子。

即ち三黄瀉心湯加附子である。

原　典

「心下痞シ、而シテ復タ悪寒シ、汗出ズル者ハ、附子瀉心湯之ヲ主ル」（『傷寒論』太陽病下篇１５４）

病　態

心下に熱邪による気の痞えがあり、一方で体表の衛気（表陽）が虚している状態である。『静観堂方考』に云う、「陽虚スレバ附子瀉心湯…」である。これも一種の内外の寒熱の平衡失調であり、寒熱の不和を和解させることによって治療する。体表の陽気である衛気は腎気より発生し、体表に達して肌膚を温め腠理の開閉を調節する。腎気が虚すと体表の保護調節機能は損われ、悪寒が現われ一方で汗が出る。

心下の熱痛と表寒を表現して舌質は淡で舌苔は淡黄湿。

脈は腎陽虚を表わして沈、或は寒熱不和を表現して弦。

旋復花代赭湯

組　成

旋復花、人参、生姜、代赭、甘草、半夏、大棗。

原　典

「傷寒、発汗、若シクハ吐シ、若シクハ下シ、解シテ後、心下痞鞕シ、噫気除カレザル者ハ、旋復代赭湯之ヲ主ル」（『傷寒論』太陽病下篇１６１）

病　態

傷寒を治療するのに、発汗させた後、誤治してさらに吐法や瀉下法を行ったために、表証は解消したが脾胃がすっかり虚し、その虚に乗じて肝気が入り込んで来たものである。脾胃の気が虚して働きが悪くなったために、痰飲が生じ、気の流通が損われた結果、心下痞鞕を生じる。

肝気が上逆するので噫気（ゲップ）が生じる。

方　義

旋復花は苦辛、微温。止嘔逆、袪痰。脾胃虚寒、あるいは湿を伴う嘔吐、吃逆に用いる。上逆した気を下降させる。代赭石は苦

－54－

寒、鎮胃降気、平肝熄風。肝気の上逆による嘔吐、吃逆、噫気などを止める作用がある。人参、甘草、生姜、大棗は補中益気であり、『静観堂方考』の「虚多キ者ハ人参、甘草、生姜、大棗ヲ用イルベシ。大黄ノ寒ハ去ルベシ」である。

　本方の用い方の要領としては、半夏瀉心湯証のもっと虚証の者としてよいようである。

赤石脂禹余粮湯
　組　成
　赤石脂、太一禹余粮。
　原　典
　「傷寒、湯液ヲ服シテ下利止マズ、心下痞鞕シ、瀉心湯ヲ服シ己リ復タ他薬ヲ以テ之ヲ下スモ利止マズ。医之ニ与ウルニ理中ヲ以テスルモ利益々甚シ。理中ハ中焦ヲ理ス、此ノ利ハ下焦ニ在リ。赤石脂禹余粮湯之ヲ主ル」（『傷寒論』太陽病下篇１５９）

　本方は誤治により下焦が虚すことによって生じた下痢であるから、中焦を補う理中湯を与えても無効で、下焦の下痢を治す赤石脂禹余粮湯を用いる。

黄連湯（漢方常用処方解説５０頁参照）
　組　成
　黄連、桂枝、半夏、乾姜、人参、大棗、甘草。
　原　典
　「傷寒、胸中熱有リ、胃中邪気有リ、腹中痛ミ、嘔吐セント欲スル者ハ黄連湯之ヲ主ル」（『傷寒論』太陽病下篇）
　病　態
　本方の証は胸中に熱邪があり、胃中には寒邪がある。そのため寒熱錯雑し、気血凝滞して、脾気の上昇、胃気の下降という気の正常な昇降作用が失調している。胃気が下降できない為に嘔吐し、脾気が上昇できない為に下痢や腹痛が現われる。心下ではなく胸

— 55 —

中に熱邪があるので心下痞鞕はみられない。黄連湯の立方は寒熱の剤を併用して上熱下寒を同時に併治しようというものである。

　症　状

　自覚的に悪心嘔吐、下痢、腹痛。

　舌証、胸中熱有るも胃寒のため舌質淡紅、苔は白滑。

　脈証、気血不和を表わし弦。

　方　義

　黄連湯は、半夏瀉心湯より黄芩を去って代りに桂枝を加えたものである。

　黄連は胸中の熱邪を瀉す。

　桂枝と乾姜とは胃中の寒邪を温めて駆逐する。

　半夏は嘔吐を除き、逆気を止める。

　甘草、大棗は腹痛を緩和する。

　人参は脾胃の虚を補う。

　黄連湯については古来、小柴胡湯及び半夏瀉心湯との異同を論じて秀れた注釈が多いが（１）「傷寒ハ表裏中ノ三治ニ分ツ。表裏ノ邪共ニ盛ンナレバ中ヨリコレヲ和ス。故ニ小柴胡湯ノ和法アリ。丹田胸中ノ邪ニ至レバ、則チ上下ニ有リテ表裏ニ在ラズ、即チ柴胡湯変ジテ黄連湯ト為シ、桂枝ヲ以テ柴胡ニ変エ、黄連ヲ以テ黄芩ニ易エ、乾姜ヲ以テ生姜ニ易エ、又中ヨリ之ヲ和スルノ法ナリ」（王旭高）、徐靈胎は「黄連湯は黄芩を去り桂枝を加え瀉心の名を用いず、黄連湯と称しているのは、表証の邪気が僅かではあるが残っており、また裏証の胃中の邪気も外へ出さなくてはならないので桂枝一味を加え、表裏の邪を発散、外達して調和させるためである」と論じている。黄連湯を表証と下痢腹痛の裏証が共にある症例に用いるのはこの論に拠る。

　以上二家の論説は、臨床上前者は小柴胡湯証との鑑別に、後者は半夏瀉心湯証との鑑別に際し大いに有用である。

黄芩湯

組　成

黄芩、芍薬（白）、甘草、大棗。

原　典

「太陽ト少陽ノ合病、自ラ下利スル者ハ黄芩湯ヲ与ウ」（『傷寒論』太陽病下篇１７２）

病　態

太陽経と少陽経の二経が同時に邪を受けたものが太陽と少陽の合病であり、太陽経証と少陽経証が同時に現われる。太陽少陽の合病のうち表邪が盛んなタイプのものは柴胡桂枝湯で治すが、少陽半表半裏の熱邪が主となっているものでは、邪が腸に下迫すると腹痛と下痢が、胃に上迫すると吐逆が現われる。この場合少陽病が主であるので、汗、下の治法は用いられず、和法に依らねばならない。黄芩湯で少陽の邪熱を清泄すれば、二陽の合病に依る下痢腹痛は自と止む。若し熱邪が胃に上迫して嘔逆が主である時は黄芩湯でなく黄芩加半夏生姜湯証である。

後世、本方の応用は発展し、腸熱による泄瀉腹痛に広く用いられている。

方　義

黄芩は苦寒、少陽の邪熱を清泄し、大腸の熱を清することにより下痢を止め、君薬。芍薬は酸寒、調血和肝して陰を収斂し、甘草を得て緩急止痛する、臣薬。大棗は甘草と共に健脾和中し、佐使薬である。

蛇　足（下痢の鑑別）

葛根湯は太陽陽明の合病の下痢。

葛根黄芩黄連湯は太陽表証誤治による協熱下痢。

黄芩湯は太陽少陽合病の下痢。

黄連湯は少陽病で脾胃不和（胸熱胃寒）による下痢、と夫々病態が異なる。

原田康治先生の症例

患　者　S・M　27才、女性、主婦．身長167cm。
　　　　体重53kg。
主　訴　悪心、頭痛、下痢、発熱。
初　診　1990年・12月28日。
現病歴　昨日の朝からむかむかして、吐き気があり、夜まで頭
　　　　ががんがんして痛む、熱は38度あり、1回の下痢が
　　　　あった。
　　　　食欲はなく、悪寒、関節痛がある。
現　証
　舌象　舌質は淡色、胖大、舌苔は薄白で湿潤、舌尖部は紅い。
　　　　紅点、裂紋、歯痕を認める。
　脈象　右浮弱数
　　　　左沈弦数
　腹証　腹壁は薄、軟、腹皮拘急、振水音を認める。
治　療　弁　証　太陽と少陽の合病で自下痢する証である。
処　方　黄芩加半夏生姜湯（黄芩4g、大棗4g、甘草3g
　　　　芍薬3g、乾生姜1g，半夏5g）煎剤。2日分投与。
経　過
二　診　12月29日
　　　　下痢は計2回で止み、悪心は消失し、熱は消失し、時
　　　　々頭痛がする程度である。口渇があるが。食欲が出て
　　　　きた。
舌　象　舌質は淡紅、舌苔は薄白で湿潤、紅点は減少した。
脈　象　右沈、左沈弦

考　察　『傷寒論』太陽病篇172条に「太陽与少陽合病、自
　　　　下痢者、与黄芩湯。若嘔者、黄芩加半夏生姜湯主之。」
　　　　とある。
　　　　頭痛、発熱、脈浮は太陽病証であり、悪心、嘔吐、食
　　　　欲がないなどの症伏は少陽病証である。その合病で下

痴の症状が認められたのである。

4 瀉下剤

定　義

瀉下効果により裏実を緩解する方剤である。八法のうちの下法である。「ソノ軽キニ因リテ之ヲ揚グ。其ノ重キニ因リテ之ヲ減ズ。…其ノ高キ者ハ因リテ之ヲ越ス。其ノ下キ者ハ引キテ之ヲ竭ス。中満ツル者ハ之ヲ内ニ瀉ス。其ノ邪有ル者ハ形ヲ漬シテ以テ汗ト為ス。其ノ皮ニ在ル者ハ汗シテ之ヲ発ス」（『素問』陰陽応象大論篇第五）

下法の適応と禁忌

下法を使用する場合、もし誤ってこれを用いると病人の脾気（後天の正気）を損傷するので、その病状、体質的特徴（正気の虚実）をよく観察して、その適応、禁忌を識別する必要がある。適応となるのは必ず裏実の症候がある場合であり、これに対し禁忌となるのは

①表証があって裏証がない時。

「諸外実スル者ハ下スベカラズ。之ヲ下セバ則チ微カニ熱ヲ発ス」

「脈浮大ノ者ハ応ニ発汗スベシ、医反テ之ヲ下セバ此レ大逆ト為ス也」（「傷寒論」不可下病篇）

②表証があり且つ裏実があっても軽度な場合は、先表後裏の原則に従い、先ず表証を除いてから下法を行う。

「本発汗ス。而ルニ復タ之ヲ下セバ此レ逆タル也。若シ、先ズ汗ヲ発セバ治、逆タラズ」（『傷寒論』太陽病中篇９０）

③表証、裏実共に顕著な時は表裏双解の法によって解表と瀉下を同時に従う。（表裏双解剤の項参照）

④老人、病人、体質虚弱者の下法は要注意。津液不足する者にも下法は原則的には禁忌。

「諸虚スル者ハ下スベカラズ」「血虚ハ陰無キタリ。孤陽独リ

陰部ニ下ル者ハ小便マサニ赤シテ難カルベシ。胞中マサニ虚スベ
シ。今反テ小便利シ、而シテ大汗出ズレバ法マサニ衛家タルベク
シテマサニ微タルベシ。今反テ更ニ実セバ津液四射シ、栄竭キ血
尽キ、乾煩シテ眠ルヲ得ズ。血薄ク肉消エ暴液ト成ル。医復夕毒
薬ヲ以テ其ノ胃ヲ攻ムレバ此レ重ネテ虚ト為ス。客陽去リテ期有
リテ、必ズ汚泥ノ如キヲ下シテ死ス」（『傷寒論』不可下病篇）

　⑤一般に妊婦に下法を用いることは流産の恐れがあり、禁忌で
ある。

　⑥如何なる場合も正気の損耗を来さない為、下法の使用は効き
過ぎを警戒し、効果が得られたら中止するか或は減量する。

　下法の用途
　①清熱
　傷寒六経の陽明腑病を始めとする裏熱実証を治す。燥屎や宿
食を下し、裏熱を瀉下する。
　三承気湯は陽明腑実の証を峻下する。攻下により熱を清し、高
熱による津液の涸渇や陰血の焼灼を救う。
　三黄瀉心湯も心熱を攻下して排便と共に清熱する。
　②体内の毒物や瘀血の排除
　腸癰や瘀血に対しては駆瘀血薬と共に瀉下痢を併用して、これ
らを排除する場合がある。（例、大黄牡丹皮湯、桃核承気湯等）
　③宿便の排除
　慢性の便秘に対しては便秘薬として下法を用いる。清熱の場合
と異り緩下法を用い、裏実の程度と邪と寒熱に応じて処方が変わ
る。
　④逐水
　痰飲や水腫があり、利尿により十分水分を排泄できない時、余
分な水分を瀉下法により、体外に排泄させる方法は漢方ではしば
しば用いられる。例えば十棗湯や大陥胸湯は胸脇にある懸飲や、
熱邪と水飲が結合した結胸を攻逐する。また腎不全による尿不利

と浮腫に大量の大黄や三物備急丸を投与したりする治験例がよく見られる。

　瀉下剤の種類
　瀉下剤の主薬は大苦大寒で血分の実熱を瀉し有形の積滞を下す大黄である。
　辛熱にして、大いに燥し、大いに瀉す巴豆はその毒性と入手困難の故もあって、一般には現在殆ど用いられる機会は少ないようである。温下法を必要とされる裏寒実証の場合も巴豆を用いる代りに大黄＋附子が用いられている。
　裏実の寒熱の相異により、寒下剤と温下剤とに大別される。
　さらに寒下剤には峻下剤と緩下剤、潤下剤の三種類がある。
　①峻下剤
　実熱証で熱結や瘀血、或は腸癰などがあり、急いで之を攻下しないと津涸陰亡の恐れがある時、猛烈な作用を持つ瀉下剤を用いて裏の熱邪を直ちに瀉下排泄させるものである。例として大承気湯、桃核承気湯、大黄牡丹皮湯などがある。
　②緩下剤
　裏の邪熱がさほど烈しくない時で、緩和な瀉下剤を比較的多量に用いる。例えば大黄甘草湯や桂枝加芍薬大黄湯など。
　③潤下剤
　脱津や陰虚（脱水や栄養不良）があって糞便の乾燥、腸液分泌不足などがある場合、腸を潤滑にしながら緩やかに攻下する。例えば麻子仁丸や潤腸湯などはこの類である。

　便秘を来す疾患
　①胃腸実熱
　陽明腑実証の便秘で、裏実熱である。原因に三種あり、一は傷寒陽明腑病で潮熱多汗、腹満、腹痛があり、時に極期には譫語、意識障害がある。次は温病の腸胃結実証で傷寒と異なり病邪は温

邪であるので、傷寒よりも津液の損傷が著しく進行も速い。三は辛辣なものを過食して腸胃に実熱が積集する場合で、この場合外感病よりも経過は緩慢である。

治法は三承気湯、及び承気湯加減。頻尿、硬便の「脾約」には麻子仁丸を用いる。

②肝脾気滞

気滞による実証の便秘。内傷七情による臓腑機能の停滞、胃気上逆、長時間の坐業や運動不足による脾胃機能失調等。理気順気の剤を配合した方剤を用いる。

③脾肺気虚

気虚の人に見られることが多い。中気下陥や経産婦、虚弱な人に見られることが多い。また便を排出する力が弱いために便が停留する場合もある。

治方は脾肺を補益しながら潤腸通便する。

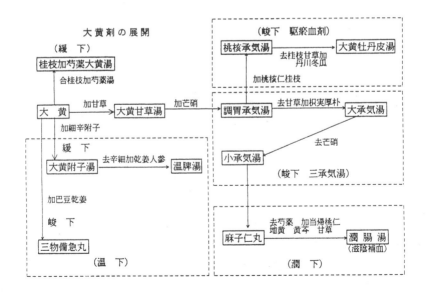

④脾腎両虚

腎陽虚で大腸の伝導力が弱まったことにより起こる。老人の便秘は多くこの型に属す。命門の火が弱った場合、或は寒邪を受け腸の動きが停滞する場合である。

⑤血虚・陰虚

長期或は著しい発熱の後、術後、消耗性疾患、津液の消耗、出血等により、津液や陰血が欠乏し、消化管内を滋潤できなくなって、腸内で便の乾燥硬化が起こるものである。

治法は養血或は滋陰をはかりつつ潤腸通便させる。潤腸湯など。

⑧瘀血

瘀血は気滞を伴い易く、腸胃の蠕動が阻害され、便秘を招来する。また気滞により血が巡らず瘀血を生じていることもある。

大体に於て実証である。治法は駆瘀血瀉熱通便で、桃核承気湯、大黄牡丹皮湯、通導散などが用いられる。

１）寒下剤

寒下剤は裏熱実証を治す方剤である。燥屎や宿食を下し、裏の実熱を便と共に体外に排泄する。大黄・芒硝を主薬とし、これに気の巡りを良くすることによって腸の動きを良くする目的で、厚朴や枳実などの理気剤が配合されることが多い。三承気湯はこのような処方構成で作られている。さらに実証で瘀血があると、その為に血塊があったり、気の巡りが悪くなって腸の動きを阻害して便秘が起る。このような場合、駆瘀血剤が配合される。また実証で水飲が内積している場合には利水剤が配合される（大陥胸湯や十棗湯など）。逆に血燥や陰虚で脱津や腸液の不足があれば滋潤剤が配合される。

寒下剤は裏実の緩急、軽重、燥潤により用いられる薬物の種類が異る。

（1）峻下剤

大承気湯（漢方常用処方解説64頁参照）

組　成

大黄、芒硝、厚朴、枳実。

病　態

陽明病の邪熱が陽明の腑たる胃に入り、腑実の証を現わして、潮熱、譫語、大便不通、腹部鞕満するものである。

邪熱が胃の腑に止る時は、津液を涸渇させ、陰血を焼灼する恐れがあるので、最も作用の激烈な瀉下剤を用いて、急いで之を攻下して邪熱を体外に排泄させ、津陰を保存するというのが本方立方の主旨である。

本方では先ず枳実と厚朴を煮て、後に大黄と芒硝を加えるのが、正式の煎法である。大黄、芒硝の煎煮時間を短くして瀉下作用を増強させる為である。

大黄は熱結を蕩滌、芒硝は陰に入り軟堅、枳実は幽門の不通を開き、厚朴は中の実満を瀉す。

成無已は『傷寒明理薬方論』に於て、君薬枳実、臣薬厚朴、佐薬芒硝、使薬大黄としているが、銭潢の『傷寒溯源集』巻之六では君薬大黄、臣薬芒硝、佐薬厚朴、使薬枳実としており、一般的には大黄芒硝を君臣とする説の方が受入れられ易いようである。

症　状

陽明腑病で乾燥した便が腸内に停滞し、腑気の流通も滞り、何日も大便が出ず、腹壁は硬くなり、腹満や腹痛を伴う。

これらの臨床症伏は、痞、満、燥、実の四字で表現される。痞は自覚的に心下の重圧感があり、腹壁は硬い、枳実でこれを治す。満は腹満と腹部を按じて抵抗のあるもので厚朴で治す。燥とは裏熱の為糞便が腸内で乾燥して硬便となるもので芒硝により軟くする。実とは腹中に燥屎や宿食等の実邪が存在し、裏の実熱証を呈するもので大黄で瀉す。

典型的な大承気湯証では潮熱、煩躁、冷飲を欲す。陽明の燥熱

が上行して心に影響すると、心中懊憹、譫語妄言、循衣摸牀など
の精神神経症状も現われる。

　口乾舌燥し、舌苔は裏熱のため、焦黄或は焦黒、時に燥裂。脈
は一般に沈実で遅であるが、熱結が進行すれば脈状は滑数に変化
する。

　大承気湯の加減方
　黄 竜 湯（別称　参帰承気湯）
　大承気湯で峻下すべきであるが、体力や栄養が衰えた（気血両
虚の老人や病後）者には、大承気湯に人参、当帰、甘草、桔梗、
生姜、大棗を加えて益気補血し、作用を少しく緩徐にした黄竜湯
という処方が用いられる。

　小 承 気 湯
　組　成
　大黄、厚朴、枳実。
　大承気湯去芒硝である。
　君薬大黄、臣薬枳実、佐薬厚朴。（許宏『金鏡内台方議』）
　病　態
　大承気湯より芒硝を去った処方であるので、本方証では、痞、
満、実の三症候はあるが、燥証はない。厚朴、枳実の分量も大承
気湯より少量で、且つ3味同時に煎ずることにより、大黄の瀉下
作用も幾分減弱される。痞満実の症状も大承気湯証より軽い。

　調 胃 承 気 湯（漢方常用処方解説66頁参照）
　組　成
　大黄、芒硝、甘草。
　大黄甘草湯加芒硝、或は大承気湯去厚朴枳実加甘草である。大
黄と甘草を先に煮て後で芒硝を加え、微火にて沸騰させる。
　病　態

本方は大黄、芒硝を用い枳実、厚朴を抜くのはその主治する所が陽明腑実の証の燥熱内結の初期で、まだ大小承気湯証のように乾燥した便や腹満や腹壁の硬さが見られないからである。甘草を配合することにより、和中調胃をはかり正気を損傷することがないように配慮してある。本方はこれにより胃気を調和させる作用の中に瀉下を兼ねており、調胃と名付けられる所依である。本方は大小承気湯に較べ陽明腑証で、悪熱、口渇、便秘はあるが、心下痞塞感と著明な腹満がない時に用いる。或いは※熱結傍流する時も本方を用いる。舌はやや紅で舌苔正黄、脈滑数である。

本方は前述のように甘草を加えて瀉下効果が過大にならないようにしてあるので、一般の熱実証の便秘にも用い易い。

※熱結傍流

陽明腑実証の一種。大便が乾燥して固まり、腸液が燥屎と腸壁の間を下るので、黄色くて臭気のある水様便が少し排泄されるが、乾燥した便の排泄は見られない。

桃核承気湯（漢方常用処方解説２７２頁参照）
組　成
大黄、芒硝、桃仁、桂枝、甘草。
即ち調胃承気湯加桃仁桂枝である。
本方については、駆瘀血剤の項で取り上げる。

通導散（漢方常用処方解説２７６頁参照）
組　成
大黄、芒硝、厚朴、枳実、当帰、紅花、蘇木、木通、陳皮、甘草。
即ち大承気湯に駆瘀血剤の当帰、紅花、蘇木、利水の木通、理気の陳皮、諸薬調和と補脾和中の甘草を加えた処方である。
本方も駆瘀血剤の項で詳述する。

大黄牡丹皮湯（漢方常用処方解説６８頁参照）

組　成

大黄、芒硝、牡丹皮、桃仁、冬瓜子。

即ち桃核承気湯去桂枝甘草加牡丹皮、冬瓜子である。

病　態

腸癰初期、まだ膿を形成しない時期に腸内の湿熱を攻下し、毒の結聚を散ずる方剤として立方されたものである。

腸癰は多く腸内の湿熱が鬱し、その為気血の流通が滞って血と熱とが結集して形成されると考えられる。

方　義

大黄、芒硝の苦寒で腸中の湿熱を瀉下排泄する。

桃仁、牡丹皮は駆瘀血薬であるが、桃仁は破血に優れ、牡丹皮は涼血清熱の働きが勝っている。

冬瓜子は主に腹内の結聚を散ずる働きがある。

症　状

小便自利して便秘、発熱。腹部特に右下腹部の著明な圧痛と共に自発痛があり、時に悪寒する。圧痛点は丁度回盲部のリンパ組織のある部分に当る。舌質紅、黄膩苔があり時に乾燥。脈は沈滑数。

（２）緩下剤

大黄甘草湯（漢方常用処方解説７２頁参照）

組　成

大黄、甘草。

方　義

便秘に対する基本処方である。

大黄は瀉下作用だけでなく収斂作用も持っているので、単独で投与すると次第に瀉下効果が悪くなり却って便秘をひき起こすだけでなく、腸の収縮による痙攣性腹痛を生じる。そこで甘草を用いて痙攣性腹痛を緩解させ、腸の蠕動を緩和させると共に腸管内

に水分を保持させることにより、大黄の瀉下効果を助ける。

通便効果を強化したい時には芒硝を加えると調胃承気湯になる。

桂枝加芍薬大黄湯 （漢方常用処方解説７０頁参照）

組　成

桂枝、芍薬（白）、大棗、甘草、生姜、大黄。

原　典

「本、太陽病、医力エッテ之ヲ下シ、因リテ腹満シ、時ニ痛ム
者ハ太陰ニ属スナリ。桂枝加芍薬湯之ヲ主ル。大実痛ノ者ハ、
桂枝加大黄湯之ヲ主ル」（「傷寒論」太陰病篇）

病　態

太陽病であったものを誤治して、発汗させず却って下法を用い
た場合、裏が虚し病邪は内陥して太陰臓病となる。この時は脾虚
裏寒の証を現わし、時に腹満して痛む。治法は太陰虚寒の者は四
逆湯類で温補、腹痛の者は桂枝加芍薬湯を用いて脾の気血を調和
させ腹痛を緩解させる。

脾と胃は互に表裏の関係にあるので、太陽病の邪が解さず邪が
内陥する時は陽明に転属（傷寒論陽明病の項参照）したり、或は
太陰に内陥したりする。

桂枝加芍薬大黄湯証は邪が太陰の臓たる脾に内陥しているだけ
でなく、陽明の腑たる胃にも波及している。従って太陰臓病の
「腹満シテ痛ム」という症状に加え、陽明腑病の「大実痛」とい
う便秘腹満腹痛の症状が加わる。従ってこの時の治法は桂枝加芍
薬湯で太陰臓病を治し、一方大黄で陽明腑実の邪を瀉下してやる。

ただ本方証では一方に太陰臓病の脾虚裏寒があるので、芍薬や
大黄などの寒薬の使用が度を超すとかえって症状を悪化させる恐
れがあるのでその投与には慎重を要す。「太陰ノ病タル、脈弱ク
其ノ人続イテ自ラ便利ス。モシ当ニ大黄芍薬ノ行クベキ者ハ宜シ
ク之ヲ減ズベシ。其ノ人胃気弱ク動ジ易キヲ以テノ故ナリ」とい

— 69 —

う桂枝加芍薬大黄湯に続く条文がそのことを警告している。

（3）潤下剤

　裏の熱状が陽明腑証のように激しくなく、裏熱証の病期が比較的緩やかで長いものでは、津液が損傷され、胃腸が乾燥して中で大便が燥結している。そのような場合、緩和な寒下剤で熱邪を瀉すと共に、胃腸の燥を滋潤して通便をはかる。その目的の為に、瀉熱攻積の大黄、理気の枳実や厚朴等を主薬としながら、これに潤燥の麻子仁、杏仁、補血の当帰、芍薬、滋陰の地黄などを加えて方剤を組み立てる。

麻子仁丸 （漢方常用処方解説７４頁参照）

　組　成

　麻子仁、杏仁、枳実、厚朴、大黄、芍薬（白）。

　即ち小承気湯加麻子仁、杏仁、芍薬である。

　原　典

　「趺陽ノ脈浮ニシテ濇。浮ハ則チ胃気強ク、濇ハ則チ小便数ナリ。浮濇相搏テバ大便則チ鞕トナル。其レ脾約タリ。麻子仁丸之ヲ主ル」（『傷寒論』陽明病篇、及『金匱要略』五臓風寒積聚病篇）

　病　態

　原典にある脈浮とは陽気が盛んであることを示唆し、脈濇は陰液が衰えていることを意味する。従ってここでは脈が浮で且つ濇ということは、陽明の胃気が亢進し、太陰にあたる脾の陰液は弱まり欠乏していることを表現している（劉渡舟氏の説）。

　「約トハ、結約ノ約、又約束ノ約ナリ。内経（『素問』経脈別論第二十一）ニ曰ク、『飲胃ニ入リテ精気ヲ游溢シ、上リテ脾ニ輸ス。脾気ハ精ヲ散ジ上リテ肺ニ帰シ、水道ヲ通調シ下リテ膀胱ニ輸ス。水精四布シ、五経並ビ行ル。』是レ脾ハ胃ノ為ニ其ノ津液ヲ行ラスヲ主ル者ナリ」（成無已『傷寒明理薬方論』）

これにより、脾は胃の津液を行らせる働きがあることがわかる。もし脾が弱く、胃が強ければ、胃に受納した水は脾によって肺に上輸され、水道を通って全身に四布することができず、津液（水）は胃から膀胱に直行してしまう。その結果、尿は自利するが、大便は秘結するという事態が起る。そのような状態を脾約と呼んでいる。

本方は脾約を治す為に立方された方剤で、臨床的には胃腸の燥熱により、脾の機能が制約され便秘を起こした場合に適用される。

方　義

胃の実熱を治す小承気湯に潤腸作用を持つ麻子仁、燥を潤し大腸の気秘を通じる杏仁、及び陰を補う芍薬を加えることにより、潤腸益陰しながら胃腸の燥熱を瀉下する。

症　状

脱水気味で兎糞、軽度の腹痛を伴う便秘である。

舌質は胃熱と陰液不足を反映して紅色でやや乾燥。

脈は沈、陰虚脱津及び熱を反映して細数。

潤腸湯（漢方常用処方解説７６頁参照）

組　成

麻子仁、熟地黄、乾地黄、杏仁、枳殻、厚朴、当帰、桃仁、大黄、黄芩、甘草。

麻子仁丸に補血の当帰、滋陰の地黄、潤腸の桃仁、清熱の黄芩と、諸薬を調和させ脾胃を和す甘草を加えたものである。

病　態

陰虚火旺により、口内乾燥、四肢煩熱、兎糞状便、或は便秘を伴うものに対する滋陰、補血、潤腸、通便の方剤である。

症　状

腹部軟弱、肌膚枯燥、下腹部に便塊を触知する。

陰虚火旺を反映し、舌質紅で乾燥無苔。脈は沈で細数。

２）温下剤

裏に寒冷の積滞がある場合、寒邪は温めなければ解されず、実積した邪は攻下しなくては除去できない。このような場合には必ず温下法を用いなくてはならない。常用処方としては瀉下剤の大黄に附子、細辛、乾姜等の裏を温める薬剤を配合する（大黄附子湯）。また寒邪の積滞が久しい時には温下と共に補脾益気の剤を加えて正気を補う方が温下の効果が上がる（温脾湯）。また寒邪が強く結実壅塞すれば急いで峻下の剤でこれを攻める必要がある（三物備急丸）。裏に積滞する実邪は熱邪が多いが寒邪も稀にはあり、緩慢な邪、激烈な邪等の別のあることは熱邪も寒邪も同じである。従って温下にも緩下と峻下がある。

大黄附子湯

組　成

大黄、附子、細辛。

原　典

「脇下偏痛、発熱シ、其ノ脈緊弦ナルハ此レ寒ナリ。温薬ヲ以ヲ之ヲ下セ。大黄附子湯ニ宜シ」（『金匱要略』腹満寒疝宿食病篇）

病　態

体質的な陽虚に寒邪が内結し腹痛と便秘を起したものである。条文の脇下偏痛と脈緊弦は陰寒が結聚したためである。発熱悪寒、大便難は陽気が鬱滞していることを示す。即ち陰寒内凝、臓腑積冷、大便不行というのが本方の病態である。

方　義

大黄は大苦大寒、瀉下通便で本方の主薬である。

附子は辛熱、温陽散寒の作用があり、心腹冷痛を治す。

細辛は辛温、寒邪を温散し通痺止痛する。

本方は考えようによっては承気湯の変方でもある。枳実厚朴を

用いずに附子と細辛を用いている。承気湯は気が結滞するので理気の厚朴枳実を用い、本方証は寒結であるので宣通の附子細辛を用いる。

また本方と附子瀉心湯とを比較すると、附子瀉心湯は心下に熱邪の痞塞があって一方体表に陽虚表寒がある。即ち内外寒熱の不和失調である。

本方は裏に寒結があり表に発熱悪寒があり、これも寒熱不和という点では相似る。

また本方と麻黄附子細辛湯とは麻黄と大黄の一味の違いである。附子細辛の組合わせに麻黄が加わると温経散寒に加えて少陰の表邪を発散するが、大黄と組合わされると寒積を瀉下する方剤となる。

敢えて蛇足を加えると、現代の処方集ではどちらも附子は1.0グラムを用いるようになっているが、原典では温薬三剤を用いる麻黄附子細辛湯では附子は炮じて１枚、寒薬の大黄と配合される大黄附子湯では炮附子３枚となっている。即ち附子が寒薬の大黄に負けないように配慮されている。

温脾湯

組　成

大黄、附子、乾姜、人参、甘草（一般に千金温脾湯とされるもの）。

原　典

「積シテ久シク冷熱赤白痢スル者ヲ治ス」（『備急千金要方』巻十五、脾臓下、冷痢第八）（内容は大黄、桂心、附子、乾姜、人参で甘草と桂心が替る）

病　態

脾陽虚があり、陽気不足の為胃腸に冷積が停滞して便秘する。或は虚寒が長期に亘るため脾気が虚し下陥して下痢を起こすこともある。症状は腹、手足共に冷えて腹痛、便秘し或は下痢、舌は

—73—

淡白膨潤（陽虚寒痰）、脈沈弦（裏証で寒と痛みあるを示す）。

方　義

大黄附子湯より細辛を去り、代りに乾姜、人参、甘草を加えたものである。或はまた、四逆加人参湯（少陰病下痢の薬方）加大黄である。

細辛は温陽散寒の作用があるが、人参、乾姜、甘草の3味は乾姜で沈寒錮冷を治し加えて人参甘草で補中益気する。大黄附子湯より症状が長期化慢性化したものに適している。

蛇　足

温脾湯と名づけられる処方は他に2種ある。

①『千金方』巻十三心臓、心腹痛第六

「腹痛ミ、臍下絞結シ臍ヲ繞リテ止マザルヲ治ス温脾湯方。当帰、乾姜各2両、附子、人参、芒硝各2両、大黄5両、甘草2両」

これは前方に当帰と芒硝が加わっている。

②「本事方」温脾湯（巻四、臓腑泄滑及び諸痢）

厚朴、乾姜、甘草、桂心、附子（各半両）、大黄（生四銭）。「痼冷腸胃ノ間ニ在リテ連年腹痛泄瀉シテ休作時無ク、諸ノ熱薬ヲ服スモ効カザルヲ治ス。先ズ取リ去リテ然ル後調治スルガ宜シ、差エ易シ。虚ヲ畏レテ以テ病ヲ養ウベカラザルナリ。温脾湯ニ宜シ」

大黄に温中の附子、乾姜、桂心を配し、これに理気の厚朴を加えている。

三物備急丸

組　成

大黄、巴豆、乾姜。

原　典

「心腹諸卒暴百病、若シクハ中悪客忤、心腹脹満、卒ニ痛ミ錐ニテ刺ス如ク、気急口噤シ、停尸卒死スル者ヲ主ル」（『金匱要略』雑療方篇第二十三）

病　態

『医方集解』には「食腸胃ニ停マリ、冷熱調ワズ、腹脹、気急痛満シテ死セント欲スル者、及ビ中悪客忤、卒暴ノ諸病ヲ治ス」とあるので、飲食の不調や中毒で、胃腸に食べた物が停滞して通ぜず、その為突然の心腹痛や気急口噤、気絶などを起す者を治す。病邪は熱邪でなく陰結の寒邪である。陽結は承気湯で治し、陰結に対しては、本方を用いる。本方に似た作用の処方に走馬湯（巴豆・杏仁）がある。（金匱・腹満寒仙宿食病篇）

方　義

巴豆、辛熱。寒結を下す。峻利腸胃の閉塞を開く。

大黄、苦寒。熱結を下す。食滞を消導排泄する。

乾姜、辛熱。中焦の寒邪を散し脾陽の損耗を防ぐ。

「三薬竣厲ニシテ、急ニ非ザレバ施スコト莫レ、故ニ備急ト曰ウ」（汪昂）

5 清熱剤

定　義

　熱証を治療する方剤を清熱剤と称している。八法中の清法を行う方剤である。

　熱証には大別して実熱と虚熱とがある。

　実熱は外感病で正気と邪気が抗争する過程で、邪正斗争が旺んなもの、或は内傷で気血が過剰で、強い熱を発するものである。実熱が表に在るものは解表剤の章でみたように、温病衛分証であり、辛涼解表剤を用いて治療する。実熱が裏に在るもののうち傷寒の陽明腑証、或は温病で病が陽明腑（胃、大腸）に在るものは瀉下剤の章でみたように承気湯類を用いて攻下する。それ以外の実熱は一般に苦寒の剤を用いて清熱瀉火をはかる。

　虚熱とは陰虚火旺、即ち身体の消耗や栄養不良（陰血損耗）により津液が欠損して熱証を発するもので、甘涼清潤の剤を用いて治療する。

　「寒ナル者ハ之ヲ熱シ熱ナル者ハ之ヲ寒ス。温ナル者ハ之ヲ清シ清ナル者ハ之ヲ温ム」（『素問』運気、至真要大論　第七十四）とあるのが清熱瀉火の治法の原点である。

清熱剤の種類

　日常用いられる清熱剤は大きく分けて、次のようにすると理解し易い、即ち、

　（1）気分に在る熱を清す気分清熱剤。

　（2）熱邪が更に深く、時には営分血分にも及び症状も烈しいものを治す清熱（瀉火）解毒剤。

　（3）熱が湿邪と結びついたり、或は元来痰飲が盛んであった者が熱に侵された場合を治す清熱利湿剤。

　（4）熱が特定の臓腑に偏在して盛になっているものを治す臓腑清熱剤。

　（5）陰虚火旺による虚熱の証を治す清虚熱剤。

衛気営血について

　清熱剤は熱邪が衛分、気分、営分、血分のどの深さにあるかによって用いられる方剤が異なる。従って衛気営血についての定義を明確にしておく必要がある。

　（１）人体の生理作用に於ける衛気営血

　原典の記述の抜粋

　『素問』生気通天論　第三

　「陰ハ精ヲ蔵シテ亟ヲ起ス也。陽ハ外ヲ衛シテ固メヲ為ス也」

（陽は外、陰は内）

　同、陰陽応象大論　第五

「陰ハ内ニ在リテ陽ノ守リ也、陽ハ外ニ在リテ陰ノ使也」（陰は営血、陽とは衛気を指す）

　同、経脈別論　第二十一

　「食気胃ニ入レバ、精ヲ肝ニ散ジ、気ヲ筋ニ淫ス。食気胃ニ入リ、濁気ハ心ニ帰シ精ヲ脈ニ淫ス。脈気経ヲ流レ、経気ハ肺ニ帰ス」

　「飲胃ニ入レバ精気ヲ游溢シ、上リテ脾ニ輸ス。脾気ハ精ヲ散ジ上リテ肺ニ帰シ、水道ヲ通調シ、下リテ膀胱ニ輸ス」（飲食物消化吸収のメカニズム）

　『霊枢』営衛生会篇　第十八

　「人ハ気ヲ穀ニ受ク。穀胃ニ入リテ以テ肺ニ伝与ス。五臓六腑皆以テ気ヲ受ク。其ノ清ナル者ハ営ト為シ、濁ナル者ハ衛ト為ス。営ハ脈中ニ在リ。衛ハ脈外ニ在リ。営ハ周シテ休マズ」

　（衛営ノ生成）

　以上の記述やその他の記載により、衛気営血を定義すると、

衛　飲食を摂取して得られた水穀の精微が腎精と脾の力で肺に上輸されて形成される。体表に在って、腠理（毛孔）の開閉を調節し、皮膚を守って病邪の侵入を阻止する。この働きを「衛」という。

気　呼吸と水穀の精微から得られた後天の気と、腎に貯えられ

た先天の気とが肺で結合して真気が形成される。その中で、血液を循環させたり、津液を行らしたり、その他臓腑の働きを推進させるものを「気」と名付ける。衛と気とは形がなく、機能だけが在る。衛と気とは共に陽に属すが、その機能する場所に表裏の別がある。即ち衛は表（外）を主り、気は裏（内）を主る。

営　飲食により得られた水穀の精微が脈中に入り全身を栄養するものを「営」という。

血　水穀の精微が営に変化したもののうち、血脈中に入り赤く変化したものを「血」という。

営と血は共に水穀の精微から生じたものであり、どちらも有形物質で、両者共陰に属する。ただ営は血に先立って形成されるものなので、血より浅位にあると言える。「営ハ血ノ気」と言われる依所である。

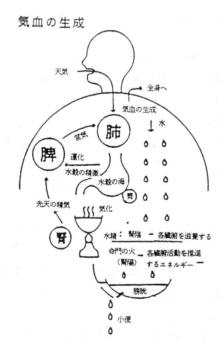

気血の生成

（２）疾病の進展と病変の深浅に於ける衛気営血

温熱の邪によって惹き起される熱病を温病と総称している。後世の温病の理論では、病変は通常、衛分→気分→営分→血分と進行すると考える。病が人体を侵す場合、先ず体表の衛分を犯す。やや進行すれば病は気分に侵入する。邪気が営分に入れば病気は重く、血分に迄侵入すれば危篤状態であると考える。従って病気の診断や治療は衛気や営血の変化によって生じた症状を識別し区分した結果を根拠にして行なわれる。

（付）温病ではこうした衛気営血弁証の他三焦弁証も行なわれる。人体を部位とそこに属す臓腑により、上、中、下の三焦に分つ。咽喉より胸膈迄が上焦で、主に手太陰肺経と手厥陰心包経の二経。中焦は脘腹で、足太陰脾経と足陽明胃経及び手陽明大腸経の病理変化を含む。さらに少腹及び二陰は下焦に属し、これには足少陰腎経と足厥陰肝経の病理変化が含まれる。病変は一般に上焦の手太陰肺経より始まり中焦に伝入し、下焦の腎経肝経の病理変化が温病末期の段階と考えられる。

１）気分清熱剤

気分にある熱を治す方剤である。気分証では一般に正気と邪気の抗争が盛んである。

気分は中焦の陽明経が主舞台であるが、その他肺、胆、胃、腸、脾などの臓腑も含んでおり、その範囲は広い。

臨床症状としては、熱が盛ん、汗が出る、顔が赤い、口が乾く、小便は濃く赤褐色、便秘傾向等である。脈は洪大乃至は滑数。舌は赤く、舌苔は白あるいは帯黄で膩苔である。気分証では津液を損傷し、陰虚証に陥り易い。

衛気営血の病機と証候の簡表

類型		病　機	証　候
衛		温邪が表を侵襲し、肺衛の機能が失調する。	発熱と軽い悪風悪寒、わずかな口渇、咳嗽、脈は浮数、舌苔は白薄、舌質は舌尖と舌辺が紅ま
気	肺	肺に熱が鬱滞し、気機が鬱閉する。	身熱、喘咳、舌苔黄、口渇など。
	胸膈	胸膈に熱が鬱滞し、気が伸びやかでなくなる。	身熱、舌苔黄、心煩や懊憹不安があるなど。
	胃	胃熱が盛んで、正気と邪気が激しく闘う。	壮熱、口渇、発刊、呼吸が粗い、尿色が濃い、舌苔は黄で乾燥、脈は洪大など。
	腸	腸道に熱が結して、腑気が通じない。	潮熱、便秘あるいは稀水旁流、腹は硬満して、痛む。舌苔は黄厚で乾燥、脈は沈実など。
	胆	胆火が胃を犯し、痰湿が鬱阻する。	寒熱は瘧のようで、熱感が強く悪寒は弱い。口が苦く脇脇が痛む、心下部がつかえて嘔心がある。舌苔は黄でやや膩、尿は弦で数など。
	脾	脾湿が化さず、湿邪が熱を帯びる。	身熱不揚、心下部がつかえて悪心嘔吐、身体がだるい、舌苔は膩、脈は濡など。
営		熱が利陰を焼灼し、心神が乱される。	舌質は紅絳して寝られない、身熱は夜に激しい、それほど口渇は激しくない。斑疹が出掛かっている、ときに譫語を発する、脈は細で数など。
血		夏が盛んとなり、血に迫り、心神が乱される。	舌質は深紅色、吐血・鼻出血・尿血・便血、斑疹が出現、煩燥して不安、はなはだしければ昏迷狂乱など

（成都中医学院編『温病』より）

白虎湯

組　成

石膏、知母、甘草、粳米。

原　典

「傷寒脈浮滑、此レ以テ表ニ熱有リ、裏ニ寒有ルナリ。白虎湯之ヲ主ル」（『傷寒論』太陽病下篇）

「傷寒脈浮、発熱シテ汗無ク、其ノ表解セザルハ白虎湯ヲ与ウベカラス」「三陽ノ合病ハ腹満チ、身重ク以テ転側シ難ク、口不仁、面垢、譫語シ、遺尿ス。発汗シ則チ譫語ス。之ヲ下セバ則チ額上ニ汗ヲ生じ、手足逆冷ス。若シ自ラ汗出ル者ハ白虎湯之ヲ主ル」（同、陽明病篇）

「傷寒脈滑ニシテ厥スルハ裏ニ熱有リ、白虎湯之ヲ主ル」（同、厥陰病篇）

病　態

白虎湯は清熱剤の基本方剤であり、気分の熱を冷ます処方の代表的なものである。

傷寒論に於ては、本方は傷寒の邪が陽明に入り、寒邪は熱と化

し、燥熱が盛んであるが、未だ裏実の証を形成していない、という時期に用いられる方剤である。完全な裏実を形成していない時期とは即ち陽明経証であり、本方は邪が陽明腑（胃）に入る寸前の時期の病態を主治する方剤である。

　陽明経の燥熱が旺盛であるので、津液は外に追われて発汗し、またその為津液を消耗するので、所謂「熱盛傷津」を起し易い。

　これらを原典の条文に即して見ると、

「脈浮滑」、脈浮は表熱を現わし、滑脈は陽気が内に亢進していることを示している。即ち裏熱があり「表裏倶ニ熱ス」状態である。

　「此レ表ニ熱在リ裏ニ寒在ルナリ」とは古来矛盾するものとして、多々議論されて来たが、劉渡舟氏は即ち表に熱が在り、裏に邪が旺盛で陽気が亢進している状態であると説明している。（中国傷寒論解説）

　「其ノ表解セザルハ白虎湯ヲ与ウベカラズ」太陽表証には発汗剤を用いるのが定法で、もし表証に白虎湯のような大寒の剤を用いると、表にある邪を却て内に招き入れる結果となり、変証や裏証を来たすからである。

　「白虎本達熱出表ト為ス。若シ其ノ人脈浮弦ニシテ細ナル者ハ与ウベカラズ。脈沈ノ者ハ与ウベカラズ。渇セザル者ハ与ウベカラズ。汗出ザル者ハ与ウベカラズ。常ニ須ラク此レヲ識リ、誤ラシムルコト勿レ」（呉鞠通『温病条弁』巻一）。白虎湯の禁忌である。

　「三陽ノ合病…、白虎湯之ヲ主ル」太陽、陽明、少陽の経脈が同時に邪を受けた場合、即ち三陽の経病の合病は白虎湯の主治するところである。背、腹、脇を通る太陽、陽明、少陽、の三経が同時に侵され、それぞれの経病の症状を現わすが、陽明経病の症状が最も多く出ている。

　「傷寒脈滑ニシテ厥スルハ裏ニ熱有リ、白虎湯之ヲ主ル」盛んな裏熱が外に拡散されず四肢へ到達できない時には、熱は盛んな

—81—

のに逆に手足が冷える、いわゆる熱厥の状態になることがあることを教えている。本当の厥逆（四逆湯証）でないことは「脈滑」という言葉によって示されている。（肝脾不和により陽気が抑圧されて四肢に到来できず熱厥の状態になる時は四逆散証である）

症　状

①大熱有リ②大イニ渇シ③大イニ汗出デ④脈滑。という４症が陽明経病の熱証の典型的症状である。

方　義

白虎湯の薬性及び君臣佐使に関しては代表的な異る二つの見解がある。

①成無己『傷寒明理薬方論』巻之四

「知母味苦寒。＜内経＞二曰ク、熱淫ノ勝スル所、苦甘ヲ以テ佐ク。又曰ク、熱内ニ淫スレバ、苦ヲ以テ之ヲ発ス。表熱ヲ衛ラント欲セバ必ズ苦ヲ以テ主卜為ス。故ニ知母ヲ君卜為ス。

石膏味甘微寒、熱ハ即チ気ヲ傷ル。寒以テ之ヲ勝ス。甘以テ之ヲ緩ム。熱甘ノ気ニ勝ツハ、必ズ甘寒ヲ以テ助卜為ス。是レ石膏ノ甘寒ヲ以テ臣卜為ス。

甘草味甘平、粳米味甘平、脾ヲ緩メント欲セバ、急ニ甘ヲ食シ以テ之ヲ緩ム。熱気内蘊シ、津液ヲ焼灼スレバ則チ脾気燥ク。必ズ甘平ノ者ヲ以テ之ヲ平ラゲテ其ノ中ヲ緩ム。故ニ甘草粳米ヲ以テ之ノ使卜為ス。」

②柯韻伯『名医方論』巻二。

「石膏甘草、寒ハ熱ニ勝チ、甘ハ脾ニ入ル。又質剛ニシテ降ヲ主ル。胳中土生金ノ体ナリ。色白ク肺ニ通ジ。質重ク脂ヲ含ム。金能ク水ヲ生ズノ用ヲ具ウ。以テ君卜為ス。

知母、気寒ニシテ降ヲ主ル。苦以テ肺火ヲ瀉シ、辛以テ腎燥ヲ潤ス。故ニ臣卜為ス。

甘草ハ中宮ノ舟楫卜為ス。能ク土中ノ火ヲ瀉ス。寒薬之ヲ得テ其ノ寒ヲ緩ム。沈降ノ性ヲシテ胃ニ溜達スルヲ得セシム。

粳米気味温和ニシテ容平ノ徳ヲ稟ク。甘稼ヲ稼サシム。二味ヲ

得テ佐ト為ス。」

　以上の二大家は白虎湯に於て、一は知母、石膏を君臣とし、他は石膏、知母を夫々君臣に当てている。

白虎加人参湯 （漢方常用処方解説80頁参照）

　組　成

　石膏、知母、甘草、粳米、人参。

　病　態

　「表裏倶ニ熱シ」ている白虎湯証が長びき、大いに発汗した為、脱津して、煩渇、心煩の上さらに陽気を損耗して、「背微カニ悪寒」を覚えるようになった時、即ち本方は表証は解したが、裏熱が旺盛で、熱が気を傷り発汗過剰の為陰液迄損傷する、換言すれば気、津（液）共に損傷された状態を治す処方である。

　本方は陽明経病の熱証を主治する白虎湯に、補気生津の人参を加え清熱と共に、益気生津をはかろうという方剤である。

　白虎湯との鑑別は、悪寒なくただ発熱し脈滑なる者は白虎湯、煩渇し微かに悪寒があり、脈洪大であれば白虎加人参湯証である。

竹葉石膏湯

　組　成

　竹葉、石膏、半夏、人参、麦門冬、甘草、粳米。

　原　典

　「傷寒解シテ後、虚羸少気、気逆シテ吐サント欲スルハ竹葉石膏湯之ヲ主ル」（『傷寒論』陰陽易差後労復病篇）

　病　態

　本方は白虎湯の加減方で白虎加人参湯去知母加竹葉半夏麦門冬である。

　原典では傷寒の後も余熱が残存し、元気と津液が損傷され、その結果、虚羸とか、消耗、息切れ、乾咳、口唇乾燥等の症状が現われるものである。虚証を呈するからと言って温補剤を用いると、

邪火が再び旺盛となり煩躁して火に油を注ぐような結果となる。

元気が虚すので少気し、津液を損耗するので虚羸する。津液が消耗する結果虚熱を発する。虚熱が肺に乗ずると気逆（乾咳）となり、胃を侵すと「吐サント欲ス」状態となる。

本方は傷寒だけでなく、あらゆる熱病、火邪、暑熱に際し元気と津液が損傷された者（気陰両虚）に用いられる。

気陰両虚を反映して、舌は乾燥して紅或は深紅で、無苔乃至は薄苔で光沢がある（鏡面舌）。脈は細数である。

方　義

石　膏　甘寒。手足太陰（肺と脾）の熱を清す。

竹　葉　甘寒。手足厥陰（心包、肝）の熱を清す。

人　参　甘温。元気を補う。益気生津。（臣薬）

麦門冬、粳米涼甘。滋陰生津。陰虚を治す。安中和胃。（佐薬）

半　夏　辛温。降胃、平逆、止嘔（使薬）。石膏、麦門冬は半夏を配合することにより涼潤、滋陰して且つ胃の停滞を予防する。また半夏は石膏、麦門冬と組み合わされることにより、降逆止嘔して陰を守る。涼温併用、剛柔相用、古方の配合の妙の典型とされる。

甘　草　甘平。諸薬調和。（使薬）

以上により全体として、清熱、益気生津、清胃滋肺等の働きをする。

梔子豉湯

組　成

梔子、豆豉。

原　典

「発汗、吐下ノ後、虚煩シテ眠ルヲ得ズ。若シ劇シキ者ハ必ズ反覆顛倒シテ心中懊憹ス。梔子豉湯之ヲ主ル」（『傷寒論』太陽病中篇）

— 84 —

「発汗若シクハ之ヲ下シ、煩熱シテ胸中窒スル者ハ梔子豉湯之ヲ主ル」（同）

「陽明病、脈浮ニシテ緊、咽乾キ、口苦ク、腹満シテ喘シ、発熱汗出デ、裏寒セズシテ反テ悪熱シ身重シ。若シ汗ヲ発スレバ則チ燥キ、心憤々トシテ反テ譫語ス。若シ温針ヲ加ウレバ必ズ忱惕煩躁シテ眠ルヲ得ズ。若シ之ヲ下セバ則チ胃中空虚ニシテ客気膈ニ動シ、心中懊憹ス。舌上胎アル者ハ梔子豉湯之ヲ主ル」（同、陽明病篇）

「下利ノ後更ニ煩シ、之ヲ按ズレバ心下濡ノ者ハ虚煩ト為ス也。梔子豉湯ガ宜シ」（同、厥陰病篇、及『金匱要略』嘔吐噦下利病篇）

病　態

太陽病で発汗吐下の後も余熱が解さず、正気が障害されて邪気と対抗できなくなり、その結果邪気が胸膈に内陥して、煩躁状態となったものである。まだ痰飲などの実邪とは結合していない時期なので虚煩と呼ぶ。梔子豉湯はこの胸中に内陥した熱を清す。虚煩証は邪熱が心胸に鬱滞して解除されないため起る。

陥胸湯証－熱と水飲が結合　　実証－煩熱痛（結胸）
　　　　　　　　　　　　　　　　　　心下硬
梔子豉湯証－熱残存、正気障害　虚証－不眠・心中懊憹（虚
　　　　　　　　　　　　　　　　煩）　　心下濡

方　義

梔子、苦寒。清熱瀉火。心肺の邪熱を瀉し、三焦の鬱火を解す。

豆豉、苦寒。発汗解肌。虚煩邪熱を昇散する。両者は相須の関係にあって、胸膈に鬱滞した邪熱を清し煩を除くことから気分証初期の清熱剤の代表とされる。梔子豉湯は苦寒で瀉の傾向があるので陽気を損い易ので、脾胃虚寒の人には不適である。

症　状

微熱、煩躁、イライラ、不眠、胸のつまる感じ。舌質紅で、舌

－85－

苔微黄。脈は（浮）数。心下痞（按じてかすかな抵抗）。

２）清熱解毒剤

火邪が気分よりさらに深く侵入し、血熱妄行、煩躁、狂乱の症
状を呈する場合、或いは熱毒が甚しく、顔面充血、口中糜乱、粘
膜紅腫、皮膚発疹、充血性出血等を発する時に用いられる方剤で、
黄連、黄芩等を主薬とする。

臨床的には強い鬱熱や劇しい炎症反応を伴うものである。

営分血分の血熱妄行する証を治す清熱瀉火剤と、主として強い
発熱性炎症に用いられる瀉火解毒剤とに大別される。

黄連解毒湯 （漢方常用処方解説８６頁参照）

組　成

黄連、黄芩、黄柏、梔子。

病　態

火邪が三焦に旺盛で実熱が表裏に充満し、甚しい熱のため煩躁
狂乱し、咽乾口燥と、乾嘔、錯語、不眠等の症状を現わし、また
吐血や衄血或は皮膚に斑を発するものである。

火邪が陽に入れば狂を呈す。心に熱が入ると煩躁する。咽乾口
燥は熱が盛んで津液を枯らした故である。乾嘔は熱毒上衝の症候
である。錯語は熱が心（神）を侵した結果である。不眠になるの
は熱が盛んで陰を乱す為である。吐血、衄血、発斑は熱が陽明
（胃）を攻め血熱妄行する故である。これらはいずれも火邪（実
火）が上下表裏に充満していることを示す。

本方は火邪が上下表裏に在り、熱が旺盛で営分血分に入ったが、
未だ陰（津液）は損傷されていないという状態の病人に対する清
営涼血の基本方剤である。

従って熱は湿熱に属す。舌証は舌質紅で厚黄苔を有す。（陰虚
火旺の虚熱でなく実熱があるから光沢ある紅色ではない）。脈は
湿熱を反映して滑数（陰虚火旺では細数となる）。

— 86 —

方　義

　黄連が君薬である。黄連の働きは清心瀉火である。心は火に属し火気は心を主るので、火を瀉すには先ず心を清す。心火がおさまれば諸経の火は自然におさまる。黄連はまた中焦の熱を瀉す。

　黄芩は臣薬で黄連を助けて上焦の実火を清す。

　黄柏は下焦の熱を瀉し、梔子は心肺より屈曲下降して三焦の熱を膀胱より小便にして排泄する。

承気湯との鑑別

　『外台秘要』巻一、崔氏方十五首中の本方条の前に「若シ胃中ニ燥屎有ラバ人ヲシテ錯語セシム。正熱盛ンナルモ亦人ヲシテ錯語セシム。若シ（便）秘シテ錯語スル者ハ宜シク承気湯ヲ服スベシ。通利シテ錯語スル者ハ宜シク四味黄連除熱湯（黄連解毒湯のこと）ヲ服下スベシ」とある。

　即ち本方は陽明腑証とは異り、旺盛な火邪が直接神明（心）を擾乱して錯語狂乱を生ぜしめるものであるから、治法は瀉下法ではなく清熱法を用いる。

臨床応用

　一切の火熱が表裏共に盛んな証。火熱による錯乱。実熱証の諸出血、皮膚病変。熱に属する瘡瘍疔癤。

　現代医学的に解釈すると、発熱性感染症、皮膚化膿性疾患、発疹、出血傾向、精神症状。或いはのぼせを伴う高血圧症、脳出血、吐血、衄血、下血、自律神経失調症等が適応となる。

三黄瀉心湯（漢方常用処方解説８４頁参照）

組　成

　黄連、黄芩、大黄。

　即ち「金匱要略」驚悸吐衄胸満瘀血病篇の瀉心湯である。

病　態

　黄連解毒湯から黄柏、梔子を去り、代りに大黄を加えた処方である。

— 87 —

方意は黄連解毒湯とほぼ同じく、実熱が営分血分に入り、血熱妄行するものを清熱涼血する。腎火を瀉す黄柏と、三焦の火を瀉泄する梔子が抜けた結果、利尿作用が弱くなり、代わりに胃腸の実熱を蕩滌する大黄が加わったので、心肺脾胃の火邪積熱を清し、裏の熱毒を瀉下によって排泄する作用に代っている。

　舌証、脈証は黄連解毒湯とほぼ同じであるが、目標とする症状は黄連解毒湯は血熱して尿不利、三黄瀉心湯は血熱して便秘である。

温清飲 （漢方常用処方解説88頁参照）

　組　成
　黄連、黄芩、黄柏、梔子、熱地黄、当帰、芍薬（白）、川芎。
　原　典
　「稍久シク虚熱ニ属スル者ハ、宜シク養血シテ火ヲ清スベキ.也。

　温清散、婦人経脈住ナラズ、或ハ豆汁ノ如ク五色相雑エ、面色痿黄、臍腹刺痛、寒熱往来シ、崩漏止マザルヲ治ス」（「万病回春」巻之六、血崩）
　病　態
　熱が久しく営血を侵すとやがて血虚を生じ陰虚火旺の状態になる。本方は血熱を清熱瀉火すると共に養血補陰して血虚を治す。

　本方は血熱を治す基本方剤である黄連解毒湯と、血虚を治す基本方剤の四物湯を合方したものである。

　血熱と血虚という相反する病態に対する方剤を合方するとは、一見奇異にも映ずるが、血熱は久しく続けば血虚血燥を生ずるので、血熱を清熱涼血すると同時に血虚を養血補陰することは大変卓越した着想である。同様の発想は、裏熱旺盛により元気と共に津液が損傷された病態に対する白虎加人参湯の立方にも見られる。
　症　状
　血熱によるのぼせ、灼熱感、皮膚や粘膜の発赤や発疹、出血等

の症状に加えて、皮膚枯燥、筋肉のひきつり、しびれ、爪がもろくなる等の血虚の症状が加わる。血熱、血虚は共に血燥を生じ易いので滲出傾向は見られないのが普通である。

舌は血熱のため紅、舌苔はやや帯黄。脈は血熱により数となるが血虚があるため細脈となる。

一貫堂 柴胡清肝湯（漢方常用処方解説９２頁参照）
組　成

黄連、黄芩、黄拍、山梔子、乾地黄、当帰、芍薬（白）、川芎、柴胡、連翹、桔梗、牛蒡子、薄荷、括呂根、甘草。

或いは別名柴胡清肝散。本方は一貫堂の処方で『外科正宗』や『明医雑著』の同名の処方と少し内容が異なっている。

原典或いは原方と思われるもの

１）柴胡清肝湯（『外科正宗』鬢疽論第二十）

「鬢疽始メテ起リ未ダ成ラザル者、陰陽ヲ論ズルコトナク、表裏共ニ之ヲ服スベシ。」

川芎、当帰、白芍、生地黄、柴胡、黄芩、山梔、天花粉、防風、牛蒡子、連翹、甘草節各一戔」

２）柴胡清肝散（王綸『補注・明医雑著』巻之六附方）

「肝胆二経ノ風熱、怒火、頚項ノ腫痛、結核消エズ或ハ往来寒熱、痰水ヲ嘔吐スルヲ治ス。又婦人ノ暴怒、肝火内動シ経水妄行シテ胎気安カラザル等ノ症ヲ治ス。

柴胡、黄芩（灼各一戔）、黄連（炒）、山梔（炒各七分）、当帰、川芎（六分）、生地黄、牡丹皮、升麻（八分）、甘草（三分）右水煎シテ服ス。若シ脾胃弱クバ芩連ヲ去リテ苓ヲ加ウ」

註）一貫堂医学について

明治の末から昭和の始めにかけて活躍した森道伯は、後世派の流れの上に彼独得の理論を加味して、一貫堂流の漢方を実践した。

一貫堂の医学に於ては、人の体質を①瘀血証体質、②臓毒証体質、③解毒証体質の三つのパターンに分類する。そしてそれぞれ

の体質に対する基本方剤として、次の方剤を当てる。

瘀血証体質者－通導散

臓毒証体質者－防風通聖散

解毒証体質者┬柴胡清肝散（湯）
　　　　　　├荊芥連翹湯
　　　　　　└竜胆瀉肝湯

　上記5処方はいずれも金代の劉、張学派を規範とする寒涼の瀉剤で、それに一部補剤が取り入れられて久服に耐えるよう工夫されている。

　この中で解毒証体質というのは、始めは当時多かった結核に羅患し易い体質として考えられたものである。結核に侵され易い体質の者は、常に感冒、気管支炎、扁桃炎、中耳炎、鼻炎等の呼吸器疾患に羅患し易く、長じては神経衰弱（今でいうノイローゼ）になり易い。臓象の上では肝と関係が深く、腹診上も肝経の緊張が強く、治療の上では肝の解毒作用を増強する必要のある体質と考えられた。最近では結核は少なくなって代わりにアトピー性皮膚炎や鼻アレルギー、気管支喘息等が増加しているが、一貫堂でいう解毒証体質とは、細菌、ウイルス、アレルゲン、或は精神的ストレス等、外界からの刺戟に反応し易く炎症反応を起し易い体質者と考えられる。

　治療の上では解毒証体質者は四物黄連解毒湯（温清飲加柴胡連翹）を中心とした方剤を用いて治療するのが一貫堂の治療方針である。小児期の解毒証体質者は柴胡清肝湯が主治する。小児期に柴胡清肝湯証の著明な者は青年期以後も肥満することなく、結核を始め炎症性疾患に羅患し易く、荊芥連翹湯証になると一貫堂では考えている。解毒証体質者は壮年期以降はアレルギーや炎症とは比較的に縁が薄くなり、代りに下焦の病が多くなるとして、竜胆瀉肝湯でこれを主治する。

　これら一貫堂で用いる柴胡清肝湯、荊芥連翹湯、竜胆瀉肝湯は、いづれも原方に一貫堂の工夫による加減が行なわれているが、い

－90－

ずれも温清飲が中心に配材されている。換言するといづれも温清飲の加味方である。

　一貫堂でいう処の解毒証体質者は、程度の差はあるが共通してやや乾燥して浅黒い皮膚の色を呈し、骨格は概してやせ型で筋肉質の者が多い。

柴胡清肝湯の方議

　一貫堂の柴胡清肝湯の処方構成は下記のようつになっている。

黄連解毒湯（黄連、黄芩、梔子、黄柏）・	清熱解毒 ┐
四物湯（地黄、当帰、川芎、芍薬）	柔肝養血 ┘温清飲
柴胡、薄荷、連翹	辛涼解表
天花粉、牛蒡子、桔梗	消腫排膿
甘草	諸薬調和

　本方は幼児期の解毒証体質を改善する処方として、小柴胡湯に相通ずる処がある。

　処方を臓腑経絡の面より見ると、肝、胆、三焦経の風熱を治す。この三経脈は、喉頭、頚部、耳を絡うので、本方はこれらの部分の炎症性疾患に応用されるとも考えられる。

柴胡清肝湯の証

　矢数道明著『漢方処方解説』によると柴胡清肝湯の使用目標は「一般にやせ型または筋肉質で、皮膚の色は浅黒く、或は青白い者もいるが汚くくすんでいるものが多い。腹診上では両腹直筋の緊張があり、肝経に沿って過敏帯をみとめる。腹診すると、くすぐったいといって笑い、腹診のできない者が多い」とある。

臨床応用

　主として小児の肺門リンパ腺腫、頚部リンパ腫脹（瘰癧）、慢性扁桃炎、咽喉炎、アデノイド、アトピー性皮膚炎、鼻アレルギー、小児神経症、等。

一貫堂　荊芥連翹湯（漢方常用処方解説９０頁参照）

組　成

黄連、黄芩、黄柏、山梔子、乾地黄、当帰、芍薬（白）、川芎、柴胡、連翹、桔梗、薄荷、荊芥、防風、白芷、枳殻、甘草。

即ち一貫堂柴胡清肝湯去括菖根、牛蒡子、加荊芥、防風、白芷、枳殻である。

原典或は原方と思われるもの

①「万病回春」巻之五、耳病

「両耳腫痛スル者ハ腎経ニ風熱アルナリ。

荊芥連翹湯

荊芥、連翹、防風、当帰、川芎、白芍、柴胡、枳殻、黄芩、山梔、白芷、桔梗（各等分）、甘草（減半）」

②同・巻之五、鼻病

「鼻渕ノ者は胆熱ヲ脳ニ移ス也。

荊芥連翹湯

荊芥、柴胡、川芎、当帰、生地黄、芍薬、白芷、防風、薄荷、山梔、黄芩、桔梗、連翹（各等分）、甘草（半減）」

①と②とでは同じ荊芥連翹湯と名付けられていても処方内容が若干異なる。即ち①の耳病門の荊芥連翹湯より枳殻を去り、地黄と薄荷を加えたものが②鼻病門の荊芥連翹湯である。一貫堂の荊芥連翹湯は両者を合方して更に黄連と黄柏を加えたものに等しい。

荊芥連翹湯の証

一貫堂の荊芥連翹湯は、前出、柴胡清肝湯の変方で、青年期の解毒証体質者を主治する処方である。

使用目標としては、皮膚の色は概してドス黒く、暗褐色を呈することが多い。脈は緊で、腹は腹直筋が全体に緊張して、肝経（足厥陰）と腎経（足少陰）に相当して、腹筋の拘攣をみとめることが多い。

方　義

黄連解毒湯　┐
四物湯　　　┘温清飲
柴胡、薄荷、連翹　　辛涼解表
桔梗　　　　　　　　祛痰排膿　　　柴胡清肝湯と共通
甘草　　　　　　　　諸薬調和
荊芥、防風、白芷　　辛温解表、排膿

臨床応用

主として青年期腺病質の体質改善薬で、慢性中耳炎、慢性扁桃腺炎、慢性副鼻腔炎、鼻アレルギー、アトピー性皮膚炎、神経症、円形脱毛症等に応用される。

竜胆瀉肝湯（漢方常用処方解説８２頁参照）

組　成

竜胆、黄芩、梔子、沢瀉、木通、車前子、地黄、当帰、甘草。

原　典

①『万病回春』巻之八便毒

「竜胆瀉肝湯

肝経ノ湿熱、或ハ囊癰、便毒、下疳、懸癰、腫痛焮作、小便渋滞、或ハ婦人陰癢痒痛、或ハ男子陽挺腫痛、或ハ膿水ヲ出スヲ治ス。

竜胆草、沢瀉、車前子、木通、黄芩、生地黄、当帰、山梔」
（これがエキス剤の竜胆瀉肝湯と処方内容は同じである）

②『外科正宗』下疳論第三十一

「竜胆瀉肝湯

肝経ノ湿熱、玉茎患瘡、或ハ便毒、懸癰、小便赤渋、或ハ久シク潰爛シテ愈エザルヲ治ス。或ハ陰囊腫痛スル者ヲ治ス。紅熱甚シキ者ハ并セテ効アリ。

竜胆、連翹、生地黄、沢瀉、車前子、木通、帰尾、山梔、甘草、黄連、黄芩、大黄」（即ち万病回春の竜胆瀉肝湯に黄連、連翹、

大黄が加わっている）

③『医方集解』瀉火之剤

「肝経ノ実火、湿熱、脇痛耳聾、胆溢口苦、筋痿陰汗、陰腫陰痛、白濁溲血スルヲ治ス。（脇ハ肝胆ノ部也。火盛ナルガ故ニ痛ヲ作ス。胆脈ハ耳ニ絡ウガ故ニ聾ス。肝ハ将軍ノ官也。謀慮出ズ。胆ハ中正ノ官也。決断出ズ。胆虚スルガ故ニ謀慮スレドモ決ス能ワズ。胆気上溢スルガ故ニ口苦ヲ為ス。肝ハ筋ヲ主ル。湿熱勝スルガ故ニ筋痿ム。肝脈ハ陰器ヲ絡ウ。故ニ或ハ汗シ或ハ腫シ或ハ痛ム。白濁溲血ハ皆肝火也）

竜胆草（酒炒）、黄連（炒）、梔子（酒炒）、沢瀉、木通、車前子、当帰（酒洗）、生地黄（酒炒）、柴胡、甘草（生用）」

（医方集解及び医宗金鑑の竜胆瀉肝湯には柴胡が配材されている）

病　態

本方の証は肝胆火旺に下焦の湿熱を兼ねたものである。肝胆火旺があると肝火が上逆するので脇痛、口苦、心中煩熱、目赤、腫痛、耳聾耳痛等の症状を生ずる。肝胆火旺は実熱証であるから熱は上亢し主に頭部面部に充血と熱証が著明である。陰虚火旺や肝陽上亢の時にみられるような下焦の虚候はみられない。本方は肝胆火旺を治すと共に、湿熱が下焦に流注したのを治すのに、山梔、沢瀉、木通、車前を配す。一方脈は実熱証であるから数或は滑、湿邪があるので弦、従って弦数或は弦滑である。

舌質は熱証を反映して紅。舌苔は湿熱を反映して黄膩。

方　義

竜胆は大苦大寒で、厥陰肝経の実火を瀉す（柴胡を加えれば、少陽胆経の熱も瀉す）。

黄芩、山梔子は肺を清し三焦の実火を瀉し、湿熱を尿に出す。

沢瀉は腎経の湿邪を瀉し、膀胱より尿に出す。

木通、車前子は小腸、膀胱の湿を瀉す。

これらの薬味は総て苦寒で肝火を瀉し、湿熱を排出する剤なので肝を傷る恐れがある。そこで地黄、当帰を加えることによって

養肝補血する。肝は蔵血の臓であるから補血することは補肝につながる。また甘草を用いて中を緩め、脾胃の損傷を防ぐ。本方は瀉肝の剤に補肝の剤を配し、攻邪しつつ同時に扶正をはかる配慮がなされている。

　臨床応用

　膀胱、尿道、子宮膣部等の下焦の実火（実証の炎症性疾患）に用いる。即ち急性、悪急性尿道炎、膀胱炎、バルトリン腺炎、（熱性）帯下、陰部掻痒、子宮内膜炎、膣炎、下疳、鼠径リンパ節炎、精巣炎、陰部湿疹、トリコモナス症、カンジダ症等。

　附、**一貫堂　竜胆瀉肝湯**

　組　成

　当帰、川芎、芍薬、地黄、黄連、黄芩、黄柏、梔子、連翹、甘草、薄荷葉、竜胆、沢瀉、木通、車前子、防風。

　方　義

　万病回春の竜胆瀉肝湯と外科正宗の竜胆瀉肝湯を合方したものから大黄を去り、川芎、芍薬、黄柏、防風、薄荷を加えたものである。処方構成は

黄連解毒湯	清熱解毒 ┐	温清飲
四物湯	柔肝養血 ┘	
竜胆、連翹、薄荷	清熱瀉火	
防風、甘草	止瀉止血、諸薬調和	
沢瀉、木通、車前子	泄熱利水。	

　即ち、本方は一貫堂の荊芥連翹湯の柴胡が竜胆に代り、桔梗、荊芥、白芷、枳殻等の治風剤を去り代りに木通、車前子の瀉火利水の剤を加えた処方構成になっている。一貫堂では本方は解毒証体質者の下焦の疾患を主治する基本方剤として用いられている。

　肝経の湿熱が本方証の特徴であるが、腹証上は両腹直筋の外側に沿って特有の緊張と過敏帯をみとめ、そこに充血や実証の状態が現われる。

一貫堂の柴胡清肝湯、荊芥連翹湯、及び竜胆瀉肝湯、三方の特徴を一言に要約すれば「荊芥連翹湯は表に発し、柴胡清肝湯は中に和し、竜胆瀉肝湯は下に利す」（中島随象）とある。

※参考文献

　一貫堂の柴胡清肝湯、荊芥連翹湯、及び竜胆瀉肝湯については

①矢数格『漢方一貫堂』医道の日本社

②松本克彦『漢方一貫堂の世界』自然社

③矢数道明『漢方処方解説』創元社

以上の3冊より引用した。

清上防風湯（漢方常用処方解説１０２頁参照）

　組　成

　荊芥、連翹、防風、薄荷、黄連、黄芩、山梔子、川芎、桔梗、白芷、枳殻、甘草。

　前出『万病回春』の耳病、鼻病の両荊芥連翹湯を合方したものから、当帰、芍薬、柴胡、地黄、即ち中焦下焦に働く薬味を去り、黄連を加味したものに等しい。

　病　態

　適応する病態は、上焦の風熱による皮疹、或は表熱による頭痛である。臨床的には顔面や頭部の化膿性皮疹によく用いられる。

　舌証は風熱を反映して舌質紅、或は舌尖に紅点あり、舌苔は白から時にやや黄色味を帯びやや乾燥。

　脈は浮数（表熱証を表す）。

　方　義

　黄連と黄芩は共に清熱燥湿の作用がある。黄連は心熱を清して湿熱の鬱滞を除き、黄芩は肺と大腸の熱を清す。二薬を合わせれば、清熱燥湿の働きが強化され、さらに連翹、防風等の辛涼解表剤を加えれば、湿熱だけでなく風証を治す作用が加わる。上焦の風熱を清すと共に上半身に発表する。

　梔子は三焦の火を瀉し、膀胱より排泄する。

桔梗、白芷、川芎は排膿消腫と同時に薬効を上に引き上げる引経薬である。白芷は陽明の引経薬である。

枳殻は破気消積の作用を有し、清熱薬と共に用いれば皮膚化膿症の排膿を促進する。

甘草は消炎作用と共に諸薬を調和する。

芍薬（赤）は消炎、抗菌、鎮痛、駆瘀血（鬱血の除去）に働く。

大棗、生姜は消化吸収を促進する。

臨床応用

特に体表部、顔面、頭部の化膿性炎症によく用いられる。

桔梗湯（漢方常用処方解説94頁参照）

組　成

桔梗、甘草（生用）。

方　義

少陰の咽痛を治す。少陰病で邪熱が少陰経脈を伝って咽喉に上攻したものである。

桔梗は肺熱を瀉す。消炎、排膿、鎮咳作用を有し、咽痛に効果があり、気管の分泌を促進する。

甘草（生）は消炎、解毒と共に桔梗の刺激性を緩和している。（生甘草は少陰の伏火を消す）

以上より本方は肺熱（上気道の炎症）に対する基本処方である。

症　状

脈は熱証なので数。

舌証は肺熱を反映して舌質淡紅〜紅。特に舌先端部に紅点があり、舌苔は微黄〜黄でやや乾燥している。

臨床応用

消炎、鎮痛、鎮咳、袪痰、排膿などの効果を有し、特に咽痛やそれに伴う咳嗽、喀痰に用いられるが、単独で用いられることは少なく、他の処方に加味して用いられることが多い。肺熱が強い時には甘草を去り石膏を加えて桔梗石膏として用いられることもあ

る。

排膿散及湯 （漢方常用処方解説９８頁参照）

組　成

桔梗、甘草、枳実、芍薬（赤）、大棗、生姜。

方　義

桔梗湯に生姜と大棗を加えた排膿湯（金匱）に更に桔梗、枳実、芍薬の排膿散（金匱）を合方とし、それを煎剤にしたものである。

芍薬（赤）は抗菌、消炎、駆瘀血、鎮痛。枳実は破気消積、硬結を治し排膿を促進する。

消風散 （漢方常用処方解説１０６頁参照）

組　成

荊芥、防風、牛蒡子、蝉退、蒼朮、木通、苦参、石膏、知母、当帰、地黄、胡麻、甘草。

病　態

風湿熱による皮疹に対して最も繁用される方剤である。風には外風と内風とがあり、どちらも皮膚病変を起しうる。皮膚に於いては風証は単純な掻痒や紅斑など表在性の病変があり、拡散性と遊走性が特徴である。治療には通常祛風平熄薬を用いる。

湿とは水飲停滞で飲食の不節制（脾虚）や発汗不足（肺虚）、排尿不足等で起る。皮膚に於ては滲出傾向、水疱形成、ビラン等を起こす。用いられる薬剤は利水燥湿剤である。

熱は外感熱邪、或は内熱（実熱或は陰虚熱）で生じ、皮膚症状としては発赤、熱感などの炎症傾向を呈する。用薬は清熱解毒剤（陰虚の時は滋陰清熱剤）である。

消風散はこれら風湿熱証が皮膚に在って発赤、滲出傾向と強い掻痒があり、時には皮膚病変が慢性化して血虚（皮膚の萎縮乾燥）を伴うような場合に対応する方剤である。

方　義

防風、荊芥、蝉退、牛蒡子　　　　祛風

石膏、知母、苦参、乾地黄、甘草　　清熱

蒼朮、木通　　　　　　　　　　　利湿

当帰、胡麻　　　　　　　　　　　補血潤燥

　以上よりみて、本方は祛風と清熱に重点が置かれ、利水燥湿の働きはやや弱いことがわかる。即ち発赤と掻痒が強く、暑気や熱で悪化する傾向のある皮膚病変に効奏し、滲出傾向の非常に強いものや水疱形成の著しいものに対してはもう少し利湿剤を加えないと本方単独では効果が弱いことがある。

　臨床応用

　蕁麻疹、小児ストロフルス、蕁麻疹様苔癬、固定蕁麻疹、湿疹、アトピー性皮膚炎、皮膚掻痒症等で掻痒と発赤の強いものに用いる。

十味敗毒湯（漢方常用処方解説１０４頁参照）

　組　成

　荊芥、防風、独活、川芎、柴胡、桔梗、樸樕（桜皮）、茯苓、甘草、生姜。

　原　方

　『万病回春』巻之八癰疽

　「荊防敗毒散

　癰疽、疔腫、乳背ニ癰等ヲ発スルノ症、寒ヲ憎ミ壮熱シ、甚シキ者ハ頭痛拘急シ状傷寒ニ似ルヲ治ス。一二日ヨリ四五日ニ至ル者ハ、一二剤ニテ其ノ毒ヲ散ズ、軽キ者ハ自ラ消散ス。防風、荊芥、羌活、独活、柴胡、前胡、薄荷、連翹、桔梗、枳殻、川芎、茯苓、金銀花、甘草」とあるものより、羌活、薄荷、連翹、金銀花、枳殻、前胡を去り、代りに樸樕（又は桜皮）を加えた処方である。本方もまた皮膚の風湿熱証に対する方剤である。

　方　義

　防風、荊芥、独活　　辛温解表、祛風

柴胡	辛涼解表
桔梗、川芎、樸樕	排膿
甘草、生姜	補脾、諸薬調和

以上から見ると清熱、解毒の剤が乏しい。従って本方は化膿傾向を持つ皮膚の炎症の初期、或は軽度のものに適応する。

臨床応用

皮膚化膿症、歯齦炎、湿疹、蕁麻疹、皮膚炎等風湿熱証を呈するもの。

治頭瘡一方 （漢方常用処方解説１０８頁参照）

組　成

連翹、蒼朮、川芎、防風、忍冬、荊芥、紅花、大黄、甘草（生）

方　義

荊芥、防風	袪風薬、止痒、解熱作用
連翹、忍冬（金銀花）、生甘草	消炎、解毒
蒼朮	利水、燥湿（止痒）
川芎、紅花	活血（川芎は上方への引経薬）
大黄	清熱、抗菌、瀉下

本方もまた風湿熱の皮疹を治す方剤であるが、全体としては、消炎、止痒、化膿抑制、抗菌、解熱の働きを有す。

臨床応用

湿疹、皮膚炎、ビラン、化膿症、アトピー性皮膚炎などで風湿熱に由るものに効奏する。顔面や頭部に皮疹があるものがよい。

熱症の皮疹に対する方剤の特徴

方　剤　名	病　態	特　　徴	備　考
清上防風湯	上焦風熱	顔面、頭部の化膿性皮疹	ニキビ、吹出物など
桔梗湯 排膿散及湯	肺　熱	化膿傾向のもの	扁桃炎、その他の化膿性疾患
消　風　散	風湿熱	全身どこでも発赤掻痒が著しいもの	最もバランスのとれた処方
十味敗毒湯	風湿熱	化膿傾向あるものの初期	清熱作用は弱い
治頭瘡一方	上焦風湿熱	痂皮形成傾向の強いもの	主に頭部、顔面

３） 清熱利湿剤

清熱利湿剤は湿と熱の両方を同時に清除する剤である。湿熱両盛の証候は、湿邪が内在しているのに熱邪が侵入して来て、裏熱が湿邪に閉じ込められる時、或は陽明の裏熱が津液を損傷せず却て熱と湿が結合する時、或は湿熱が下注する時などに見られ、症状は湿温、黄疸、熱淋、血淋などである。

茵陳蒿湯（漢方常用処方解説１１４頁参照）
　組　成
茵蔯蒿、山梔子、大黄。
　病　態
陽明腑証では通常裏熱が旺盛であり、発熱、発汗、多尿などの症状が見られる。その結果熱と津液は外に発散される。これは「熱越、黄ヲ発ス能ワザル」状態である。この時は裏熱と発汗、多尿により津液は損傷され、燥屎、便秘となり「胃家実」の状態となる。もし発汗が頭部だけで、頸から下は発汗しなかったり、尿不利であると、津液が熱と共に体外に発散される代りに、体内で熱と湿が結合して中焦に在り、肝胆を薫蒸するので肝の胆汁排泄作用（疏泄作用）が傷害され、黄疸を発する。

この他、湿熱が体内に停滞する結果、口渇、多飲、腹満、心中懊憹といった症状が現われる。即ち「瘀熱裏ニ在リ」という病態である。

　方　義
君薬は茵蔯である。苦泄下降、湿熱を清利し利胆退黄の専薬である。茵蔯と梔子を配合すると湿熱の邪を小便より排泄させ、茵蔯を大黄と配合すると湿熱の邪を大便より排泄する。

臣薬の梔子は三焦の火邪を膀胱に導き小便より排泄するので、『薬性本草』に「梔子ハ能ク五種ノ黄病ヲ解ス」とある。

佐薬の大黄は苦寒の瀉下剤で、湿熱を瀉し腑気を通じさせる。大黄で以て陽明胃実の証を調える。本方は湿熱を排泄することを

主たる目的とするので、芒硝の如き峻下剤を用いず、また枳実、厚朴の如き理気剤も必要としない。

　本方は利尿清熱が主である。従って『傷寒論』の条文の後文に「小便当ニ利シ尿皂莢汁ノ状ノ如ク色正赤、一宿ニシテ腹減ジ、黄小便ヨリ去ルベシ」とある。大黄は「腹減ジ」に作用するだけであるか否かには、諸説がある。実験的には茵蔯蒿湯の消黄作用に大黄は大きく寄与しており、茵蔯梔子のみの方剤に比較して大黄を一味加えると、退黄作用が著しく強化され、黄疸消失までの時間が著明に減少したという中国よりの報告がある。

　また本方の処方構成と黄疸の関係に関して老中医関幼波（北京中医学院）は、「黄疸は血分が病を受けるものである。従って黄疸を治すには必ず先ず血分を治すことから着手することを要す」と述べている。本方の茵蔯、梔子、大黄の三薬はいずれもよく血分に入り、血分の湿熱を除去する働きを持っているので瘀熱互結による黄疸をよく治し得る、とする説もある。

　症　状
　舌質紅（熱証）、舌苔は黄膩（湿熱）。
　脈滑数（熱盛）或は弦滑数（弦は湿痰）。

補遺）**黄疸の種類と方剤**　黄疸には陽黄と陰黄がある。
　陽　黄
①陽明腑証。裏熱が湿邪と結合して発散されず発黄：茵蔯蒿湯。
　　症状は発熱、尿不利、便秘、口渇、腹満、心中懊憹。
②太陽陽明の裏証で裏実がなくて（経病）発黄：梔子柏皮湯。
　　湿熱が心胸に停滞（症状は尿が黄色く、心胸部の煩悶）（虚煩）。
③表邪が解さず太陽の裏の肌肉に侵入、湿と結合して発黄：麻黄連軺赤小豆湯。
　　症状は脈浮、発熱、悪寒等の表証を伴っている。
　陰　黄

発黄し、四肢が冷え、腰から上に汗があり、脈は沈細遅：茵蔯四逆湯。

処方は茵蔯2両、炮姜 1.5両、炮附子1個、炙甘草1両、4分服（景岳全書或は玉機微義）

茵陳五苓散（漢方常用処方解説116頁参照）

組　成

茵蔯蒿、茯苓、白朮、猪苓、沢瀉、桂枝。

即ち、五苓散加茵蔯である。

方　義

通陽利水の五苓散に清熱化湿の茵蔯蒿を加え、脾胃湿熱を治す上での代表方剤となす。舌質紅、舌苔微黄膩。脈は滑。

猪苓湯（漢方常用処方解説120頁参照）

組　成

猪苓、茯苓、沢瀉、滑石、阿膠。

病　態

本方の証は、傷寒の邪が陽明或は少陰経に伝入して熱と化し、それが水と結合して水液代謝を阻害し、小便不利となり、更に熱は陰を傷り、心煩や不眠などの症候を呈するものである。

『傷寒論』陽明病篇「脈浮、発熱、渇シテ水ヲ飲マント欲シ、小便不利ノ者」の条文について、劉渡舟氏は次のような二通りの解釈を試ている。即ち

① 誤治により熱邪が下焦（腎と膀胱）に伝入し、熱邪と下焦の水とが結合して水分代謝を障害する結果、尿不利という症状が起る。熱は陽邪であるから、外に騰出しようとして浮脈を現わす。水熱互結すれば腎陰が傷られ、津液は上らないので、渇して水飲を欲すという状態になる。

② 白虎加人参湯証と若干相通ずる病態がある。白虎湯証では本来発熱と脈浮滑、引飲口渇の症状がある。もし口渇多飲し、多量

に発汗すれば白虎加人参湯の証である。この場合下焦に蓄水することはない。ところが、発汗しないと水は出口を塞がれ、必然的に下焦に停滞して蓄水証となり、必然的に陽明経証の旺盛な熱と結合するので、下焦に於て水熱互結と陰虚陽亢の証を生じ、発熱脈浮小便不利という猪苓湯証となる。

少陰病篇の「下利、欬シテ嘔シ、渇シ、心煩、眠ルヲ得ザル者」の条文については、これが若し下痢して不渇であればこれは裏虚寒証であることを示す。ところが本条は「下利シテ渇ス」であるから実熱であることを示す。熱のため陰虚陽亢すれば即ち心煩不眠を生ずる。熱と下焦の水が結合すれば尿不利となり、その水は出口を失い肺に溢れて欬嗽を生じ、胃に昇って嘔を生じ、大腸に滲出すれば下痢を生じる。

下焦蓄水を生じるのは、本方証の他、五苓散証、真武湯証がある。太陽膀胱経脈の経気が不足して、下焦の水を十分気化（代謝）できない時は五苓散証で、太陽経脈の気を補うのに桂枝を用いる。腎陽虚があり、下焦の虚寒があって下焦の水を温め巡らせられない時には水飲が溢れる。即ち真武湯証では附子を用い陽を補う。下焦に実熱と水が結び腎陰を傷り、尿不利となるのが猪苓湯証で、滑石、阿膠で清熱滋陰をはかる。水熱互結、傷陰があるので、本方証では熱淋、血尿等の実熱性の膀胱刺激症状を現わす。本方が膀胱刺激症状を伴う急性膀胱炎、尿路結石等の尿路の炎症性疾患に応用される所以である。

　方　義

　猪苓、茯苓、沢瀉の３品は利水剤である。水飲内蓄すれば、その水は水道たる三焦に溢れるので、それぞれ上、中、下焦の水湿を社る３品を揃えて用いる。

　滑石は清熱、瀉火、行水。足太陽経（膀胱）の本薬で引経薬でもある。

　阿膠は滋腎、補陰、和血、潤燥で傷陰を防いでいる。

　臨床応用

湿熱の症候を有する膀胱炎、尿道炎、腎盂炎等の尿路系炎症、尿路結石、腎炎、及び急性胃腸炎（下痢、嘔吐）等に用いられる。

五、淋 散 （漢方常用処方解説１１８頁参照）

組　成

茯苓、黄芩、山梔子、沢瀉、車前子、滑石、木通、当帰、地黄（乾）、芍薬（赤）、甘草（生）。

病　態

本方は熱淋に対する常用処方である。元来腎気不足気味の人が、辛熱或は味の濃厚な食品を偏食したり、酒などの刺激物を多用したため、湿熱が醸成され、それが下焦に流注して膀胱に停留する結果、淋瀝して、小便不利、尿意頻迫、排尿痛、血尿、或は尿閉等の所謂膀胱刺激症状を呈するものである。

本方は清熱、利水の剤に和血、滋陰の生薬を加味して、消炎尿利と共に腎気を補い傷陰を予防している。

方　義

山梔子、黄芩、木通、滑石、甘草は湿熱を清す。

茯苓、車前子、沢瀉は利水。

乾地黄、当帰、赤芍薬は虚熱を清すと共に、滋陰、補血、和血、鎮痛の働きをなす。

膀胱に停溜した湿熱を腎気を補いながら尿道より排出してやると、諸症は自然に寛解する。

臨床応用

膀胱炎、尿道炎、腎盂炎等、尿路局所の炎症と排尿障害のあるもの。本方は腎気不足して熱淋であるから、やや虚証或いは多少慢性化傾向のものに用いられる。

猪苓湯証は下焦水熱互結と傷陰があり、実熱証、急性で症状もより激烈である。

竜胆瀉肝湯証は肝胆火旺に湿熱を伴うもの。肝経に沿って湿熱が下注し、下焦湿熱の証候を現わすが、同時に肝胆火旺のため実

熱が上行して、脇痛、口苦、心中煩熱、眼の充血、のぼせ、頭痛等の症状を伴うことが多い。

乙字湯（漢方常用処方解説１１０頁参照）

組　成

柴胡、升麻、黄芩、当帰、大黄、甘草。

原方では当帰がなく大棗、生姜が入る。上記の処方にしたのは浅田宗伯である。

臨床的応用の要領を知る為、原典をもう少し詳しく引用する。

原　典

原南陽『叢桂亭医事小言』巻之七、蔵方

乙字湯

「痔疾、脱肛痛楚、或ハ下血腸（腸）風、或ハ前陰痒痛スル者ヲ理スル方

柴胡・黄芩各七分、升麻・大黄各四分、甘草五分、大棗四分、生姜二分

右七味、水一合半ヲ以テ煮テ一合ヲ取リ分服ス。外台吾茎葉ノ煎汁、又煙草煎、之ヲ洗ウモ亦得。又井華水、頻リニ灌グモ亦良シ。諸瘡疹、洗伝之薬ヲ禁ズ。下部ノ瘡疥最モ之ヲ忌ム。誤リテ枯薬洗伝シ、頓ニ愈テ後上逆鬱冒シテ気癪ノ如ク、繊憂細慮、或ハ心気不定ノ如キ者、并ニ之ヲ主ル。而シテ長強ニ灸ス。腸風下血、久服シテ効無キ者ハ理中湯ニ宜シ」

同、巻之三、痔、下血の項に

「元来腹ノムツカシキ人ハ痔ニサソワレテ両脇へ引鈎レ或ハ夜間眠リニククナドニ至ルハ大柴胡湯ニスベシ。又肛辺ニ瘡ヲ生ジ痒キコト忍ブベカラズ、或ハ黄汗ヲ流シナドスルコト有リ。是レニハ蒸薬ハ悪キコト有リ。見計イ肝要ナリ。又枯薬ヲ塗リ、一時ニ癒愈ユルヤサキニ眼目痛赤スルモ有リ、耳聾スルモ有リ、又口中ニ瘡ヲ発スルモ有リ、又気ヲ閉ジ、終日黙然トシテ楽シマズ、細慮繊思気癪スル如シ、是レ故ニ蒸薬ハ其ノ瘡ノ姿次第ニテ行ウ

— 106 —

ベシ。コトゴトク乙字湯之ヲ主ル。」

　「膿血ヲ雑丁スルニハ大黄牡丹湯ヲ用ユルコトハ実症ノ人ニカ
ギルベシ。旧キ下血ニテ乙字湯ヲ用イテ験無ク脈浮大ニテ無力ト
見タラバ、一ニモ二ニモ無ク益気湯ニスベシ。」

　「又、女人陰所甚ダ痒ク之ヲ掻ク事火ノ如キモノ痔ニ属ス。濁
浪湯ニテ洗イ、乙字湯ヲ服シ腰ニ艾灸スベシ」

　浅田宗伯『勿誤薬室方函口訣』

　乙字湯

「痔疾脱肛ノ痛楚スル、或ハ下血腸風、或ハ前陰痒痛スル者ヲ理
ス。諸瘡疥、誤ツテ枯薬ニテ洗傳シ、頓ニ愈ユ。後、上逆鬱冒、
気癖ノ如ク、纖憂細慮、或ハ心気不定ノ如キ者、並ビニ之ヲ主ル。

　柴胡七分、大黄四分、升麻四分、黄芩七分、甘草三分、当帰

　右六味、本大棗アリ、今代ウルニ当帰ヲ以テス。更ニ効アリ。
此ノ方ハ原南陽ノ経験ニテ、諸痔疾、脱肛、痛楚甚ダシク、或ハ
前陰痒痛、心気不定ノ者ヲ治ス。南陽ハ柴胡、升麻ヲ升提ノ意ニ
用イタレドモ、ヤハリ湿熱清解ノ功ニ取ルガヨシ。其ノ内、升麻
ハ古ヨリ犀角ノ代用ニシテ止血ノ効アリ。此ノ方ハ甘草ヲ多量ニ
セザレバ効ナシ」

　乙字湯の証

　適応する病態は、肛門挙筋、直腸縦走筋などの緊張低下による
直腸や痔核の脱肛と、肛門括約筋の痙攣による鬱血、浮腫、さら
に充血が加わったものである。浅田宗伯の乙字湯は緩急の大棗を
除き、活血の当帰を加えたことにより、鎮痙の効果が弱まった代
り、鬱血を除く作用が強められ、痔核に対しては、より効果的に
なっている。

４）臓腑清熱剤

　熱邪が持定の臓腑に偏在して熱症を呈する時は、その臓腑に生
じた症候に応じて、適切な方剤を選択して投与する必要がある。
例えば黄連解毒湯は心火を瀉し、竜胆瀉肝湯は肝火を瀉す。猪苓

湯及び五淋散は膀胱の熱を瀉す方剤である。しかしこれらは別の項で己に述べたのでここでは省略する。

清肺湯及び辛夷清肺湯は肺火を清す方剤である。

清肺湯 （漢方常用処方解説96頁参照）

組　成

黄芩、山梔子、桑白皮、桔梗、竹筎、貝母、杏仁、麦門冬、天門冬、五味子、当帰、陳皮、茯苓、大棗、生姜、甘草。

病　態

外感の邪（温邪、燥邪、寒邪など）は肺に入ると熱と化し肺熱を生じる。即ち、気管、気管支、肺胞に炎症を生じた状態である。肺に熱があれば、肺は正常な宣発粛降の作用を失って咳嗽喘急する。肺は非常に柔く、繊細な臓で常に湿潤を好む。肺に熱が蘊蓄すると、容易に肺陰は損傷され、津液枯燥と陰虚内熱の症候を生じる。

津液が枯渇すると、咽喉の乾燥や疼痛、嗄声、粘痰や痰喀出困難、大逆上気等の症状が起り、陰虚火旺の病態では潮熱、盗汗、四肢煩躁、舌質紅、脈細数等の症候が出現する。

本方証は肺熱が持続した結果、肺陰が傷害され、津液失濡と虚熱内生の病態を生じたものである。

方　義

本治は清熱滋陰。標治は祛痰止咳である。

清熱には黄芩、山梔子、竹筎。

滋陰の剤としては、麦門冬、天門冬、五味子で肺陰を滋補する。

肺を長く患うと腎も損傷する。麦門冬は肺脾を滋潤し、天門冬は肺腎の陰を滋補する。

祛痰には貝母、桑白皮を当てる。

これらが主たる働きをする薬味で、当帰は補血、茯苓は利尿と安心。陳皮、生姜、大棗で脾胃を補い、二次的に生じた消化機能の減退や蠕動異常を調整する。甘草は諸薬を調和し、各生薬の働

きを助ける。

　本方には旺盛な陰虚内熱を清退させる玄参、知母、百合、及び
腎陰を滋し且つ肺の納気作用を保持させる地黄、傷陰を回復させ
る阿膠等は配剤されていない。従って本方証では、肺の熱毒の影
響がまだ残存し、続発する肺陰虚は比較的初期でまだそれ程重篤
ではない状態にあると考えられる。

　症　状

　微熱を伴い喀出しにくい粘痰、痰を出すと楽になる咳。

　舌質は紅でやや乾燥、薄い黄舌苔をみとめる。

　脈は細数である。

　適応する疾患は、これらの病態並びに症候に合致する呼吸器疾
患で、やや経過の長びいた外感性の気管支炎、肺炎、或いは気管
支拡張症などである。

辛夷清肺湯 （漢方常用処方解説１００頁参照）

　組　成

　黄芩、知母、枇杷葉、百合、麦門冬、山梔子、石膏、辛夷、升
麻。

　病　態

　本方も清肺湯と同じように、肺熱蘊蓄の結果、肺陰が損傷され、
陰虚内熱の症候を生じたものであるが、さらに陰虚内熱の結果、
虚火上炎して咽喉燥痛や鼻閉、粘痰、口渇、頭痛等のいわゆる鼻
淵の症候を呈したものである。ただ本方証では完全な肺陰虚では
なく、肺実熱もかなり残存し、実熱と虚熱が錯雑している状態で
ある。

　また肺熱内蘊する時は、当然その子臓である腎、及び母臓であ
る脾胃にも影響が及ぶことを考慮しなくてはならない。

　方　義

　本治は清肺滋陰、標治は止咳通竅である。

　黄芩は肺熱を清す主薬である。

知母は陰虚を治し、燥熱を除く働きがあり、清熱と共に滋陰、上焦に於ては潤肺、中焦に於ては胃熱を清し胃燥を潤し、下焦に於ては腎陰を補って虚熱を清す。従って知母と黄芩の二薬を配合すると相須の関係となり、肺の実熱、虚熱両方を清し、肺熱による咳嗽を止める効果を現わす。

　山梔子は心肺胃の熱を清し、三焦の湿熱を清泄する。山梔子と黄芩も相須の関係で、湿熱を除く働きが強化される。

　石膏は清熱瀉火、気分にある実熱を清解し、肺熱の咳嗽に用いられるが、知母と石膏を配合すると、清熱瀉火と共に、胃燥を潤す働きを現わすので、温病気分証の旺盛な実熱によって生じた煩渇引飲などの症候を治す（例、白虎湯証）。

　枇杷葉は泄熱作用と降逆作用に秀れているので、肺熱上逆して生じる咳嗽をよく止める。

　百合は養陰、清肺、潤燥の要薬で、肺燥によって生じる咳嗽を止める。

　麦門冬も同じく肺を滋潤し、胃気を補益して煩躁を除く。百合と麦門冬を配合すれば、相須の関係となり、肺陰が消耗して生じた燥熱による咳嗽をよく止める。

　辛夷は表散風寒、温肺通竅、肺中の風邪を散じ鼻竅を通じさせる効がある。

　升麻は疏散風熱、升陽、よく陽明の胃火を清し、咽喉の腫脹、口内の瘡瘍をよく治す。帰経は肺、脾、大腸、胃で鼻閉は経絡的には手陽明大腸経の症状である。

　このような処方の配剤を見渡すと、本方は決して蓄膿症の専薬ではなく、肺熱傷陰と肺火上行が共に起っている病態を治すのに非常に秀れた方剤であることがわかる。

立効散（漢方常用処方解説１１２頁参照）
組　成
細辛、升麻、防風、竜胆、甘草。

－110－

方　義

細辛は祛風、止痛、散寒作用がある。特に鎮痛作用が強く臨床的には頭痛、眼痛、歯痛に用いられ、本方の主薬である。

防風も祛風、止痛作用があり、歯痛、偏頭痛などの治療に川芎、白芷、細辛、羌活等と併せて用いられる。細辛と防風は共に辛温解表剤である。

升麻は辛涼解表剤で、清熱解毒の作用と共に、止痛の効能を有している。升麻はまた一般に脾胃の陽気を昇提すると考えられているが、帰経は肺、脾、大腸、胃である。経脈の流注から見ると、上歯齦は足陽明胃経に属し、下歯齦は手陽明大腸経に属している。従って升麻は本方に於いては止痛剤として働くと共に、上下歯齦への引経薬として働いていると考えられる。

竜胆は性味は苦寒。一般に清肝瀉火の剤とされているが、清熱止痛の作用があるので、本方に於いては細辛、防風と共に鎮痛剤として用いられている。

甘草は本方では炙甘草を用いるので、消炎作用よりも健胃補脾と諸薬の調和を目標としていると考えられる。

全体としては、寒熱中立の解表鎮痛剤となり、さらに薬効が上下歯齦に導かれるようになっている。

加　減

『衆方規矩』には「如シ多ク熱飲ヲ悪ムニハ（表熱証）、更ニ竜胆一匁ヲ加ウ。此レ法ニ定マリナシ。寒熱ノ多少ニ随イテ時ニ臨ンデ加減ス。若シ更ニ風ヲ悪ンデ（表寒証）痛ミヲナスニハ、草豆蔻（辛温、温胃、散寒、止痛、ｅｔｃ）、黄連ヲ加エテ竜胆ヲ去ル」と、病人の寒熱に応じて加減を行うよう指示している。

5）清虚熱剤

『素問』生気通天論篇第三に「陰平ラナレバ陽秘シ、精神乃チ治ス」とあるように、人の陰陽は相互協調及び相互に制約し合って平衡を保持して正常な生理活動を維持している。

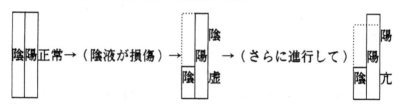

裏熱が長く続いた後では、陰液（血や津液）が損傷される。熱病の後期や、あるいは他の理由で血や津液が欠虚した状態に陥ると、陽気は陰気からの制約を失って陽亢（病的な機能亢進状態）という病態が出現する。陰虚は陽亢を惹き起こし、陽亢は更に陰液の欠損を招き、病態は益々進行して脱津と虚熱（陰虚火旺）が生じる。

陰虚火旺があると臨床的には微熱、盗汗、消耗、めまい、顔面の紅潮、五心煩熱、口渇、イライラ、不眠等を生じる。舌質は紅で舌苔は乏しく、脈は細数となる。

陰虚火旺の病態に対しては、滋陰と清熱とを同時に治す方剤が用いられる。

三物黄芩湯（漢方常用処方解説122頁参照）

組　成

黄芩、苦参、乾地黄。

病　態

「備急千金要方」巻三、婦人方中、中風第三には「婦人辱ニ在リテ風ヲ得ルヲ治ス。蓋シ四肢煩熱ニ苦シムハ皆自ラ発露シテ為ス所ナリ。若シ頭痛メバ小柴胡湯ヲ与エ、頭痛マズ但ダ煩スレバ

三物黄芩湯ヲ与ウ」とあって、後に小柴胡湯方、並びに三物黄芩
湯方を列記している。

　金匱の「婦人草蓐ニ在リテ自ラ発露シテ風ヲ得」とは出産の床
に在って、布団や衣服を脱いだり、不節制をして風邪を引くこと
である。（徐彬）

　産後は血虚に陥っている。その状態で風寒の邪に侵されると、
血を蔵す肝、水蔵たる腎の陰は容易に損傷されて肝腎陰虚に陥り、
陰虚は陽亢を誘い、虚火内動して陰虚火旺の病態を生ずる。産後
風寒の邪が虚に乗じて体内に侵入して陰虚火旺を生じ、四肢煩熱
に苦しむ者が三物黄芩湯の本来の証であるが、後世本方の臨床応
用は発展して、産後に限定されず、広く陰虚火旺に対する基本処
方とされるに至った。

　金匱の条文にある「頭痛ム者ハ小柴胡湯ヲ与ウ」とは、出産後
気血が虚したのに乗じて外邪が直接血室（子宮と考えられている）
に侵入（熱入血室）して、熱邪と血とが結合した特殊な病態を表
現している。血室は蔵血の肝と密接な関係があり、熱入血室は多
くの場合、少陽病に属すと考えられる。頭痛は少陽胆経の症状で
あり、「頭痛ム者ハ小柴胡湯」とあるのは病邪が少陽胆経に在る
ことを示すものである。

　従って産蓐期、産婦が外邪を受け、熱入血室して熱と血が結合
して少陽病の症状を呈する者は小柴胡湯で治し、肝腎陰虚があっ
て陰虚火旺し、四肢煩熱する者は三物黄芩湯で治すことを指示し
ている。

　方　義

　乾地黄は補陰滋腎と共に清熱の作用を有す。

　苦参は補陰、瀉火に加えて生津作用を有す。乾地と苦参と共に
用いると、滋陰清熱の効果が一層高まる。

　黄芩は清熱涼血する。一方、陰を養い陽を退る働きがある（本
草備要）ので、滋陰清熱という本方の目的によく適合している。

清心蓮子飲 （漢方常用処方解説１２４頁参照）

組　成

蓮肉、黄芩、麦門冬、地骨皮、茯苓、車前子、人参、黄耆、甘草。

病　態

心は上焦に在って火に属する。腎は下焦に在って水の蔵である。心中の陽は下降して腎陽を温め養い、一方腎中の陰は上昇して心陰を函養している。正常な状態では心火（心陽）と腎水（腎陰）は互いに昇降往来して助け合い、生理動態の平衡を保っている。これを心腎相交とか水火相済（水火相助く）と呼んでいる。ところが心火が盛んになり過ぎたり（心火旺）、腎陰が不足（腎陰虚）したりすると、心火と腎水の平衡が失なわれ、互いに助け合うことができなくなる。この病的状態を心腎不交と呼んでいる。

心腎不交の主な病態は即ち陰虚火旺で、症状としては煩悶、心煩、不眠、多夢、不安、動悸、健忘等の心火旺の症状と、耳鳴、腰痛、下肢脱力、遺精、潮熱、五心煩熱等の腎陰虚の症状とが共存する。

心腎不交の病態は、①憂思過度、過労等により脾が虚して心を労し、心血虚（心脾血虚）を生じて心の虚火が上炎する場合と、②酒色過度、不節制、ストレス過剰等によって腎陰を損耗して腎陰虚となり、心腎不交を生じる場合とが考えられる。

心腎不交に対する最も基本的方剤は、瀉火滋水、滋陰降火の作用を有す黄連阿膠湯である。

清心蓮子飲証は上盛下虚（即ち心腎不交）して、腎陰虚のため膀胱の気化作用（尿生成機能）が障害されて尿不利となると共に、陰虚火旺のため下焦に停滞した水分は湿熱となる。また心火が心と表裏の関係にある小腸にも移って、血尿、淋瀝などを生ずるものである。心火が肺を克す（相乗関係）ので、口渇も生じる。

もし心腎不交により、虚煩、不眠、多夢等の心火旺の症状が突出する時は天王補心丸（丹）を用いればよい。

— 114 —

憂思過度にして脾を傷り、心血虚を生じて不眠、不安を生ずる者は帰脾湯、肝血虚があって心肝火旺する結果、虚煩して眠るを得ざる者は酸棗仁湯で治す。

方　義

蓮肉は清心益腎の作用を有し、心火を清して心腎を交流させるので本方の君薬である。

黄芩は鎮静解熱、養陰退陽の働きを有す。

地骨皮は虚熱を清し、また肺熱を清す。

麦門冬は心肺の熱を冷ますと共に、生津滋陰する。

茯苓、車前子は湿熱を分利する。

人参、黄耆に甘草を加えて脾胃を補い、正気を益す。

以上により本方は心腎を交通させ、心熱を清し、気陰両補し、且つ湿熱を清して尿を利す。その結果、諸証は自然に寛解すると言うものである。

臨床応用

本方は心身虚弱な人が憂思過度、或いは酒色不節制等の結果、不眠、イライラ、動悸、口渇等の心火旺の症状と、腰痛、下肢脱力、四肢煩熱等の腎陰虚の症状に加えて、尿不利、残尿感、排尿痛等の淋症を呈する者を目標に用いる。従って虚弱体質者の膀胱炎や神経性頻尿症などに用いる機会が多いが、陰虚火旺の症候を確認して用いるべきで、陽虚や或いは寒冷によって生じた冷え症の膀胱刺戟症状に用いてはならない。

本方証では脈は陰虚証を反映して細数。舌は心火旺と腎陰虚のため舌質紅で特に舌尖端部が紅い。舌苔は薄く時に鏡面舌を呈すが、下焦の湿熱が強い時は、舌根部に厚い湿苔を見る。

6 温裏補陽剤

定 義

寒証には表寒証と裏寒証とがある。このうち表寒証に関しては、辛温解表剤の項で説明した。

裏寒証とは臓腑及びこれらに連絡する経絡の沈寒痼冷をいう。裏寒証を治療する方剤を温裏剤と称する。治法は八法中の温法を用いる。

裏寒証の原因は、二通りのことが考えられる。

第一の原因は、臓腑経絡の陽気が不足して熱が十分産生されず、寒が内より生ずる場合である。（内寒）

第二は強い寒冷の環境下で、寒邪が表だけでなく経絡を伝って裏に迄侵入する場合である。（外寒）

寒邪は陽気を損傷する。臨床的には、元来陽虚証の傾向のある者が寒冷刺戟によって益々陽虚裏寒が強まるといった例が多い。

裏寒証には、傷寒六経でいえば太陰病に相当する脾胃に陽虚或は寒邪の侵入があって寒証が生じた場合と、少陰病に相当する腎や肝にまで陽虚や寒邪の侵入があって、より深く広い範囲にまで寒証が及んでいる場合とがある。

中焦脾胃の寒証を治療する方剤を温中散寒剤といい、より広い範囲で陽気が虚し陰寒が内盛の時に用いる方剤を回陽救逆剤という。

１ ） 温中散寒剤

温中散寒剤は中焦脾胃の虚寒を治療する方剤で、傷寒六経では主に太陰病の治療薬に相当する。

脾胃に陽虚裏寒の証候がある時は、一般に心下痞塞感、食欲不振、嘔気、下痢等の消化不良症状に加え、手足の冷えと全身倦怠感がある。舌は淡白で柔く湿潤し、薄く湿った白苔におおわれ、口中に唾液が多い。脈は沈遅で微弱である。腹壁は軟弱で、心下

に軽い抵抗や圧痛をみることが多い。

人参湯（漢方常用処方解説１２８頁参照）

組　成

人参、白朮、乾姜、甘草。

病　態

本方は脾胃の陽気不足による虚寒証を治療する時の基本方剤である。脾陽が虚せば寒邪は内を傷る。脾陽が不足する時は脾は正常の運化（消化機能）を失調し、寒湿が凝聚する。従って脾陽虚があると、必ず太陰虚寒湿証を生ずる。この場合、治療はあくまでも先ず根本原因である陽虚を本治とし、次いで寒湿を逐うべきである。

『傷寒論』霍乱病篇の「熱多ク水ヲ飲マント欲スル者」とは元表証があり、熱邪入裏の証候であるから五苓散で通陽気化して尿を利し、表裏双解をはかる。しかし「寒多ク水ヲ用イザル者」とは「自利シテ渇セザルハ太陰ニ属ス」と同義で、寒湿の邪が脾に在ることを示しているから、人参湯で温中散寒する。

陰陽易差後労復病篇の「胸上寒在リ」も同様、脾胃虚寒の証であり、従って本方で温中散寒する。

『金匱要略』胸痺心痛短気病篇「胸痺、心中痞シ、留気結シテ胸ニ在リ。胸満シテ脇下ヨリ心ヲ逆槍スルハ…」胸痺は陰邪が胸に結聚して胸満するもので、その原因に虚実の二通りの場合がある。陰盛の邪実によるものは枳実薤白桂枝湯を用いて邪を祛去し、陽虚によって起った場合は人参湯を用いて扶正する。

方　義

心肺は膈上に在って陽に属す。肝腎は膈下に在って陰である。これら四臓は上下の臓であるが、脾は上下に応じて中洲に位置し五臓の中では独り孤立した存在である。脾は三焦に於ては中焦と称し、三焦の中心に在る。この脾、即ち中焦を調理する方剤である故に人参湯を別名理中湯と称する。

人参は甘温。脾の陽を補い、気を益す。

— 117 —

白朮は甘温。脾土の虚を培い、脾を温め、脾中の湿を燥す。

乾姜は辛熱。胃中の寒を散ず。

甘草は甘平。三焦の急を緩和する。

本方の君臣佐使に関しては二説ある。

第一の説は成無己や許宏、張秉成等の人参を君薬とする説である。

「経ニ曰ク＜脾ハ緩ヲ欲シ、急ニ甘ヲ食シテ之ヲ緩ム＞緩中益脾ハ必ズ甘ヲ以テ主ト為ス。是レヲ以テ人参ヲ君ト為ス。内経ニ曰ク＜脾ハ湿ヲ悪ム。甘ハ湿ニ勝ツ＞温中勝湿ハ必ズ甘ヲ以テ助ト為ス。是ヲ以テ白朮ヲ臣ト為ス。甘草ハ味甘平、内経ニ曰ク＜五味ノ入ル所、甘先ズ脾ニ入ル。脾不足スル者ハ甘ヲ以ヲ之ヲ補ウ＞補中助脾ハ必ズ先ズ甘剤ヲ以テス。是ヲ以テ甘草ハ佐ト為ス。乾姜味辛熱。温ヲ喜ビ寒ヲ悪ム者ハ胃ナリ、胃寒スレバ則チ中焦治ラズ。内経ニ曰ク＜寒湿ノ勝スル所、辛熱ヲ以テ平グ＞、散寒温胃ハ必ズ先ズ辛剤ヲ以テス。是ヲ以テ乾姜ヲ使ト為ス」（成無己『傷寒明理薬方論』）

「モシ以上ノ諸病、寒凝湿聚ニ系ルトイエドモ、皆脾陽ノ不足ニ因リ来ル。則チ陽衰ヲ本ト為シ、寒湿ヲ標ト為ス。是ヲ以テ方中但参、朮、甘ヲ用イテ大イニ脾元ヲ補イ、炮姜ノ温中ヲ加エ中ヲ守リ、走ラザレバ、以テ復タ其ノ陽和シ、自然ニ陽長ジ陰消エテ、正旺ンニシテ邪除クナリ」（張秉成『成方便読』）

これらの説に対して、李東垣、張路玉などは乾姜を君薬とすべしとする説を立てている。

「モシ腹中痛ミ、悪寒シテ脈弦ナル者ハ是レ木来リテ土ヲ克ス也。小建中湯之ヲ主ル。芍薬味酸、土中ニ木ヲ瀉スノ君タリ。モシ脈沈細ニシテ腹中痛ムハ、是レ水来リテ土ヲ侮ルナリ。理中湯ヲ以テ之ヲ主ル。乾姜ハ辛熱。土中ニ水ヲ瀉ス。以テ主ト為ス也」（李東垣『内外傷弁惑論』）

以上、人参を君薬とする説では、陽衰が本で寒湿は標と考え、人参の持つ補陽益気の効能を重視し、脾陽が回復すれば寒湿は自

—118—

ら去ると考える。

　乾姜こそ本方の君薬であるとする論者は、陽衰を本とするのには異論はないが、乾姜の温中散寒の効能を重視し、乾姜こそ脾胃の陽気を温補し、且つ裏寒を温散するので、一薬二用、標本兼治、本方の主薬たるべしと主張する。

　症　状
　脈沈細で遅。
　舌質淡白、舌苔白湿。
　腹部軟弱で心下痞。
　臨床応用
　①太陰病、脾胃虚寒。自利、不渇、嘔吐、腹痛、腹満、食不振。
　②霍乱（急性嘔吐下痢症）。
　③陽虚出血。
　④病後、脾虚して、唾や涎をよく出すもの。
　⑤中焦の虚寒による胸痺（狭心症、胸痛）、ｅｔｃ。

　桂枝人参湯（漢方常用処方解説１３０頁参照）
　組　成
　桂枝、人参、白朮、甘草、乾姜
　病　態
　裏寒に表熱が重って惹き起こされる協熱下痢を治療する方剤である。原典では太陽病の表証が去らないのに誤治により、下して脾胃を損傷して下痢腹痛を来したものに対し、桂枝で表証を発表し、人参湯で裏証を温補して、表裏双解するものである。

　本方については表裏双解剤中の解表温裏用方剤の項で已に説明したので、詳細は省略する。

　安中散（漢方常用処方解説１３２頁参照）
　組　成
　桂皮、延胡索、茴香、牡蠣、縮砂、良姜、甘草。

— 119 —

病　態

　本方は裏の虚寒によって発生する上腹部痛を主治し、また気血両虚する婦人の冷えからくる月経痛、腰痛、下腹痛を治す。

　脾胃に陽虚裏寒があると消化機能（運化）が阻害され、心下部の痞寒感や痛み、呑酸嘈囃、嘔気、下痢、腹満などが起る。また脾陽虚があると冷えだけでなく、生血も阻害されて、気血両虚を生じる。血虚は婦人では血室である子宮に強く現われて、骨盤腔内の気血の不足と凝滞による強い冷えと拘痛を惹き起こす。これが婦人の生理痛や下腹部痛、腰痛の原因となる。

方　義

　本方を構成する薬味は、殆ど総て温中散寒と鎮痛の作用を持つものである。

　桂皮は辛甘大熱、「陽ヲ益シ、陰ヲ銷シ、沈寒痼冷ノ病ヲ治ス」と『本草備要』にもある通り、乾姜や附子に匹敵する温中散寒剤であり、本方の主薬である。

　茴香、縮砂、良姜はいずれも温中散寒作用に加えて寒痛を逐う働きを有している。即ち温裏鎮痛剤である。良姜は乾姜より温中効果は劣るが、鎮痛効果に於て勝っている。

　延胡索も辛苦温で活血、鎮痛、鎮痙。

　牡蠣は収斂作用があり、制酸止痛、呑酸嘈囃を治す。

　以上のように本方は温中散寒、止痛、鎮痙、制酸が主で、補気、益気、補血の剤は殆ど含まれていない。また利水止痢作用も縮砂の他は見られない。

　服用法については『和剤局方』の本方の項に「細末ト為シ、毎服二銭、熱酒ニテ調下ス。婦人ハ淡醋湯ニテ調服ス。モシ酒ヲ飲マザル者ハ、塩湯ヲ用イテ點下ス。並ニ時ニ拘ラズ。」とある。

　散剤は内服に用いられる時は吸収が湯液より遅く、丸剤よりは速かである。酒で服用すると、より吸収は促進され、酒の力を借りて気血の流通を助ける。現在は湯液で用いられることが多いが、原典にならって散剤にして投与を試みても有効のようである。

— 120 —

安中散（末）

　桂皮４・０　良姜２・０　延胡索４・０

　縮砂２・０　茴香４・０　牡蠣７・０

　乾姜４・０　甘草８・０

以上を七日分とする。従って一日分はこの七分の一量で、一日分の総量は散剤で５・０ｇとなる。生薬末は軽いのでかなりの分量になる。（著者が用いている処方）

臨床的な応用範囲は主に陽虚裏寒による上腹痛である。婦人の下腹痛に関しても、方中の延胡索が「一身上下の諸痛を治す」のと、桂皮が下焦の経脈を通じ、腹中冷痛を治す作用があるので用いられる。

当帰湯（漢方常用処方解説１３４頁参照）

　組　成

乾姜、蜀椒、人参、当帰、芍薬、桂皮、半夏、厚朴、黄耆、甘草。

　病　態

脾胃に虚寒があると、脾の運化は失調し、寒気と正気が相搏つので大いに痛む。湿飲を生じ、寒と湿とが凝滞し、正常な脾胃の升降作用が失なわれ、寒陰が脾の虚に乗じて上逆し、「諸虚冷気満チテ心腹絞痛」という症候が出現する。本方は気血両虚に寒邪が加わり、胸痺を生じたものである。

　方　義

本方は「胸痺、胸満シ脇下ヨリ心ヲ逆槍スル」のを治す人参湯、及び「心胸中大イニ寒痛」するのを治す大建中湯の方意を含んでいる。

方中の乾姜、蜀椒、人参は大建中湯。人参、乾姜、甘草は人参湯去白朮である。これらに補薬の長である黄耆を加えて脾陽を補い、且つ温中散寒する。

厚朴と半夏の２薬は共に燥湿化痰作用がある。半夏は気逆を降

し、厚朴は気を巡らして満脹を除す。『霊枢』脹論篇第三十五に「寒気逆上シ、真邪相攻メ、両気相搏テバ乃チ合シテ脹ヲ為ス也」とあるように、寒陰の上逆によって生じた脹満を除く。

桂皮は安中散に用いられたのと目的は同じで、甘辛大熱により、温中散寒し、胸腹の冷痛を去る。

当帰と芍薬（白）は肝、心の血虚を補し、養血止痛の効果を有している。また養血収斂によって、温中散寒の効果を助ける。

以上の諸薬の協同作用により、気血両虚して脾に寒邪が侵入し、陰陽相搏ち、脾胃失調し、寒陰上逆して心痛を為す者を、温補散寒して止痛する。

臨床応用

元来気血両虚する者が寒邪を受けて、胸背痛、心下痛、胃痛等を生じた者を治す。従って寒によって誘発される狭心症、肋間神経痛、胸痛症、背筋痛、胃痛等に用いる。

大建中湯 （漢方常用処方解説１３６頁参照）

組　成

乾姜、人参、蜀椒、膠飴。

病　態

心胸中には本来は正気が充ちている。もし大寒があって正気と相搏てば即ち大いに痛む。胸中の正気は下らんと欲するが、陰寒は上逆するので嘔気が起る。胃の陽気が寒陰の侵す処となれば飲食する能わずという状態になる。

本方証では心脾共に寒陰の侵す処となり、腹が冷えて痛み、寒陰が上衝するので、皮膚に浮くと皮起（鳥肌）が立ち、腹中では頭足出現（蠕動亢進して腸がムクムク）という症状になる。

本方の主証は金匱条文の「心胸中大イニ寒シ痛ム」で、劇痛が腹部より起って胸部にまで達する。これは『素問』痺論第四十三の「痛ム者ハ寒気多キナリ。寒有ルガ故ニ痛ム也」に相当するもので、内は臓腑、外は経脈まで均しく寒邪が充満し、その為に筋

脈が拘急して痛む病態である。その原因は中焦の陽気が衰微し、それに寒邪が乗じて陰寒内盛となったからである。

従って治は温中散寒をはかることで、先ず中陽を回復させてやれば寒邪は自ら退散して、内外上下の気血は正しく巡るようになり、諸症は正常に復すというのが大建中湯立法の趣意である。

方　義

蜀椒は辛熱純陽、温中下気、降逆止痛。

乾姜は辛苦大熱、温中散寒、和胃、止嘔。

人参は甘温にして脾胃を補益し、正気を扶ける。

さらに膠飴の甘は温中緩急をはかると共に、蜀椒、乾姜の燥烈の薬性を緩和し、併せて諸薬の温中補虚、降逆止痛の働きを強めている。

桂枝加芍薬湯 （漢方常用処方解説１４４頁参照）

組　成

桂枝、芍薬（白）、甘草、生姜、大棗。

即ち桂枝湯方中、芍薬の分量を倍加したものである。

病　態

太陽病経証は絶対に下してはならないのに誤治して攻下したため、病人が腹満し時に痛むようになった時、これを治すというのが原典の大意である。

太陰病で満腹して時に痛むのは、太陰臓（脾）証の中の気血不和の証と見られる。即ち太陽病（経病）を誤治して攻下することにより、脾気が虚し、相克の関係にある肝の気が脾虚に乗じるので、満腹、腹痛及び腹皮拘急の症状を現わすものである。（木乗土虚）

肝木乗土の病態は本方の他に小建中湯類、柴胡桂枝乾姜湯、柴胡桂枝湯、四逆散などにも共通するものである。

太陰臓証のもう一つの症候は脾虚裏寒証である。自利して渇せず手足が冷える。その時の主治は四逆湯による温陽散寒である。

太陰臓証の脾虚寒証は多くの場合、脾胃運化の失調（消化不良）と寒湿凝集を伴うので、心下痞、嘔吐、下痢、涎沫多等の脾胃失調症状を呈する。このような時の主治は人参湯である。

方　義

本方で専ら問題とされるのは、桂枝湯に比較して倍量用いられている白芍薬の分量の意義とその効能である。

従来の解説では、本方証は太陽病未解の段階で誤治により病邪が内陥して太陽太陰両証を兼有するようになった。従って桂枝湯で表を解し、白芍薬で中を和し裏急を緩解すれば、表裏共に和すとする説が多かった。

これに対し、現代中医学界の第一人者である劉渡舟氏は、白芍薬が倍量配合されていれば、当然桂枝の解表作用は制約され期待通りの効果は挙がらない筈である。本方証の特徴は「腹満シテ時ニ痛ム」という点にあり、正に脾の気血陰陽不和の証を言っているものである。白芍薬（赤芍は駆瘀血作用、白芍は補血剤）は能く脾陰を益し、肝血を和し、土中に木を伐つ（肝気が脾虚に乗じて脾を制約し過ぎて起る脾胃の異常を正す）要薬であるから、これを大量に用いて脾の陰陽気血の不和（乱れ）を正すものである、と解説している。（但し、この説も劉氏の完全な創説というわけでなく、李東垣や張秉成なども小建中湯の解説の中で同様のことを論じており、一つの定説ともいうべきものである）

症状及び臨床応用

腹満、腹痛、腹皮拘急。

舌質淡紅、薄白苔。

脈弦細。

過敏性大腸によく用いられる。

気が弱く、人間関係に弱い虚証の人。

肝気が鬱滞脾虚腹痛⇨桂枝加芍薬湯。

実証に近い人は肝気鬱結が強い⇨四逆散。

柴胡桂枝湯はやや虚証。肝気を抑え脾を補う。

小建中湯（漢方常用処方解説１３８頁参照）

組　成

膠飴、甘草、白芍薬、桂枝、生姜、大棗。

即ち桂枝加芍薬湯に膠飴一味を加えた処方である。

病　態

桂枝加芍薬湯証より病状が一層進展した状態（五臓の虚）で、脾気が更に虚し、腹痛、心悸、顔面蒼白、脈無力等の症候を呈する。本方も桂枝加芍薬湯証と同じく、肝木の気が強く脾気が相克関係によって制約を受け（中虚木賊或は土虚木克）、脾気が働かず陰陽不和となったものである。

陰陽が調和していれば百病生ずることはないが、陽が病み陰と和すことができないと、陰寒が独行するので、虚寒、裏急、腹痛、泄瀉等を生ずる。

方　義

本方は甘温の剤を以て補虚することにより、虚労、虚寒によって生ずる腹痛を治す効果に秀れている。

膠飴は温中補虚を主る君薬である。

桂枝の辛と甘草の甘の組み合わせにより、辛甘化陽する。桂枝は味薄く、解肌に用いるが、肉桂（桂皮）は味厚きが故に建中には桂皮を用いるべきであるとの説も有力である（呉崑）。

芍薬の酸と甘草の甘との組み合わせにより、酸甘化陰。

生姜と大棗とで健脾補中し、衛営の調和をはかる。

以上により温中健脾、補虚緩急、平補陰陽、気血調和の諸効果が得られる。

本方の君臣佐使については李東垣などは陰を和す白芍薬を本方の君薬とすべし、とする説（＊）を立てているが、大勢は許宏らの「建中トハ其ノ脾ヲ建ツル也。脾緩ヲ欲スルニ、急ニ甘ヲ食シテ之ヲ緩ム。建中ノ味ハ甘也。陽脈渋、陰脈弦ハ中虚内寒ト為ス也。心中悸スルハ気虚タリ、煩スルハ血虚タリ。故ニ膠飴ヲ用イテ君ト為シ、甘草、大棗ヲ臣ト為シ、甘以テ甘ヲ佐ケテ之ヲ緩ス

— 125 —

ル也。白芍薬ノ酸、能ク脾気ヲ斂シ、其ノ中ヲ益スガ故ニ之ヲ用
イテ佐ト為ス。桂枝、生姜ノ辛以テ余邪ヲ散ジ、其ノ気ヲ益ス也」
（『金鏡内台方義』）との説に従っているようである。

　本方の腹証は、木乗土虚を表現して腹皮拘急する場合と、極端
な気血両虚（虚労）の為、腹壁軟弱な場合と、二通りの場合が見
られる。

　臨床応用
（１）虚労、裏急による腹痛。
（２）虚労により陽虚して却て虚熱を発し、腹痛、食欲減退す
　　　る者。
（３）虚煩して心中動悸する者。
また本方は嘔気のある病人には禁忌とある。その理由は本方は甘
味の剤であり、甘は胃熱を助ける。故に胃の熱逆によって嘔を生
じている者には与えてはならないということのようである。
＊張志聡『傷寒論集注』
　「夫レ皮肤経脈ノ血ハ胃腑水穀ノ精ニ生ジ、胃ノ大絡ヨリ脾ノ
大絡ニ注グ。脾ノ大絡ハ名ヅケテ大包ト曰ウ。大包ヨリ臓腑ノ経
隧ニ行キ、経隧ヨリ孫絡皮肤ニ出ズ。傷寒陽脈濇陰脈弦トハ是レ
皮肤、経脈ノ血気脾絡ノ間ニ逆ス。故ニ法当ニ腹中急痛シ、先ズ
小建中湯ヲ与ウ。桂枝ハ辛ニシテ気ニ走リ、芍薬ハ苦ニシテ血ニ
走ル。故ニ芍薬ヲ以テ君ト為スニ易ク、膠飴ソノ甘ヲ加エ、以テ
中ヲ守レバ、穀精宣発セズシテ汗ト為ル。故ニ名ヅケテ建中ト曰
ウ」

当帰建中湯（漢方常用処方解説１４０頁参照）
　組　成
　当帰、白芍薬、甘草、桂枝、生姜、大棗、膠飴。
　即ち小建中湯に当帰一味を加える。
　病態及び方義
　補血和血に重点を置いた処方で、温中補虚、緩急止痛の働きは

小建中湯と同様であるが、より血虚の著明な者に用いる。従って臨床的には産後の腹痛や、女性が気血両虚して、下腹部や腰が冷えて痛む者に用いて効果がある。

黄耆建中湯 （漢方常用処方解説１４２頁参照）

組　成

黄耆、白芍薬、甘草、桂枝、生姜、大棗、膠飴。

病態及び方義

小建中湯方に黄耆一味を加えた方で、本方証は小建中湯証より一段と重症である。諸不足とは陰陽気血皆虚している状態で、黄耆を加えて補虚益気の働きを増強している。臨床的には小建中湯証に加えて気虚が著しく、全身倦怠、息切れが著しく、自汗、盗汗を伴う者が本方の正証である。

黄耆建中湯と当帰建中湯を合方したものを帰耆建中湯といい、華岡青洲の創製である。気血両虚著明な者に用いる。

呉茱萸湯 （漢方常用処方解説１４６頁参照）

組　成

呉茱萸、生姜、人参、大棗。

病　態

『傷寒論』陽明病篇「穀ヲ食シテ嘔セント欲スルハ陽明ニ属ス也」

本条は陽明病の胃気虚寒証を論じている。陽明腑証は一般に胃実熱が主体とされるが、陽明は胃に属すので、当然胃虚寒証という病態もある。陽明病の虚寒証は胃気の不足、内寒の発生、飲食物の消化吸収の減退などによって惹き起こされる。

胃は受納を主り、水穀を腐熱させる。その気は正常な状態では下降する。嘔吐は胃気が正常に下降せず、上逆する症候である。もし胃気の虚寒があると、水穀は腐熱（消化）して下へ降ることができなくなり、上逆する。従って「嘔セント欲ス」状態になる。

少陰病篇「少陰病吐利シ、手足逆冷、煩躁シテ死セント欲ス」

本条は少陰の寒邪が脾胃に波及し、脾胃が寒邪に傷られ、脾胃の正常の昇降運化（消化吸収）の作用を失調させられた状態を表現している。寒邪が胃を犯すと嘔を生じ、脾を犯すと下痢を生ずる。

陽気が寒邪に抑えられて虚し、正常に流れなくなると四肢を温養することが出来なくなるので、手足逆冷が生じる。本方証の手足逆冷は、四逆湯証の手足厥逆よりは程度が軽く、上肢は肘、下肢は膝迄位が冷たくなるもので、四逆（寒厥）とは区別する必要がある。寒陰の邪が盛んではあるが、陽気もなお残存している状態で、寒陰と陽熱の斗争が行われ、しかもそれは心腎の水火が交通する大切な部位である脾胃を舞台にして行われるので、心腎不交して「煩躁シテ死セント欲ス」という症状が出現すると考えられる。

厥陰病篇「乾嘔シテ涎沫ヲ吐シ、頭痛スル者」

厥陰とは即ち肝である。本条は肝寒（肝陰寒）が胃を犯し、さらに上逆した状態を表現している。厥陰肝経は胃を挟んで膈（横隔膜）を貫いて上行、胸脇を通って頑顙（咽の後）より目系に達し、百会（頭頂）に至る。従って肝の陰寒が上逆する時は、先ず胃寒が起り、胃気が上逆して乾嘔を生ずる。次に胃気の虚寒があると容易に痰飲を生ずるので、「涎沫ヲ吐シ」ということになり、脈は弦となる。

肝経の陰寒はさらに経脈に沿って頭部に迄上逆するので、「頭痛スル」症状を生ずる。

以上、陽明、少陰、厥陰篇の条文より、本方が主治する証候は陽明、少陰、厥陰の三経に渉っていることがわかる。その症状は従って、一つは陽明病の胃中虚寒、二に少陰病の吐利、三に厥陰病の乾嘔頭痛である。そして共通する症状として嘔吐が見られる。これらの症候は総て中焦（脾胃）の虚寒に関連して起り、嘔吐は胃気が寒邪に傷られて上逆する結果生じるものである。これは即

ち『素問』挙痛論篇第三十九、「寒気腸胃ニ客セバ厥逆シテ上ニ出ズ。故ニ痛シテ嘔スナリ」という病態である。

　これらは三つの条文に分かれているが病態は一つで、裏の虚寒ということである。従って呉茱萸湯で、脾胃と肝腎を温めてやれば胃陽は回復し、胃気の上逆は収る。

　方　義

　呉茱萸は味辛で性熱。肝腎脾胃に帰経し、中焦に於ては脾胃を温め、下焦に於ては肝腎を温め、且つ下気降逆の作用を有するので、一剤にて三証を統括し、本方の君薬である。

　生姜は辛温、肺、脾胃の三経に入り、能く昇し能く降り、能く散じ、能く温める。脾胃に凝滞する寒邪を開き、濁陰を安んじ、また嘔家の専薬でもある。従って臣薬である。

　生姜の働きに関して、許宏（金鏡内台方議）は「生姜ハ能ク気ヲ散ジ臣タリ」といい、柯琴は「姜棗ハ営衛ヲ調シ以テ四末ヲ補ウ」と述べている。

　人参、大棗は甘温。能く諸気を調えるのを助け、中焦を安んじる。故に之等は佐使薬と考えられる。

　附）傷寒六経と頭痛

　頭は諸経脈と連っているので、頭痛は経脈の病気でもある。

太陽病の頭痛　　桂枝湯
陽明病　　〃　　三承気湯
少陽病　　〃　　小柴胡湯
太陰病　　〃　　桂枝人参湯
少陰病　　〃　　麻黄附子細辛湯
厥陰病　　〃　　呉茱萸湯

当帰四逆加呉茱萸生姜湯（漢方常用処方解説１４８頁参照）

　組　成

　当帰、芍薬（白）、甘草（炙）、大棗、桂枝（皮）、細辛、木

通、呉茱萸、生姜。

病　態

当帰四逆湯は桂枝湯から生姜を去り、当帰、細辛、木通を加味することにより、桂枝湯が寒邪が肌表を侵した病態を解表散寒して治すのに対し、変じて寒邪が経脈（厥陰肝経）に侵入したものを温経散寒の作用により治すものである。当帰四逆加呉茱萸生姜湯は、当帰四逆湯に呉茱萸と生姜の二味を加えたものであるが、これはまた当帰四逆湯合呉茱萸湯去人参と考えてもよい。

『傷寒論』厥陰病篇「手足厥寒、脈細ク絶エント欲スル者ハ当帰四逆湯之ヲ主ル」の条文は、傷寒六経厥陰病の経寒証について述べられたものである。

「若シ其ノ人内ニ久寒有レバ、当帰四逆加呉茱萸生姜湯ニ宜シ」の条文中、「内ニ久寒有ル」とは、厥陰の臓である肝の寒証を指している。前項呉茱萸湯の厥陰に関する条で見たように、呉茱萸は肝寒がある時これを温める生薬である。故に肝の久寒に対して用いられる。生姜は当帰四逆湯に於ては、その燥烈の性の故に陰血を損耗する恐れがあるとして用いられなかった（費伯雄『医方論』）のであるが、肝に久寒があると、下焦の寒積に加えて、寒邪が経脈的に肝と連なっている胃を侵し、さらに上逆して嘔気を生ずるので、温裏散寒の働きを強めると同時に、生姜の嘔を止める働きを買って加味したものである。

当帰四逆湯証は肝経の経脈のみに寒邪があって冷える。

加呉茱萸生姜湯証は肝経の経脈と臓腑に寒邪が及んでいる。

方　義

本方は血虚のある者が寒冷により手足厥冷する者を治すが、本は血虚と血脈の寒凝である。そこで処方内容は養血通脈の剤と、温経散寒の剤との組み合わせである。

当帰、芍薬（白）、甘草、大棗は総て血を補い血脈を養う。

桂皮（枝）、細辛、生姜は温経散寒して経脈を通ずる。

呉茱萸は中焦に於ては脾胃、下焦に於ては肝腎を温めるので

「内ニ久寒アル」臓寒の状態を温める。

　木通は寒性の剤であるが、血脈を通行させる働き（通脈作用）が非常に強力なので敢て用いられる。「其ノ性ヲ去リ用ヲ取ル」例である。その寒性は当帰、桂枝、細辛などの温熱薬によって十分カバーされると考えられる。木通はまた諸薬を血脈に導く引経薬とされる。従って佐薬である。木通は味は苦、苦は心に入り、心は血脈を主るので、苦味の剤は血脈に入るのである。また木通の苦寒の性味は、桂枝、細辛、生姜など温性で燥性を持つ諸薬の働きを制約し、陰血の損耗を防ぐ反佐の働きを果している。

　臨床応用

　血虚受寒、血脈凝滞により、手足厥冷、或は腹痛、嘔吐を来す諸症に用いられる。臨床的には、しもやけ、凍傷、寒冷により誘発される腹痛、下痢、或はレーノー病、バージャー病など。

　症　例

　患　者　３５歳　男性

　初　診　昭和５６年２月２６日

　主　訴　右下肢第１趾壊死

　現病歴　昭和５１年１１月に初発、右足第１趾は壊死に陥り、他の４趾も先端は壊死に陥り、暗紫色に腫脹。さる公立総合病院の外科で患肢切断の他なしと宣告され、何とか漢方で治らぬかと来診、右下肢疼痛が著しく、夜もよく眠れない。疼痛のため歩行不能。タバコは発病前は喫っていたが発病後は禁煙している。酒は飲まない。

　現　症　患者はやや虚証、寒証である。

　脈は沈で微細。四肢の厥冷著明で右趺陽脈は触れない。血圧は１４０／９０mmHg。腹部は平坦、軟、胸脇苦満（±）、心下痞鞕（±）、臍上悸（±）、瘀血圧痛点（－）。

　検査成績　検尿、蛋白（－）、糖（－）、血沈68/85，赤血球513万，白血球153,00，Ｈb14,5g／dl，Ｈt42,5%，血清鉄12μg／dl↓，ＧＯＴ17，ＧＰＴ27，γ－ＧＴＰ53↑，ＬＤＨ 143

↓，総コレステロール133 mg／dl，CRP（3+）。

　経　過　まず当帰四逆加呉茱萸生姜湯（ツムラ・エキス）7,5g（分3）を投与。非常に好調である。

　4月27日（2カ月後）、右下肢の疼痛がとれ、体重が5kg増した。右第1趾の付け根の部分の肉が盛り上り、先端の壊死部分は乾燥脱落しかかっている。他の右趾先端部の壊死は縮小しつつある。

　6月25日（4カ月後）、右第1趾のみが付け根より自然に脱落。その痕は肉芽が盛り上り疼痛軽減。

　7月25日（5カ月後）、右第2趾の爪のみ自然脱落。第2～5趾の血色は少し良くなった。第1趾の断端部、第2～5趾の先端部には感染をみとめる。

　10月22日（8カ月後）寒くなって下肢厥冷増強、当帰四逆加呉茱萸生姜湯（ツムラ・エキス）7・5gと加工附子（サンワ・エキス）1・5g（分3）とする。血沈は30／50やや改善。

　57年2月18日（1年後）

当帰四逆加呉茱萸生姜湯（ツムラ・エキス）　　7・5g
桂枝茯苓丸（ツムラ・エキス）　　　　　　　　7・5g　分3
加工附子（サンワ・エキス）　　　　　　　　　2・0g

とする。

　5月に入り、四肢冷感なく趾の発赤範囲縮小。自分で歩行可能となった。この時の検査成績は、血沈7/15，CRP（2+）、赤血球545万、白血球7,300，Hb17.5g／dl、Ht51.0%、血清鉄120μg／dl、GOT21，GPT22，γ-GTP38，LDH241，総コレステロール206 mg／dlとCRPの他は正常となった（図1）。

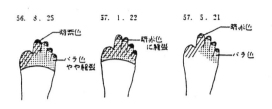
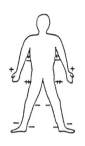

図1　右足、趾の所見の変化　　図2　全身動脈の脈拍

　57年12月23日（1年10カ月後）、症状固定。漢方治療の限界、外科的治療の適応と考え、外科を受診させ、下記のようなコメントを得た。
　「レントゲンでは右第1趾の基節骨は途中より断たれております。また他の足趾の末節骨は血流障害のためａｔｒｏｐｈｉｙとなっています。皮膚面は痂皮が残っていますが完全に上皮化しておらず、触ると非常に痛みを訴えます。全身的には、口腔の衛生状態悪く、舌に黄白苔あり、脈は細弱と見ます。他の脈拍は、肘動脈（±）、撓骨動脈（±）、股動脈（2＋）、膝窩、足背、後脛骨動脈触知せず、全身的にバージャー氏病が進行していると考えます。右足については、腰部交感神経切除述の適応があると考えます。」
　これにより患者に、手術に踏み切るよう勧めたが、患者はこれを拒否し、漢方治療を続行することになった。
　58年1月12日（1年11カ月後）、脈は依然として沈微細。下肢厥冷あり。しかし腹部は厚みと緊張が増し、実証の腹証となる。同時に便秘を訴える。桂枝茯苓丸を大黄牡丹皮湯に変え、
　当帰四逆加呉茱萸生姜湯（ツムラ・エキス）7・5g ─┐
　大黄牡丹皮湯（ツムラ・エキス）　　　　　　　7・5g ├ 分3
　加工附子（サンワ・エキス）　　　　　　　　　7・5g ─┘
とする。これにより便通は改善した。

以後はこの処方を今日（６０年11月）まで続けた。脈証および腹証はほとんど変化していない。右趺陽脈はかすかに触れる程度になっている。

　下肢の厥冷は寛解し、右足第１趾の断端および他趾の先端の感染巣も完全に治癒、発赤腫脹もなく、包帯その他による局所保護を要せず、全く正常に日常生活を営みうる迄に回復している。発病より９年、漢方治療開始より４年余である。

　考　按

　本症は現代医学的に見ると、閉塞性血栓血管炎であり、漢方医学的に見ると瘀血に他ならない。

　この症例に始め、当帰四逆加呉茱萸生姜湯を用いたのは、『傷寒論』厥陰病篇の「手足厥寒、脈細ニシテ絶エント欲スル者ハ、当帰四逆湯之ヲ主ル。若シ其ノ内ニ久寒有レバ、当帰四逆加呉茱萸生姜湯ニ宜シ」の条文に従ったものである。寒により厥冷が増強したので附子を加えた。後に桂枝茯苓丸を併用したのは、諸種の文献や考察により本症の本態が瘀血であると考えられること、全体像および腹証より見た虚実が、ちょうど桂枝茯苓丸を適当とする位の虚実中間証に来ていると判断した故である。さらに病状が回復し、病人が実証を呈してからは桂枝茯苓丸を大黄牡丹皮湯に転方した。これは少腹急結のような特別な腹証がなく、ただ腹部全体実満した状態であったこと、患肢末端の感染症と疼痛に対しては、消炎と鎮痛に秀でた牡丹皮が配剤された大黄牡丹皮湯がより適しているのではないかと考えた結果である。

（本症例は医学出版センター－「現代東洋医学・７巻１号・臨時増刊号・１９８６」に収載されたものを再掲した）

温経湯（漢方常用処方解説１５０頁参照）

組　成

桂枝（皮）、呉茱萸、当帰、川芎、牡丹皮、芍薬（白）、阿膠、麦門冬、人参、甘草、生姜、半夏。

病　態

　本方証は婦人の衝脈、任脈が虚し、下焦に虚寒があるのに加えて、瘀血の病証を兼有する病態である。

　『素問』上古天真論第一に、「女子ハ七七（４９才）ニシテ任脈虚シ、太衝ノ脈衰少シ、天発竭ク。地道通ゼス、故ニ形壊レテ子ナキナリ」とある。

　本方は金匱条文に「婦人年五十所、病下利数十日止マズ」とあるが、下利とは下血即ち不正性器出血であり、宿瘀（古血）が下っていることを示す。「少腹裏急、腹満」は下腹がひきつり張る症状で、瘀血が下腹部に残存して、女子胞（子宮）が冷えていることを示す。瘀血が去らないので、新血を生ずることができず、陰血が虚し、そのために陽気を抑制することが出来ず、陰虚陽亢して「暮ルレバ即チ発熱」という夕方から夜半にかけての陰虚火旺の発熱を示す。「手掌煩熱」は陰虚火旺の症状とも考えられるが、また手掌は心に属し、心は血を主るので、瘀血の証を示しているとも考えられる。「唇口乾燥」は営血が不足して上らず、十分な滋潤ができない状態を指している。

　以上の諸症は総て、瘀血不尽、新血難生、胞中虚寒という病態の反映である。そのため不妊、下血、帯下、無月経、あるいは月経過多、等の症状を生ずる。

方　義

　本方は瘀血を去り、新血を養い、衝任両脈を温経散寒して子宮を温める（温経散寒養血祛瘀）故に温経湯と命名されている。

　呉茱萸と桂枝（皮）は温経散寒と経脈を通ずる働き。

　当帰、川芎、牡丹皮、は活血と瘀血を去る働き。

　阿膠、芍薬、麦門冬は養血補陰する。牡丹皮と麦門冬は共に寒性の生薬であるので、血分の虚熱を清す働きがある。これらによって日晡発熱、手掌煩熱、口唇乾燥などの陰虚内熱による諸症を治すと共に、呉茱萸、桂枝等の辛燥の熱薬が陰血を損傷するのを予防している。

— 135 —

人参、甘草（炙）、生姜、半夏は補気健脾の剤で、後天の本（栄養補給の源泉）である脾を補い、以て陽を生じ陰を滋す。

温剤、寒剤、柔剤、剛剤、これらの諸薬が巧みに配剤され、互いに協同して通経散寒、駆瘀血、補気養血する。これにより月経来らざる者を治し、月経過多の者は止め、下腹が冷えて妊娠しない者及び諸種の帯下を治し、婦女子調経の祖方と称される。

臨床応用

下焦に虚寒あり瘀血が滞って為に血虚し、却て虚熱を生ずる病態をよく認識して運用すべきである。瘀血（実）と血虚（虚）の状態が混在する。　不妊、月経異常、帯下、進行性手掌角化症（鵞掌風）など。

真武湯（漢方常用処方解説１５２頁参照）

組　成

茯苓、白朮、芍薬（白）、附子、生姜。

病　態

『傷寒論』太陽病中篇「太陽病、汗ヲ発シ、汗出デテ解セズ。其ノ人仍チ発熱シ、心下悸シ、頭眩、身潤動シ、振々トシテ地ニ僻レント欲スルハ真武湯之ヲ主ル」

太陽病を発汗させ過ぎて少陰（腎）の陽気を損傷し、水泛（水が溢れ出る）の証を呈したものである。腎陽を損ねたのであるから病は少陰病に転じたということである。

同、少陰病篇「少陰病、二三日已マズ。四五日ニ至リ、腹痛、小便不利、四肢沈重シテ疼痛、自下利スル者ハ比レ水気有リト為ス。其ノ人或ハ欬シ、或イハ小便利、或ハ下利、或イハ嘔スルハ真武湯之ヲ主ル」

少陰腎中の陽気が寒邪によって損傷され、腎陽が虚して、そのため腎が水を制馭することが出来なくなり、水が下焦から氾濫していろいろな症状を起す。

腹痛　…寒水が裏に凝結して痛みを起す。

－ 136 －

四肢沈重…水が四肢に下注する時。

自下利　…水が腸に流注する時。

悸、欬　…水邪が氾濫して心肺を侵す時。

嘔　　　…水邪が胃に上逆する。

頭眩　　…水陰が上衝して清陽の気をふさぐと、めまいが起り、「振々トシテ地ニ僻レントス」という症状が起こる。

　内経の教える処によると、水を制する者は脾、水を主る者は腎である。つまり、胃の中の水は脾によって水の上源である肺に上げられ、三焦を経由して全身に輸布されるが、腎は下方にあってそれらの水を集めて再利用、或は膀胱より排泄するといういわば堰の作用を為している。若し腎中の陽気が虚してしまうと、いくら脾が水を取り込んで腎に送ろうとしても腎の関不開、つまり堰の関門が開かれない状態で、水はみるみる上流に向って逆流する。これが真武湯の病態である。この状態を腎陽衰微（虚）、水気内停（水泛）と呼んでいる。

　方　義

　腎陽を回復させ水を制す（火ノ源ヲ益シ、以テ陰ノ翳ヲ消ス）。

　附子は大辛大熱、腎陽を温め、寒邪を袪り、陽気を回復させる（回陽救逆）。

　茯苓、白朮は制水。水を主るのは腎であるが、水を制するのは脾である。今腎陽が衰えると必ず脾陽も不足するので、この二薬で健脾利水燥湿をはかる。

　芍薬（白）は『本経』の記載では「能ク小便ヲ利ス」とある。同時に緩急止痛の働きがあるので、寒湿による腹痛を治す。また大切なことは、芍薬は補陽利水の諸薬の中にあつて陰を護る働きを為し、陰陽を共に益す。

　生姜は温性で附子の働きを助け、茯苓、白朮を助け、中を温め表在の水を直接去る働きを有す。

　臨床応用

　腎陽虚で水気内停によって起る諸症に用いる。

小便不利、四肢沈重、悪寒、腹痛、下痢、立ちくらみ、めまい、浮腫、等の症状を伴うもの。舌質淡白で白滑湿苔。脈沈弱である。

付 **附子湯**

組　成

茯苓、白朮、芍薬、人参、附子。

病態及び方議

附子湯は真武湯とは生姜と人参の一味の違いである。どちらも温腎補陽、祛寒利水の働きがあるが、真武湯は生姜を用いて温陽利水に重点が置かれている。従って陽虚、水湿内停、肢体疼重、浮腫の証に用いる。一方、附子湯は温補（脾）祛寒に重点が置かれ、寒湿内盛、肢体骨節疼痛の証に用いる。

八味地黄丸（漢方常用処方解説１５４頁参照）

組　成

熱地黄、山薬、山茱萸、茯苓、沢瀉、牡丹皮、桂皮、附子。

病　態

腎は腎陽（真陽或は命門之火）と腎陰（真陰或は腎水）の二つの要素より成る※。腎陽は先天の真火で、腎の生理的活動の原動力であると共に、人体の熱エネルギーを生産する源泉である。従って腎は先天の本とされる。もし腎陽が虚衰すると、人は体を温めることができなくなり、特に下半身の冷え、腰痛、下肢の脱力、小便不利や夜間頻尿、失禁等の尿異常、或は浮腫痰飲等の水代謝異常症状が起こる。

※註）左腎右命－難経三十六難に「腎両者、非皆腎也。其左者為腎、右者為命門。命門者諸神精之所舎、元気之所繋也。故男子以蔵精、女子以繋胞。故知腎一也」とある。左腎右命の実質は腎には腎陽と腎陰の二面の機能があって、両者が互に協調し調和していないと種々の病症を生ずるということを示すものである。しかし左腎が陰、右命が陽という考えは間違いで現在は否定されている。

方　義

　本方は腎陽を温補する基本処方であるが、処方構成はあたかも腎陰を補う基本処方の六味丸に腎を温め、命門の火を補う桂皮と附子を加えたかの如き形になっている。

　六味丸の熟地、山薬、山茱萸、茯苓、沢瀉、牡丹皮は皆滋潤の剤で、腎陰を補い水臓としての腎の働きを壮んにするものである。内経にも「陰ハ陽ノ守リ、陽ハ陰ノ使」とあり、腎に於ても陰陽は相互に依存し合っているので、腎陽を補う為には先ず腎陰を滋養しその上で陰中に陽を求めるのがよいとするのが本方立方の主旨であり、従って八味丸は結果的に六味丸に桂附を加味した内容になっている。「補陽ヲ善クスル者ハ必ず陰中ニ陽ヲ求メ、補陰ヲ善クスル者ハ必ズ陽中ニ陰ヲ求ム」張景岳。

　方中腎陽を温補する桂皮及び附子の分量は極く少量に止める。これは「少火ハ気ヲ生ジ、壮火ハ気ヲ食ム」（『素門』陰陽応象大論第五，正常な火は生気を生じるが、火が病的に燃えさかると却て正気を損傷する）という考えに基くもので、微かに火を生じ、これにより腎気を鼓舞しようというものである。

　金匱の原方では桂枝が用いられている。漢代以前は桂枝と桂皮の区別がなかったので桂枝とされているが、後世では温陽暖腎の効能に秀れた桂皮（肉桂）が一般に用いられるようになった。

牛車腎気丸 （漢方常用処方解説１５６頁参照）

組　成

熟地黄、山薬、山茱萸、茯苓、沢瀉、牡丹皮、桂皮、附子、牛膝、車前子。

即ち八味地黄丸加牛膝、車前子である。

病態及び方議

　八味丸の腎陽を温補する働きに、利水の車前子と肝腎を補い、諸薬を下方に導く引経薬である牛膝を加え、腎より膀胱を通じて尿を排世する気化利水の効果を一層強めた処方である。

臨床的応用の目標は、腎陽虚があって足腰が重く、小便不利する者あるいは浮腫傾向のある者である。

付　**右帰飲**

組　成

熟地黄、山薬、山茱萸、拘杞子、茯苓、甘草、杜仲、肉桂、附子。

八味地黄丸去、沢瀉、牡丹皮、加拘杞、杜仲、甘草である。

原　典

右帰飲。此レ火ヲ益スノ剤也。凡ソ命門之陽衰エ、陰勝ツ者ハ宜シク此ノ方加減之ヲ主ルニヨロシ。此ノ方ト※大補元煎ハ出入互用ス。陰盛格陽、真寒仮熱等ノ証ハ宜シク沢瀉二銭ヲ加ウベシ。煎成リテ涼水ヲ用イ浸シ、之ヲ冷服下レバ最モ妙ナリ。

水二鐘ニテ煎ジ、七分ヲ食遠ニ温服ス。

モシ気虚血脱、或ハ厥、或ハ昏、或ハ汗、或ハ運、或ハ虚狂、或ハ短気スル者ハ必ズ大ニ、人参、白朮ヲ加エ、随イテ宜シク之ヲ用ウベシ。モシ火衰エ土ヲ生ズ能ワズシテ嘔、噦、呑酸ト為ル者ハ炮乾姜二－三銭ヲ加ウ。

モシ陽衰エ中寒泄瀉腹痛スルハ人参、肉豆蔲ヲ加エ、随イテ宜シク之ヲ用ウベシ。

モシ小腹多イニ痛ム者ハ呉茱萸五－七分ヲ加ウ。

モシ淋帯止マザルハ破故紙一銭ヲ加ウ。

モシ血少ク血滞シ腰膝軟痛スル者ハ当帰二－三銭ヲ加ウ」

（『景岳全書』巻之五十一補陣）

※註）大補元煎（人参、山薬、熟地、杜仲、当帰、山茱萸、拘杞子、炙甘草）

病　態

腎は八味丸の項でみたように、腎陽（命門或は真陽）と腎陰（腎水或は真陰）の二つの要素より成る。従って腎は水火の臓と呼ばれる。腎陽は命門の中にあるとされ、人体の陽気の根本である。腎陽は五臓六腑、四肢百骸全部を温養するものである。もし

— 140 —

この腎陽が衰えると陰寒が盛んとなり、全身が冷え、生理機能が衰微する。その結果、四肢冷感、腹痛や下半身の脱力が顕著となり、脈は細弱となる。

本方は腎陽を補う専薬として張景岳が立方した処方であり、益火の基本方とされる。右帰飲の命名は、＜難経、三十六難＞「左ハ腎ト為シ、右ハ命門ト為ス」より出た。腎陰は左腎に、腎陽は右腎に在るとする左腎右命学説に従い、右腎を補う（右腎に帰す）という意から出た。

　方　義

腎気丸（八味地黄丸）中には茯苓、沢瀉、牡丹皮など利水、滋陰の剤が配剤されている。これは陰陽互根の原理に従い、腎陽を補うには陰中に陽を求めるというのが仲景腎気丸立方の主旨であったが、張景岳に至ると、これら利水や滋陰の剤は補陽益火の効能を減殺するとしてこれを去り、代りに杜仲、拘杞、甘草等の肝腎を補う生薬を加える。

熟地、山薬、山茱萸、拘杞は腎陽を補養するが、これらは八味丸とは逆に「陰中ニ陽ヲ求ム」の意味である。

肉桂、附子は腎陽を温補する。

杜仲は温補の性質を有し、強腎益精の働きがある。

炙甘草は補中益気をはかる。

これらの諸薬が協力して腎陽を温補する効能を有す。本方はあくまで直接益火補陽をはかる方剤で、「水を消すことによって火を益す」という方ではない。「益火之源」と称される所以である。腎陽を補う八味地黄丸、右帰飲に対し、腎陰を補う処方は六味丸、或は左帰飲（熟地、山薬、山茱萸、拘杞、茯苓、炙甘草）である。

— 141 —

7　補気剤

　補気剤とは気虚の証を治療する方剤である。気虚とは真気の不足により惹き起こされる一連の病理変化を指す。

　真気は腎に由来する腎気、脾胃から消化吸収された水穀の精微、及び肺が吸入した空気（天気）の三者が肺で結合して形成されると考えられる（『素問』経脈別論第二十一、他）。真気は全身に分布して宗気、臓腑の気、経脈の気、衛気、営気等となって、それぞれの場所で種々の生理活動として現われる。人体の生命活動とは換言すれば、この真気が運動（昇降出入）している姿に他ならない。

　久病、老年、先天的虚弱、脾胃の障害、栄養不良、労倦過度などはいずれも真気の生成を阻害し、気虚を生じる原因となる。

　『素問』太陰陽明論第二十九「四支ハ皆気ヲ胃ニ稟クレドモ、経ニ至ルヲ得ズ。必ズ脾ニ因リテ乃チ稟クルコトヲ得ルナリ」とあり、また張路玉は「盖シ人ノ一身ハ胃気ヲ以テ本ト為ス。胃気旺ンナレバ則チ五臓蔭ヲ受ク。胃気傷ラルレバ則チ百病生ズ。故ニ凡ソ病久シク癒エズ、諸薬効カザル者ハ惟ダ益胃補腎両途アルノミ」（傷寒諸論・巻下）と言う。

　従って気虚の治療では補脾と補腎が最も大切であるが、臨床的には先ず補脾を先行させる場合が多い。

　気虚の一般症状は脱力、倦怠感があって、顔面蒼白、頭がクラクラし、耳鳴りがする。動悸、息切れ、言語軽微、声のかすれがあり、自汗、盗汗が出る等である。呉昆は『医方考』巻三の中で「夫レ面色萎白ナレバ則チ之ヲ望ンデ其ノ気虚スルヲ知ル。言語軽微ナレバ則チ之ヲ聞キテ、其ノ気虚スルヲ知ル。四肢無力ナレバ則チ之ヲ問ウテ其ノ気虚スルヲ知ル。脈来ルコト虚弱ナレバ則チ之ヲ切シテ其ノ気虚スルヲ知ルナリ。是ノ如ケレバ則チ補気ニ宜シ」と四診に際しての気虚の特徴を要約している。

気虚の症状をもう少し細かく分けてみると、

①心気虚では動悸があって横になりたがり、自汗出で舌質淡白、脈は虚弱。

②脾気虚は言語に力なく、呼吸促迫、四肢脱力し、消化力が減弱して下痢、軟便で脱肛しやすい（中気下陥）。舌質は淡白で、時に白滑苔、脈は濡緩。

③肺気虚では顔面蒼白。咳が出て水のような痰や唾が出る。息切れがして話がしにくく、声が嗄れる。自汗があり、舌色は淡白で、舌苔が白い。脈は虚弱。

④腎の気虚では顔色がうす白く、腰背が倦く、下半身の脱力があって聴力が減退する。小便異常（頻尿或は却て尿不利、失禁等）、早漏、不能があって、舌質淡で舌苔は白く薄い。脈は細弱（一般に腎虚は腎陽虚、腎陰虚、腎精虚と分け、腎気虚、腎血虚という言い方はしない。腎の気虚は腎陽虚の症状に当る）。

⑤肝気虚は存在するかという議論がある。肝気は実して鬱結し易く、肝血は虚して不足し易いのが肝の特徴だからである。肝気が不足した状態では、症状は脾気虚に似るが食欲はあるのに耐えられない位体が倦く、気力が萎え、しびれがある。舌質は淡、薄白苔があって中央に裂紋があり、脈は虚大で無力である。

⑥自汗し悪風があって、感冒に罹患し易いのは衛気虚の証である。

四君子湯 （漢方常用処方解説１６０頁参照）

　組　成

　人参、白朮、茯苓、甘草、生姜、大棗。

　病　態

　脾胃は後天の本で、気血営衛の源泉である。脾胃が虚弱であると消化吸収が十分に行なわれず、五臓六腑は水穀の精微を裏けることが出来なくなり、気虚の証を現わす。従って補気に際しては、必ず脾胃の手当てから着手すべきである。本方は補気の基本方剤とされ、多数の補気剤が四君子湯より展開して立方されている。

方　義

　人参は性味は甘温、脾と肺の二経に入り、能く一身の元気を補う故に、本方の君薬である。

　白朮は味苦甘、内経に「脾ハ湿ヲ苦シム、急ニ苦ヲ食シテ之ヲ燥ス」とあるので、苦味の薬物は能く湿を燥し、一方、甘味の薬物は脾を補う。脾が虚すと消化吸収の働きが低下し、湿痰が消化管に停滞するので、苦甘の白朮は脾を燥し、気を補う要薬で臣薬である

　茯苓は性味は甘平。脾を健かにし湿を滲す。佐薬である。

　甘草は甘平。補脾益気に長じ使薬となす。

　以上、四薬はいずれも性味甘温にして、①働きが緩かで、補うに際しても峻補するものではなく、卒暴の危険が少ない。補の効果が確実で、秀れた平補剤である。②また脾の正気を扶け、胃の津液を四臓に輸布させる、己れは何も得ず、総てを他に分ち与えるが如し。これらの処から性君子の如しとして、四君子湯と呼ぶものである。

　四君子湯は人参湯去乾姜加茯苓生姜で、人参湯の加減方である。いずれも脾胃虚弱の証を治す方剤であるが、人参湯は脾胃虚寒、即ち寒証を治すことに重点が置かれているので、乾姜を用いる。一方、四君子湯は脾虚による全身の元気不足を治そうという方剤であるから、その主眼は補気に置かれている。従って補脾益気の人参を主薬とし、そこでは寒証はあまり問題にされないので、乾姜は用いず、代りに滲湿の茯苓と止嘔の生姜を加える。脾は湿を悪むので、この湿を茯苓で滲出してやれば自ずと脾は健かとなり、人参の補脾益気の効果を益々助けることになる。また滲湿の働きにより、気が脾胃に滞るということがない。非常に巧みな配剤で、一味の加減が方剤の働きを見事に転換させる実例である。

六君子湯 （漢方常用処方解説１６２頁参照）
組　成

人参、白朮、茯苓、陳皮、半夏、甘草、生姜、大棗、即ち四君子湯加陳皮、半夏である。

　病　態

　脾と胃は表裏一体の関係にある。今脾気が虚し、水穀を消化吸収する力が衰える（四君湯証）と、次には胃の機能も失調し、胃気が下降しなくなるので、四君湯証の症状に加えて悪心、嘔吐、呑酸嘈囃など胃気上逆の症状が見られるようになる。更に「脾ハ生痰ノ源」であり、脾の消化吸収の働きが悪くなると、消化管内に痰飲が停滞貯留するので、腹満、胃内停水、腹鳴、下痢、軟便など脾胃湿痰の症状が現われてくる。またこの状態は元来脾胃虚弱の傾向の人が、水分の多い食物を好んだり、飲物を過飲しても生ずる（果物の食べ過ぎ、お茶の飲み過ぎ、コーラ、ジュース、ビール、水割り等々、われわれの周囲には水飲過剰になり易い誘惑が無数にある）。

　脾胃の痰飲が過剰になると、次には脾と母子関係にある肺に痰飲が及び易く、咳嗽、喀痰、喘鳴等、肺痰の症状を起し易くなる。（「肺ハ貯痰ノ器」である）

　日本人には脾虚痰飲証が多い。一体に水分を摂りすぎる傾向があるのに加えて、外の湿気が多いため、水分も排泄され難く、体の中に水が貯り易い。

　六君子湯は脾胃気虚の証に脾肺の痰飲の症状が加わった症候を治す。即ち「脾胃健カナラズ、飲食ヲ思ワズ」に加えて、「或ハ胸膈利セズ、或ハ膨脹シテ呑酸ヲ吐シ、大便実ナラズ」（医学正伝）といった症状である。脈は脾胃気虚を反映して沈弱。脾胃湿痰を反映して舌は湿潤して時に胖大、舌苔は厚く或は膩。熱証はないので舌質は淡、舌苔の色も白い。

　方　義

　陳皮は性味は辛苦温。理気燥湿の効能が強い。従って「中（胃）ヲ調エ、膈（胸）ヲ快クシ、滞ヲ導キ痰ヲ消ス」（本草備要）。

　四君子湯に陳皮一味を加味したものを異功散といい、脾気虚に

気滞の加わった証、即ち脾の消化吸収の力が衰え、胃の機能が失調して胃気が下降しなくなった状態を治す。

半夏は性味辛温、「湿ヲ除キ痰ヲ化ス」と共に、「逆気ヲ下シ、煩嘔ヲ止ム」（本草備要）。

従って六君子湯は四君子湯の健脾益気の功に加えて、理気降逆、利湿化痰の効果が加わっている。

陳皮と半夏を加味することにより、本方は四君子湯合二陳湯になっている。二陳湯は祛痰剤の基本方剤で、『医方集解』には「一切ノ痰飲病ヲ為シ、咳嗽、脹満、嘔吐、悪心、頭眩、心悸スルヲ治ス」とあり、その加減味の項に「痰ヲ治スルニハ二陳（陳皮半夏）ヲ通用ス」とあって、「本方ニ人参、白朮ヲ加エ六君子湯ト名ヅク、気虚ニシテ痰有ルヲ治ス」と逆に六君子湯は二陳湯から出た加味方の一つに挙げられている。

六君子湯の加味方

六君子湯は用い易く服用し易い名処方で、これを基本に多くの加減方や合方が作られている。日常よく用いられる加味方を挙げる。

香砂六君子湯

六君子湯に辛温で理気止痛、温胃止嘔の砂仁（縮砂）と、辛平、理気解鬱の香附子、辛苦温、理気、止痛、止嘔、止瀉の藿香を加えたもので、脾胃気虚の証に加え、胃に寒湿があって噯気、嘔吐、腹満、下痢のある者を治す。

柴芍六君子湯

六君子湯に柴胡（疏肝）と白芍薬（柔肝、斂陰、鎮痙）を加え、脾虚湿痰の上に肝気鬱結して脾の働きを失調させ（木乗土虚）、下痢、腹痛などを起した者を治す。（四逆散、柴胡疏肝湯、通瀉要方などよりもう一段脾虚の強い者、柴胡桂枝湯証よりも湿盛の者か？）。

帰芍六君子湯

脾胃虚すれば、脾胃が肝血を養わず、血虚を生ずる。

六君子湯に補血の当帰、養陰の白芍薬を加え、脾虚湿痰に加えて、血虚があって月経不調、或は腹痛する者を治す（当帰芍薬散去川芎、沢瀉加人参、甘草である）。

補中益気湯（漢方常用処方解説１６４頁参照）

組成

黄耆、人参、甘草、白朮、当帰、陳皮、升麻、柴胡、大棗、乾姜。

病態

飲食の節制を怠る、寒温不適、或は労倦（過労）に陥ると、先ず脾胃を損傷し、脾気が虚す。『素問』経脈別論第二十一に「脾気ハ精ヲ散ジ上リテ肺ニ帰ス」とあるように、脾気は肺に升提され、肺で真気が生成される。五行の上でも、脾と肺は母子即ち相生の関係にある。もし脾気が虚すと次に肺が虚し、真気が生成されなくなる。肺が虚すとその子臓である腎を滋養できなくなる。一方、腎と心とは相克の関係にあり、腎陰が虚すと心を制禦できなくなり、心火が内熾する。心火上炎する時は心火が肺の気陰を消灼する（火旺克金）。脾胃論ではこの間の事情を「脾胃ノ気衰エレバ元気不足シテ心火独リ盛ンナリ」と述べている。この時の心火は正常な君火ではなく、腎に下流して相火（下焦の腎や三焦に生ずる火）を刺激してこれを壮んにし、即ち壮火（非生理的な亢進した火）を生ずる。「少火（正常な火）ハ気ヲ生ジ壮火ハ気ヲ食ム」のたとえの通り、壮火は全身的に虚熱を生じ、洪脈、煩熱、喘咳、頭痛等の一見実証の外感熱病の如き症候を呈することがあるが、実は脾虚による内傷である。従って本方は内経に曰う「虚スル者ハ之ヲ補イ、労スル者ハ之ヲ温ム、下ス者ハ之ヲ挙グ」の治療原則に従って、補気剤と甘温と升陽の剤を以て立方された内傷治療の代表的処方である。

本方証は過労、不節制、ストレス、虚弱体質、老齢、大病などが原因となって脾胃が傷られ、真気が生成されなくなり、その結

－147－

果、全身にエネルギー不足の状態が起こり、それに対し代償性に仮性の興奮状態が起るため、虚熱を生じたり、或は外邪に対する防衛力が著しく低下して、様々の病症を生ずるものである。本方は気虚の発熱と衛気不足を主治する。

　方　義

　黄耆、甘温。本方の君薬である。脾が虚すと必ず肺気が絶す（五行相生で母が虚せばその子も虚す）ので、真気の本である肺を補うと共に、皮毛を護り、腠理を閉じて自汗を防ぐ。

　人参、甘温。大いに脾気を補い、虚火を瀉す。

　甘草、甘平。炙甘草を用いる。三焦の気を補い、表寒を散ずる働きがある。

　当帰、甘辛温。気が虚すと当然血にも波及するので、当帰で血を補う。

　陳皮、辛苦温。清濁の気が脾中に乱れ干渉し合うのを通利し、升麻、柴胡の升提作用を助ける。

　升麻、辛微苦温。陽明の気を昇提する。

　柴胡、苦微寒。少陽の気を昇提する。

この2剤の働きは昇提作用であるから、用量は少量に止める。

　一説に升麻は解毒、柴胡は疏肝作用で、昇提するのは人参と黄耆であるとする説を現代中医学の陸幹甫氏（故人）は唱えているが、何如なものであろうか。

　白朮、苦寒温。脾を補い、湿を燥す。黄耆に似て汗を制禦する働きがある。

　生姜、大棗は補脾、『脾胃論』には記されていない、適宜に加える。（昔は姜、棗は自家栽培の品を用いたのである）。

　症　状

『療治経験筆記』（津田玄仙）に出てくる有名な本方応用の八項目、即ち

　1）手足倦怠、2）言語軽微、3）眼勢無力、4）口中生白沫、

　5）失食味、　6）好熱物、7）当臍動悸、8）脈散大而無力、

は実は玄仙の創説ではなく、師の饗庭周軒が唱えたものである。

主訴は倦怠感、疲れ易い、特に足が疲れて重いという者が多い。全体の印象は元気がない。中には気力が落ち込んでいるという印象を受ける者も多く、帰脾湯との鑑別に迷う例も少なくない。

舌証は淡白〜淡、湿潤しており、薄い白苔（脾気虚或は気血両虚）。脈は一般に散大無力の脈証とされる（心腎陰虚）。或は芤脈（失血亡精）とされるが、実際にはあまり見ない。実際は沈弱（気虚）、時に弦（気血不和）の脈をよく見る。

腹証、軟弱無力、臍の上で動悸を触れる（強い脾気虚の証）。

加減方

原典の『脾胃論』や汪昂『医方集解』には豊富な加減方が記載されている。そのいくつかを抜粋すると、

1）脾虚に湿痰の証が顕著な者は調中益気湯（黄耆、人参、蒼朮、陳皮、升麻、柴胡、木香、炙甘草）、即ち補中益気湯去白朮当帰加蒼朮木香である。

2）風寒の頭痛には調栄養衛湯（補中益気湯加羌活、防風、細辛、川芎）

3）清陽不昇の頭痛には順気和中湯（補中益気湯加白芍、細辛、川芎、蔓荊子）

4）喘咳に味麦益気湯（補中益気湯加五味子、麦門冬）

麦門冬は肺の陰虚を補い、生津止咳、心肺を清熱し、五味子は肺気を収斂し、止咳定喘。二薬で肺を滋陰潤燥する。

5）陰虚内熱の証があれば補中益気湯加黄柏生地黄。即ち清虚熱の黄柏と滋陰清熱の乾地黄を加味する。

啓脾湯 （漢方常用処方解説166頁参照）

組 成

人参、白朮、茯苓、甘草、山薬、蓮肉、陳皮、山査子、沢瀉。通常これらに生姜、大棗を加える。

病 態

脾は「後天ノ本」であり、諸臓腑、百骸皆脾胃の気を受けて生理機能を営んでいる。脾が健全に働き、胃気が調和していれば、摂取された飲食物はよく消化吸収され、気血と化し、営衛を巡り、全身をくまなく滋養する。もし飲食の節制を怠り、起居に常なく、妄りに労を為して脾胃が損耗されると、水穀は消化されず、水飲は脾胃に停滞して、湿痰となって下痢や嘔吐などの症状を生じ、また水穀の精微は全身に輸布されなくなるので、全身の栄養状態が悪化して、無気力やるいそう、消耗などの症候が生じる。従って雑病（慢性病）の治療に於ては、宜しく脾胃を補い、この働きを回復させてやる事を第一とすべきである。

汪昂は「脾ヲ治ス者ハ、其ノ虚ヲ補イ、其ノ湿ヲ除キ、其ノ滞ヲ行ラシ、其ノ気ヲ調ウノミニテ已ム」と総括しているが、これが脾胃の病症治療の原則である。

　方　義

啓脾湯の処方名は脾を啓く（力をつける）という意味のようである。本方は脾気虚治療の基本方剤である四君子湯の加味方であり、また脾虚に湿痰の証が加わって下痢、嘔吐、るいそうを治す参苓白朮散（和剤局方）より薏苡仁、白扁豆、縮砂、桔梗を去り、沢瀉、山査子（それに姜棗）を加えた加減方で、方意は参苓白朮散と殆ど同意と考えられる。

人参、白朮、茯苓、甘草は即ち四君子湯で脾陽を補い脾胃気虚を治す。

山薬と蓮肉は共に脾陰を補益して止瀉する働きがある。さらにこれらに茯苓と白朮が加わると、脾陰虚を補滋して下痢を止める効果が一層強化される。

即ちこれらの諸薬で脾陽と脾陰を共に補い脾胃の消化機能を回復し、気血を全身に輸布させる。

山査子は消導薬（消化機能を増強して食滞を治す）で、気を巡らし、積滞を除去し、消化を助ける要薬である。従って食積による腹部膨満、消化不良、食欲不振を治し、また炒って炭化させる

と下痢を止める働きがある。

　沢瀉は利水薬であり、余分な水飲を尿中に排泄する働きがあるので、脾気虚によって生じた痰飲を茯苓、白朮と協力して滲湿する。つまり脾と共に腎の方の水分代謝も調え、下痢を止める。

　陳皮は脾が虚したため、気が滞って行らなくなったのを治す、理気薬である。

　全体として本方は脾気虚弱にして消化機能が減退し、食欲不振、消痩無気力、下痢嘔吐する者を主治する。

　李東桓の「脾胃虚スレバ百病生ズ、中洲（脾胃）ヲ調理スルハ其ノ首務也」の原理に沿い、脾胃を回復させて気血を生成させれば諸々の病証は自然に消退するということから、啓脾湯と名づける。

　症　状

　太陰陽明（脾胃）の方剤であり、舌は湿を含み軟かくやや膨満、舌苔は白く滑。

　脈は沈弱（脾気虚）、腹壁軟弱で時に胃内停水。

　臨床応用

　脾胃気虚で湿痰の発生と気血産生不足の病態があり、下痢、嘔吐、食欲不振、無力、時に消耗して体重減少する者。

8 補血剤

血の生成

『霊枢』決気篇三十

「何ヲカ血ト謂ウ。中焦気ヲ受ケテ汁ヲ取リ、変化シテ赤シ、是ヲ血ト謂ウ」

「何ヲカ脈ト謂ウ。営気ヲ甕遏シ避クル所無カラシム。是ヲ脈ト謂ウ」

　同、営衛生会篇十八

「中焦モ亦胃中ニ並ビ、上焦ノ後ヨリ出ズ。此ノ受クル所ノ気ハ糟粕ヲ泌シ、津液ヲ蒸シ、其ノ精微ヲ化シテ上リテ肺脈ニ注ギ、乃チ化シテ血ト為リ以テ身ヲ奉生ス。此レヨリ貴キハ莫シ。故ニ独リ経隧ヲ行クヲ得、命ジテ営気ト曰ウ」

　同、邪客篇七十一

「五穀ノ胃ニ入ルヤ、其ノ糟粕津液宗気ハ分レテ三隧ト為ス。営気ハ其ノ津液ヲ泌シ、之ヲ脈ニ注ギ化シテ血ト為シ。以テ四末ヲ営シ、内ハ五臓六府ニ注シ、以テ刻数ニ応ズナリ」

　（五穀は胃に入り消化されると糟粕、津液、宗気の三つに分れ、三つの通路を行く。営気は脈管中を運行する精気であるが、これは糟粕から津液を絞り取って、之を経脈に注ぎ血液に変化させる。そして四肢を営養し、五臓六腑に流れ、時刻に応じて全身を循環する）

血は全身を営養する

『素問』五臓生成篇　第十

「諸ノ血ハ心ニ属ス。…（心ハ血ヲ主リ、肝ハ血ヲ蔵ス、脾ハ血ヲ統ル）人臥セバ、血肝ニ帰ス。目血ヲ受ケテ能ク視ル。足血ヲ受ケテ能ク歩ム。掌血ヲ受ケテ能ク握ル。指血ヲ受ケテ能ク摂ル」

飲食物の消化と吸収

『素問』経脈別論　第二十一

「食気胃ニ入レバ精ヲ肝ニ散ジ、気ヲ筋ニ淫ス。食気胃ニ入レ
バ濁気ハ心ニ帰シ、精ヲ脈ニ淫ス。脈気ハ経ヲ流レ、経気ハ肺ニ
帰ス。肺ハ百脈ヲ朝シ、精ヲ皮毛ニ輸ス。毛脈精ヲ合シ気ヲ府ニ
行ル。府精神明ニシテ四蔵ニ留マレバ、気ハ権衡ニ帰ス。権衡以
テ平ラナレバ、気口ハ寸ヲ成シ、以テ死生ヲ決ス。

飲胃ニ入レバ、精気ハ游溢シ上リテ肺ニ輸ス。脾気ハ精ヲ散ジ、
上リテ肺ニ帰ス。水道ヲ通調シ下リテ膀胱ニ輸ス。水精四布スレ
バ五経ハ並ビ行リ、四時五蔵陰陽ニ合シ、揆度以テ常ト為ス也」

（胃に入った食物の上澄部分は肝に送られ、筋を栄養する。濃
厚な部分は心に送られ、その中の精（栄養分）は経脈に入り、肺
に送られる。肺には総ての脈が集散しており、精気を全身の皮毛
にまで行き亘らせている。これらの精気は皮毛の細い脈から再び
経脈に集められ、臓腑を栄養している。このようにして脈中の精
気は全身を循環し、栄養を全身に行き亘らせている。その結果全
身の平衡が保たれるので、全身の健康状態は気口の脈に現われ、
寸口の脈をみれば、死生の工合を診断することができるのである。

また液体は胃に入った後、微細な精気（栄養素）は脾に送られ、
そこから精気は発散して肺に昇って行く。肺はまた全身の水分代
謝を調節し、水を全身に行らせて、最後は膀胱にこれを集める。
体液の精は経脈を流れて全身にくまなく行きわたり、四季、寒暑
の変化や五臓六腑の陰陽の状況に応じて常に適切な調節作用を行
い、正常な生理状態を保持している。）

これら原典の記す処に拠って解釈すると、血は脾胃によって消
化された飲食物の中の精微な営養物（水穀の精微）と津液（体液
成分）とが結合吸収され、これが経脈の中を心肺へ運ばれ、さら
に肺の働きによって赤変して血（営血）と化す。血は生成された
後は全身の経脈に入り、絶え間なく全身を循環して五臓六腑及び
器官や組織を営養し滋潤する。

血は心によって推動され（心主血）、肝の貯蔵作用によって供
給量が調節され（肝臓血）、脾の統摂作用によって経脈から逸脱

— 153 —

せず脈中を巡る（脾統血）。

　血は気の働きによって循行する。気が不足（気虚）したり、或は気の巡りが滞る（気滞）と、血行が悪く（瘀血）なったり、津液が滞積（水腫）する。

　血　虚

　血が不足した病態を血虚と称する。血虚には体内を循環する血液量が不足するものと（一般的血虚）、人体の特定の部位で血液の持つ営養滋潤の作用が十分に行なわれない場合（部分的血虚）とがある。

　全身の血虚は

　（1）脾胃の消化吸収の機能が障害されたり、不十分な為、飲食物の中の水穀の精微を血液に化生できない時。

　（2）失血多量で新血の生成が間に合わない時。

　（3）瘀血が去らない為に新血を生じ得ない時、などに生ずる。

　一般的な血虚は望診して、全体的に栄養状態が悪く、皮膚枯燥して口唇や爪の色艶が悪く（渋紙様）、時に脱毛が著しい。舌は淡白やや乾燥気味萎縮性で、舌苔は無いか白く薄い。脈は細い。

　自覚症状では動悸、めまい、立ちくらみ、閃輝暗点、不眠等の愁訴が見られる。血虚では一般に熱症は見られない。血虚が更に進行して、営血津液が共に枯渇して消耗脱水する段階（陰虚証）に至ると、始めて虚熱の症状が出現する（陰虚火旺）。

　補　血　剤

　血の不足を補い血虚の証を治療する方剤を補血剤といい、八法のうちの補法に属する。常用生薬は地黄（熟）、当帰、芍薬（白）などである。

四物湯（漢方常用処方解説１７０頁参照）

　組　成

　当帰、地黄（熟）、芍薬（白）、川芎。

　病　態

— 154 —

気と血は人体を構成し、生理機能を遂行する二大基本要素である。従って不足の病態に際し補うべき基本は気か血、或はその両者である。

　一切の補気の方剤は四君子湯より出で、一切の補血の方剤は四物湯を起源としている。

　気は陽で無形であり、血は陰で有形であるが、両者は相互に依存し補い合って密接不可分の関係にある。営血が経脈中を循行できるのは気の活動力によるものであり（気ハ血ノ帥）、またその気の活動力は営血が与える営養分から生み出されるものである（血ハ気ノ母）。従って血を生じ血を養うには、生血の心、臓血の肝を補うだけでなく、気を生ずる二大本である脾と腎にも配慮する必要がある。

　方　義

　四物湯は補血の基本処方であり、婦人理血調経の要方である。『和剤局方』を出典としているが、処方構成は『金匱要略』の芎帰膠艾湯の減味方である。しかし一説によると唐代の『理傷続断方』という書に、「四物湯、凡ソ傷重ク腸内瘀血有ル者此ヲ用ウ。白芍薬、川当帰、熱地黄、川芎、上等分シ毎服三戔。水一盃半、煎ジテ七分ニ至リ、空心ニ熱服ス」とあるそうで（『古今名方発微』より）、これから類推すると、四物湯の処方は更に古く、或は『傷寒・金匱』の時代に已に行なわれていた可能性もある。

　四物湯の処方内容は簡潔で、無駄なものは何一つなくその薬味の配合は極めて精妙である。

　当帰は甘温。心脾に入り血を生ず。（和血）

　地黄は甘平。心腎に入り血を滋す。（補血）

　芍薬は酸寒。肝脾に入り血を養う。（斂血）

　川芎は辛温。肝と心包に入り血を行らす。（活血）

　この中で地黄と芍薬は血中の血薬であり、当帰と川芎は血中の気薬である。従って地芍は帰芎をよく温補してこれを阻滞させず、一方芎帰は地芍の助けによって血を損傷させず、巡りを良くする。

四薬が互に調和し、陰陽相助け合って養血、活血、和血の作用を発揮している。即ち臨床的には血虚をよく補い、血滞をよく行らし、血枯をよく潤し、血溢をよく止める。

加　減

血虚の治療には、熱地黄、当帰を重用する（熱四物湯或は陰四物湯）。血枯（燥）の著しい者には川芎は減量するか除く。

血滞の甚しい者に対しては生（乾）地黄と赤芍薬を用い、当帰と川芎は等量にする（生四物湯或は陽四物湯）。

血熱の有る者には生（乾）地黄を重用する。

瘀血の有る者には当帰尾を用い、赤芍薬を重用し、乾地黄の分量を少くすることによって血の凝滞を防ぐ。

また月経前には生四物湯、月経後には熱四物湯にする。

妊娠前には地黄、芍薬、当帰を用い、川芎の用量を少くする。出産後は当帰、川芎を要薬とし、地黄、芍薬は症状に応じて適宜に用いる。

四物湯を体質改善などの目的で長期に連用するに際しては、季節による加減を行うことがある。即ち

春は川芎を倍にして防風を加え、以て風寒を散じ、湿痺を除く。

夏は芍薬を倍にして黄芩を加え、以て清熱燥湿し、瀉肺清腸をはかる。

秋は熱地黄を倍にして天門冬を加え、以て養陰と清熱、潤肺をはかる。

冬は当帰を倍にして桂枝を加え、以て補陽散寒して血脈を温通させる。

使用目標

臨床上の運用に際しては、①唇や爪に華かさ（血色）がなく、②舌質淡、③脈細、の三点を弁証の要点とすべきである。

脾胃虚弱で下痢軟便の者には使用を見合わせるべきである。

（四物湯の項に関しては主に揚升三『長江医話』１９８９年、及びその他の二、三の文献を参考にした）

芎帰膠艾湯 （漢方常用処方解説172頁参照）

組　成

当帰、地黄（乾）、芍薬（白）、川芎、艾葉、阿膠、甘草、即ち四物湯加艾葉、阿膠、甘草である。

病　態

『金匱要略』婦人妊娠病篇の条文（原典）によると、

「婦人漏下スル者アリ、半産後因リテ続イテ下血スベテ絶エザル者アリ。妊娠シテ下血スル者アリ。モシ妊娠シテ腹中痛ムハ胞阻タリ。膠艾湯之ヲ主ル」

これらは婦人の不正性器出血の種類を列挙し、これらが総て芎帰膠艾湯で主治されることを述べている。

漏下とは月経期間中でもないのに少量の出血が持続するもの、或は一説によると月経が停止した直後から、また血が下って止らないものをいい、原因は衝脈、任脈が固まらない故とされる。（任脈、衝脈は共に月経を調節し、また任脈は胎児を孕育する働きがある）

半産とは妊娠三カ月以後、胎児が形成されてから流産するもの。その後も出血が止らないのは、衝脈、任脈が損傷され、気が血を調節できなくなることに因る。

胞阻とは妊娠後、腹痛し時に出血する病症で、気血が和せず、即ち血が虚して気が巡らないため、胞胎（妊娠子宮）の発育が阻害されて起こる。

以上より、本方の証（病態）は、衝任が虚して、その結果気血が整わず、経気が巡らず、陰血は虚して、その為に月経が順調に行なわれなかったり、正常な妊娠が維持できず、症状としては不正性器出血、妊娠中の出血、腹痛（従って月経不順や月経困難症、切迫流産など）を生ずるものである。

方　義

四物湯により血虚を治すと共に、活血、調経止血の作用を持つ。

艾葉は苦辛温。温経止血と安胎効果を有す。『本草備要』によ

ると「子宮ヲ煖メ諸血ヲ止ム。経ヲ調エ、胎ヲ安ンズ」の働きと共に「純陽之性、能ク垂絶之元陽ヲ回ラス」とあり、陽の薬で陰証に用いられる。

阿膠は甘平。和血、補陰の要薬である。

甘草は甘平。諸薬を調和し、諸薬の薬効を高め、脾胃を補う。また芍薬（白）＋甘草は芍薬甘草湯で、急迫を除し、鎮痙鎮痛の効果が強い。

また本方より地黄を去り、温経散寒通経の桂枝、呉茱萸、活血化瘀の牡丹皮、補陰の麦門冬、補気健脾の人参、生姜、半夏を加えると温経湯（衝任虚損して下焦虚寒、瘀血有りて新血生ぜず為に血虚するを治す）となる。

本方は全体に温補の作用が顕著で、寒性はない。従って血虚して月経不調、出血を治す薬であって、温経湯のように瘀血や血虚が進行して、陰虚内熱に至った症候（虚熱の症候）には用いない。

臨床応用

月経不順や過多月経、或は切迫流産等による不正出血や腹痛に用いるが、血虚に因るものに限るべきで、子宮筋腫や子宮内膜症、子宮附属器炎等の瘀血や血熱或は陰虚火旺による出血に用いてはならない。

当帰飲子 （漢方常用処方解説１７４頁参照）

組　成

当帰、地黄（熱）、芍薬（白）、川芎、何首烏、荊芥、防風、蒺藜、黄耆、甘草、即ち四物湯の加味方である。

病　態

血虚生風して肌膚枯燥し（皮膚の萎縮、分泌腺の分泌低下、皮膚乾燥、落屑）、搔痒を生じる者を治す方剤である。

肝は血を蔵す、従って血虚のある時は先ず肝血が不足する。肝に於ては肝血（肝陰）は肝気（肝陽）を滋養すると共に、肝気が昇動しないように抑制している。従って血虚して肝血が不足すれ

ば肝陽は肝陰の抑制を受けず昇動し（肝陽化風）内風を生ずる、また血虚すれば燥となり風を生じる。これを血虚生風と称している。〝風〟は様々な症状を呈するが、皮膚に於ては掻痒やしびれ感、感覚異常等を呈する。

血虚と風症が共にあれば、皮膚では肌膚枯燥と皮膚の強い掻痒の症状を生じる。

　方　義

血虚治療の基本方剤である四物湯に祛風薬、止痒薬、それに補気薬を加えた処方である。

熱地、当帰、白芍、川芎は四物湯である。

何首烏は性温、苦甘渋。肝腎を補い滋陰補血の働きがある。古人はこれに加え、養血熄風の働きがあるとしており、血虚血燥による皮膚疾患には古来よく用いられている。この目的には生何首烏が良いとされている。

蒺藜は性温、辛苦。肝気の鬱結を疏散（疏肝解鬱）すると共に、肝経の風熱を疏散して目の充血や皮膚の掻痒を除く働きがある。何首烏と蒺藜（白）を合わせると、腎気を補い、肝陽上亢を鎮め、風熱を散ずる働きをするので、祛風養血止痒の効果を現わす。

荊芥と防風は発表散風の働きをする。この二薬を配合すると相須の関係になり、麻黄と桂枝の配合のような解肌発表作用を現わすが、これらより燥性が少ないので津液を傷ることなく、血虚によって生じた肌膚枯燥と掻痒を治すのに適している。

黄耆は脾肺の気を補い、肌を生ず。『本草備要』によれば「汗無キハ能ク発シ汗有ルハ能ク止ム。分肉ヲ温メ、腠理ヲ実シ、肺（皮膚）気ヲ補イ、陰火ヲ瀉シ、肌熱ヲ解ス」とあるので、皮膚の栄養、分泌機能の調整、乾湿の調節、清虚熱、止痒と巾広く働く。

　臨床応用

皮膚が乾燥してガサガサして小皸裂があり、粉のような落屑があり、強い掻痒があって抓きむしると発赤して益々痒く、灼熱感

や掻破性の出血を生じるような皮膚疾患に用いる。老人性皮膚掻痒症や、アトピー性皮膚炎の乾燥型、落屑期にも用いる。

湿潤性、滲出性、或は実熱型（血熱、湿熱）の皮膚病変には禁忌。

七物降下湯（漢方常用処方解説176頁参照）

組　成

当帰、地黄（熱）、芍薬（白）、川芎、黄耆、黄柏、釣藤鈎、本方も四物湯の加味方である。

病　態

本方は大塚敬節先生が御自身の高血圧を治す為に創製された処方であるが、処方構成並びにその働きを見ると血虚して肝風内動し、その結果、高血圧やめまい立ちくらみといった内風の症状を伴う者を治す。

『素問』至真要大論第七十四に「諸風悼眩ハ皆肝ニ属ス」とある。血虚があって肝血が不足すると肝陰が肝陽を制御抑制できなくなって肝陽が昇動して内風となり、風証の一つであるところののぼせ、めまい、ふらつき、ほてりといった症状を惹き起こす。

現代医学的には細小動脈硬化による脳や腎の虚血による内分泌系（レニン、アンギオテンジン系など）の異常や脳の代謝異常の結果生じる高血圧や、いわゆる動脈硬化性脳循環障害の症状、或は動脈硬化性腎不全の症状と考えられる。

方　義

当帰、地黄、芍薬、川芎は四物湯であり、血虚を治す。

釣藤鈎は性味は微寒、「心熱ヲ除キ肝風ヲ平ラゲ、大人ノ頭旋目眩ヲ治ス」（本草備要）とあり、平肝熄風の作用がある。

黄柏は苦寒微辛。「相火ヲ瀉ス、下焦ノ虚ヲ療ス」とあり、腎陰を補い虚熱を清すので、釣藤鈎と共にのぼせや充血或は高血圧を改善する。

黄耆は甘温で、補気薬である。従って通常の分量では気を補い、

— 160 —

中枢神経系を興奮させて昇圧的に働くとする説もあるが、一般に気と血は相互に協力し、依存し合っているので血虚のある者は必ず気虚が生じるので、気を補う黄耆は有用であるとも考えられる。

最近の中医学の知見では、黄耆に細小動脈を拡張させ血流を改善する働きがあると報告されているが、その目的の為には黄耆は相当大量に用いなくてはならない。黄耆を大量に用いて脳の症状を改善させる例としては、清の王清任『医林改錯』の補陽還五湯がある（黄耆３０～１２０、当帰６、赤芍６、川芎６、桃仁６、紅花３、地竜６）。此方は黄耆と駆瘀血剤による処方であるが、君薬の黄耆は最低３０ｇは用いないと効果がないとされ、気虚を伴う脳の瘀血による脳卒中後遺症や脳動脈の硬化に由来する諸症に有効である。従って七物降下湯も黄耆はかなり大量に用いる方が良いと思われる。もし黄耆により腹満する者は、陳皮を加えるとよい。

臨床応用

顔色が悪く、皮膚につやがなく、四肢のしびれ、めまい、ふらつき等の血虚の証があって血圧が高い、腎にも動脈硬化性の障害や蛋白尿などが見られる者。

（補遺）四物湯加味まとめ

（血虚の治療薬は四物湯を基本とする）

芎帰膠艾湯　血虚の下血。四物湯に止血剤と補陰薬を加味。

当帰飲子　血虚生風による肌膚枯燥掻痒。四物湯に祛風薬と止痒薬を加味。

七物降下湯　肝血虚による肝風内動。四物湯に平肝、清熱、補気剤を加味。

9　気血双補剤

　気血は人体の陰陽であり、人の生命の基本物質である。気は陽で動力であり、血は陰で物質の基礎である。両者は相互に依存し合い、相互に協力し合って働いている。

　生理的な状況下では、血は水穀の精微（脾胃で消化吸収された栄養素）が営気の働きによって肺に運ばれ、肺気の働きによって脈中で、赤変したものである（補血剤の項参照）。また気も水穀の精微が肺に運ばれ、腎気と天気（大気）との結合によって生成された真気より分化したものである（補気剤の項参照）。従って気血は同源である。血は気により生じ、また血が脈中を循環するのは気の推動力によるものである（気為血帥）。しかし一方、気は血によって養われ、その栄養によって始めてその作用を発揮できる（血為気母）。気と血の関係は陰陽互根の関係で互に切り離すことはできない。従って気血のいずれかが不足すれば、その影響は必ず他方に及び遠からず気血両虚の症候を呈してくる。即ち気虚すると血を摂取できなくなるので、血が経を循らなくなって下血、不正性器出血（崩漏）、或は皮下出血等を起こすし、一方血が虚すと気を生じ難く、気虚して全身倦怠感、易労、動悸、息切れ等の症状を現わす。

　気血双補剤は補気剤と養血剤の両方の働きを有し、多くは両者の合方である。気虚と血虚の症候を同時に治す処方構成になっている。

十全大補湯（漢方常用処方解説１８０頁参照）

組　成

人参、白朮　茯苓、甘草、当帰、地黄（乾）、芍薬（白）、川芎、肉桂、黄耆。

病　態

本方は補気健脾の基本方剤である四君子湯と養血活血の基本方

四物湯を合わせた八珍湯（八物湯）に、肉桂と黄耆を加味した処方である。

　陰陽気血は相互に助け合い、補い合っている。大病後、消耗性疾患、或は失血多量の時などは気血両虚の症候を呈する。気血の一方が不足すると必ず他方も不足し、気血両虚となる。気血が虚損すると、諸邪輻輳して百病を生ずる。脾気が虚すと食欲不振や全身倦怠、下肢が重い等の症状が生ずる。肺気が虚すと息切れや言語軽微等の症状が生じる。肝血が虚すと顔色が悪い、眩暈、ふらつき、目のかすみ、手足のしびれや筋肉のひきつれ等が生じる。また心血が虚すと動悸や不眠等の症候を生じる。また月経異常や不正出血を生ずる。本方はこれら気虚、血虚によって生ずる総ての症状を治すことより、十全大補の名がある。

　方　義

　四君子湯は補気、よく脾胃の陽気を補う、或は肺気を補う。

　四物湯は養血、よく脾胃の陰気を養う。或は肝、腎、心の血を補う。

　また肺は気を主る。黄耆は脾と肺の気を補う専薬である。

　心は血を主る。本方の桂枝は肉桂を用いるとある。肉桂は営衛を調え、経脈を温めるだけでなく、桂心（桂の粗皮と肉皮を去ったもの）は心に入り血を補うので、黄耆と肉桂を加えることにより八珍湯よりさらに気血を強く補う。

　症　状

　皮膚は枯燥して色艶が悪い。口唇や舌質の色は淡白、舌苔は薄い。脈は気虚では弱、血虚では細で、従って沈細弱を呈する。

　臨床応用

　気血両虚の者。臨床では大病や手術後など脾胃の虚損より血虚も現わした場合と、出血や早産崩漏等血虚より気血両虚に至る場合とがある。

人参養栄湯 （漢方常用処方解説182頁参照）

組成

人参、白朮、茯苓、甘草、当帰、地黄（熱）、芍薬（白）、桂皮、黄耆、五味子、遠志、陳皮。

即ち十全大補湯去川芎、加五味子、遠志、陳皮である。

病態及び方議

心は血を主り、肺は気を主る。気血両虚の一般的症候に加えて肺気が虚すことにより咳嗽、喘鳴、短気、少気する者、及び心血が虚して不眠、驚悸、健忘等の症候が加わる場合、本方を用いる。

川芎は辛温升浮の性を有し、血中の気薬であるが、「然レドモ香鼠辛散…人ヲシテ暴ニ亡セシム」（本草備要）の性質があり、心虚不安を治す目的には反するのでこれを除く。

五味子は肺気を収斂し、喘を定む。遠志は心腎を補い、志を強くする。陳皮は肺脾気分の薬で、滞を導き痰を消す。即ち理気化痰の薬である。これら諸薬により、気血両虚して精神不安定（心虚）と喘咳（肺虚）を伴う者を治す。

帰脾湯 （漢方常用処方解説184頁参照）

組成

黄耆、人参、白朮、茯苓、竜眼肉、遠志、酸棗仁、当帰、木香、甘草、生姜、大棗。

病態

営血の源は脾が飲食物の営養分の中から消化吸収した精微な養分である。脾は意を蔵し血を統す。心は神を蔵し血を主る。労倦及び過度の思慮は脾を傷る（『素問』陰陽応象大論第三「思ハ脾ヲ傷ル」）。脾が損傷されると生化の源である滋養分（水穀の精微）が吸収されず、営血の生成不足に陥り、心血を養うことができなくなる。従って脾心両虚の証に陥り易い。また脾が虚すと営血を摂取したり血を統制できなくなるので、血が妄行し出血し易くなる（汪昂「血脾ニ帰サザレバ則チ妄行ス」『医方集解』）。

また五行の上で心と脾は母子関係にあるので、脾が病むと子盗母気の法則により必ず心も病んで脾心両虚の証を招来する（汪昂『医方集解』の解説）。

　脾心両虚の証は脾虚によって倦怠感や食思不振、或は貧血、漏中崩下（異常性器出血）等を、心虚の為、不眠、健忘、驚悸（驚き易く落ち着かない）動悸、盗汗などをそれぞれ生ずる。

　方　義

　帰脾湯は脾を健にして心を養う、即ち気を益して血を補う気血双補、脾心両治の方剤である。帰脾湯の名の由来は「血ヲ引キテ脾ニ帰ス」（汪昂）或は脾気を上行させて心血を養うという脾が当に帰すべき姿に帰す処方という意味のようである。

　黄耆、人参、白朮、甘草はいずれも性味は甘温、脾を補い気を益す。脾気を補えば、自然に血も生ずる。

　一方遠志、竜眼肉、酸棗仁、当帰は甘温酸苦、よく血を養い、心を補い以て神（精神）を安定させる。また遠志は腎を養う。腎薬は心に通じ以て心を養う。茯苓は補気と安神の両方に働く。

　木香の働きの一つは大方は甘味の補薬が用いられているため補により滞を生じ易いので、木香の辛散の性で滞を予防する。次に思慮過度の際は必ず五臓六腑の気の巡りが悪くなる。木香の芳香には理気作用があり、よく脾を覚醒させると共に脾胃の働きを高め、諸気の巡りを良くする。木香一味の用い方の巧みなことも本方の特記すべき事項の一つである。

　原典の『済生方』の処方構成は8味で、当帰と遠志が含まれておらず、これを補入したのは明代の薛氏であるとされている。また原方には姜棗はなく、江昂の「医方集解」にも姜棗は記されていない。

　症　状

　非常に顔色の冴えない人（当帰芍薬散証よりさらに顔色が悪い…寺師先生）舌は淡白〜淡紅、湿潤し舌苔はないかあっても薄い。脈は沈細で微弱。腹部軟弱であるが、特有の腹証はない。

臨床応用

貧血症、血小板減少性紫斑病、及び心身症、神経症、うつ症状、不眠症等。脾胃虚弱で本方を服薬し兼ねる病人には、四君子湯と交代に与えるとよい（寺師先生）。

加味帰脾湯 （漢方常用処方解説１８６頁参照）

組　成

帰脾湯に柴胡と山梔子を加味した処方である。

病態と方議

憂思過度によって脾が虚す結果、生血の起源が損われて心血を養うことができず、心血虚を生じ、脾心両虚するのが帰脾湯の証である。この状態がさらに進行すると、心血虚によって心の虚火が上炎し、その結果心陽は下降して腎陽を温め、腎陰は上昇して心陰（血）を養うという心腎相済の協調関係がこわされ、心腎不交の病態を生ずる。心腎不交すれば腎陰は不足して陰虚火旺となり、容易に肝に影響して肝腎陰虚を生じ易い。

一方過度の憂思は肝気鬱結を生ずる。また脾虚があると肝血虚を生じるので、この時の肝は肝気鬱結と肝血虚があり、心腎不交による肝腎陰虚が併存すると、当然肝鬱化火を生じ易い。加味帰脾湯はこのようにして脾心両虚に肝鬱化火を伴う者を治す。

柴胡は疏肝解鬱と清熱に働き、肝気鬱結を去り肝気を条達させる。

山梔子は清熱除煩の効能があり、肝火内鬱を清すと共に、肝火による煩躁の症状を治す。

臨床応用

帰脾湯の証があって、これに虚熱を伴いのぼせ、火照り、煩悶或は五心煩熱、イライラ、易怒、興奮等の症状を現わす場合に用いる。一見、熱症興奮があっても、その実は顕著な虚証である。

－ 166 －

１０　滋陰剤

滋陰剤は陰虚証を治療する方剤である。滋陰は育陰、養陰、補陰あるいは益陰などの用語と同義である。

陰虚とは津液（陰液）が不足した状態である。生理的な状態では陰と陽とは互に均衡し、相互に協調し合う一方、制約し合っている。陰液は寒であり、陽気は熱の属性を有している。今陰液が不足すると陽気は陰液の制約を失い陽亢となり、虚熱、即ち陰虚火旺の症状を呈する。

陰虚の一般的な症状は五心煩熱、午後の潮熱、口渇がある。舌質は柔かく紅いか、深紅色で無苔（鏡面舌）である。脈は細数である。陰虚の病態を現代医学的に見ると栄養不足と脱水により代償性の異化亢進を呈し、発熱した状態である。

陰虚をさらに詳細に見れば、

心陰虚では心悸、健忘、不眠、多夢。舌質淡紅で苔少く、脈細弱。基本処方は天王補心丹（党参、玄参、丹参、茯苓、五味子、遠志、桔梗、当帰、天門冬、麦門冬、柏子仁、酸棗仁、乾地黄）である。

肝陰虚では眩暈、頭痛、耳鳴、夜盲、振せん等があり、舌質紅で乾燥し、弦細数の脈を呈する。基本処方は杞菊地黄丸（枸杞子、菊花、熟地黄、山茱萸、山薬、沢瀉、茯苓、牡丹皮）である。

肺陰虚では咳喘、血痰、盗汗、不眠、頬紅、咽乾口燥、嗄声等があり、舌質は紅く苔は少く、脈細数である。基本処方は百合固金湯（百合、乾地黄、熟地黄、麦門冬、白芍、当帰、貝母、生甘草、玄参、桔梗）である。

腎陰虚では、足腰が倦く痛い。遺精、眩暈、耳鳴、難聴、不眠、健忘、口乾等の症状があり、舌質は紅く苔は少い、脈は細で基本処方は六味地黄丸（熟地黄、山茱萸、山薬、茯苓、沢瀉、牡丹皮）である。

脾陰虚は口唇乾燥して煩渇、食欲減退し失味、便秘がある。舌質乾紅、無苔あるいは地図舌を呈する。

— 167 —

基本処方としては参苓白朮散（人参、白朮、茯苓、山薬、扁豆、蓮肉、桔梗、薏苡仁、縮砂、甘草）を用いる。

六味丸 （漢方常用処方解説１９０頁参照）

組　成
熟地黄、山茱萸、山薬、沢瀉、茯苓、牡丹皮。

病　態
腎は水分代謝を支配する（腎主水）と共に、五臓六腑の水穀の精気（後天之精）を収蔵している（腎蔵精）。腎陰は腎精より生成される。腎に精気が充実していれば、いわゆる，「陰平ナレバ陽秘ス」の状態で、五臓の生理機能は安定して互に調和を保ち、病が発生することはない。

労倦過度、大病、或は房事過度などはいずれも腎精を損耗し腎陰も不足する。腎陰が不足すると、腎陽（命門之火）を制御することが不可能となり、相火（異常な熱）が亢進し、陰虚内熱の症状を現わしてくる。本方は腎陰を滋補し、陰液を増やし、水気を旺んにして、陽気、熱邪を抑制する（壮水制火）代表的方剤である。

本方は北宋の小児科の名医銭乙（１０３５〜１１１７）の創製に成る処方であるが（本方の収録されている『小児薬証直訣』は１１０７年頃の編纂とされる）、銭氏は小児の体は純陽に属し、陰が未発達で、まだ充実していないのが特徴であるので、小児では腎陰不足の証を見ることが多い。従って小児の滋補では腎陰を補うことを基本とすべきであるとし、『金匱』の八味腎気丸より大辛大熱の桂枝と附子を去り、温腎補陽の剤を補陰の方剤に創り替えた。

後世、多くの学者がこの銭乙の考え方を敷衍し、全般的な養陰滋補の基本方剤とするに至り、その応用範囲が拡大され、頻用されるようになった。

註）「腎ハ精ヲ蔵ス」には二通りの意味がある。

一つは五臓六腑の精（後天之精）を貯蔵している。もう一つは腎精即ち生殖や遺伝子に関与する先天之精を貯蔵している。腎精から腎陽と腎陰が生じる。

　方　義

六味とは苦、酸、甘、鹹、辛、淡で、地黄は苦味で腎に入る。沢瀉は鹹味で膀胱に入る。山茱萸は酸味で肝に入る。牡丹皮は辛味で胆に入る。山薬は甘味で脾に入り、茯苓は淡味で脾に入るとする。（王晋三『古方選註』）

汪昂の『医方集解』は「此レ足ノ少陰、厥陰ノ薬也」とし、「肝腎不足、真陰虧損、精血枯竭スルヲ治ス」と肝腎陰虚の薬であると教えている。

熟地黄は腎陰を滋補して精を実す。山茱萸は肝腎を補い、腎精を収斂させる。山薬は脾陰を滋補する。また精を固める。即ちこれら三薬で少陰、厥陰、太陰を補っている（三補）。一方沢瀉は膀胱の気化を促進して腎濁を瀉す。牡丹皮は肝火を清泄する。茯苓は脾胃の湿を制す。これらは三陰を瀉す（三瀉）。三補三瀉、補薬の中に瀉剤を巧みに配合してあるので補して滞らず、実に三陰を平補する妙方というべきである。

六味丸はまだ虚と称しても若干湿熱が滞っている部分が残存する状態を治す。若し、完全な陰虚証で陽実の要素の全くない（無邪）者に対しては左帰飲（熟地、山薬、山茱萸、拘杞子、茯苓、甘草）を用いるべきである。この方は六味丸より沢瀉の瀉性、涼性の牡丹皮を去り補腎の拘杞を加え、腎陰を補する力を強めてある。

六味丸はまた壮水制火の剤ではあるが、虚火亢盛の者に対しては清泄の力が若干不足するきらいがある。そのような時には知柏地黄丸（六味丸加知母、黄柏）、或は大補陰丸（黄柏、知母、熟地、亀板）を用いるべきである。

肝腎陰虚の証の顕著な者は一貫煎別名益肝煎（北沙参、麦門冬、当帰、乾地、拘杞子、川楝子）を用い、肝腎の陰を滋養すると同

時に疏肝理気をはかる。

　症　状

　腰、膝の倦怠、脱力、頭のふらつきやめまい、耳鳴、難聴、口渇、多飲、五心煩熱、遺精、盗汗、血尿、血痰、尿淋瀝、尿失禁等の症状。或は小児の発育不全を治す。舌は紅色乾燥、少苔。脈細数。肌膚枯燥して少腹不仁の腹証が見られる。

滋陰降火湯（漢方常用処方解説１９２頁参照）

　組　成

　地黄、当帰、芍薬（白）、天門冬、麦門冬、知母、黄柏、白朮陳皮、甘草。

　（原典の『万病回春』には生地黄、熟地黄を併せて用いるように指示してある）

　病　態

　元来、脾虚の傾向があり、気血が不足し、腎陰も養われ難い人では、腎陰が虚すと腎陰が心陰を滋養できなくなる（心腎不交）ため、心の相火が旺盛となり、肺を焼灼する。或は熱邪により肺が犯されると肺熱を生じ肺陰虚に陥る。肺は水の上源であるから肺陰が損傷され粛降作用が行われなくなると腎陰虚を生ずる。腎陰虚があると虚火上炎して結果的には肺を焼灼するという悪循環に陥る。その結果、口渇、乾咳、粘痰、血痰、潮熱、盗汗等の症状を呈する。本方は肺腎陰虚を治す方剤である。（滋補肺腎）

　方　義

　乾地黄は腎陰虚を補って清熱する。

　白芍薬は血虚を補って陰気を収斂する。乾地と白芍を合わせると血虚や陰虚で熱を持つ諸症に用いる。

　もし乾地と熟地を配合すると、乾地は清熱涼血、熟地は腎陰を滋養し血分を養うので、陰虚血虚で熱を発する者を治療するのに用いられる。

　当帰は補血、活血の作用。

— 170 —

知母は肺の燥熱を清し、腎陰を補って虚火を降す。

黄柏は虚熱を除いて腎陰を堅固にする働きがある。

知母と黄柏の配合は知柏地黄丸などにも見られるようによく用いられる配合で、両者は相須の関係にある。滋陰降火の効能が顕著に現われるので、陰虚の潮熱、骨蒸、盗汗等の症状のある者によく用いられる。

天門冬の性は寒で、滋陰清熱の効力が強く、腎陰を滋養して清熱する働きに秀れている。

麦門冬の性は微寒で、燥を滋潤して陰虚を補養し、津液を生じ肺胃を補益する働きに秀れている。

天門冬と麦門冬を配合すると相須の関係になるので、陰虚を補って清熱し、潤燥するので、陰虚火旺による津液不足から生じた口渇、燥熱による咳嗽を止める効能が顕著になる。

白朮、甘草、大棗、陳皮、生姜は脾を補い、滋陰の薬効を補佐する。虚熱が著しく津液不足の強い時はこれらの薬味は去り、清熱の貝母や黄芩等を加える。

症　状

肌膚枯燥し乾咳、粘痰、血痰を出す者の慢性気管支炎、胸膜炎など。矢数道明先生の『漢方処方解説』には「皮膚浅黒く、便秘、乾性ラ音のある者」とある。舌は紅、舌苔は乾燥して薄いか無苔。脈は細数である。

滋陰至宝湯（漢方常用処方解説１９４頁参照）

組　成

柴胡、芍薬（白）、当帰、白朮、茯苓、陳皮、甘草、薄荷、麦門冬、貝母、知母、地骨皮、香附子。

病態及び方義

本方は逍遙散の加味方である。病態は気血両虚して肝鬱化火に肺陰虚が加わった者である。七傷（五臓を疲労損傷させる七種の原因）五労（五臓の労損）は総て肝気鬱結を生ずる。元来脾虚が

あり、血の生成が十分でない者が肝気鬱結すると、肝気の疏泄作用が阻害されて、肝血の生成も悪くなり、その結果肝気を制約する力が弱くなるので、さらに肝気鬱結が助長されるという悪循環に陥る。その結果、肝鬱化火し肝火が上亢する。肝火が旺んになり過ぎると、肺金を傷り易い（※木火刑金）、従って肺陰が肝火で焼灼され、乾咳、喀血、血痰、盗汗などの陰虚肺熱の症状を呈してくる。気血両虚する者に肝気鬱結が生じ、肝鬱化火して肺熱を生じ、さらに虚労が進行した者が滋陰至宝湯の証である。

　本方は逍遥散に滋陰潤肺の麦門冬、潤肺祛痰の貝母、肺腎の虚熱を清す地骨皮と知母を加え、さらに理気開鬱の香附子と和胃化痰の陳皮を加味した方である。

　本方証では標は肺にあるが、その本は肝にある。疏肝解鬱の作用を逍遥散より強化して本を治し、清肺潤肺祛痰により標を治す。

　※註）木火刑金　本来ならば肺と肝とは相克の関係にある。肺は気の粛降（下降と敷布）を主り、肝は気の条達（昇発と疏泄）を主る。通常の状態では肝気は上がろうとするのを肺気の下降作用がこれを抑制している（金能制木）。肝熱が逆に肺を侵す状態が木火刑金である。

麦門冬湯 （漢方常用処方解説１９６頁参照）

組　成

麦門冬、人参、半夏、粳米、甘草、大棗。

病　態

胃気は生の本、諸気の源である。従って肺の母気である。若し胃に虚熱を生じ津液が不足すれば、虚火上逆して肺は燥熱を生じ、肺の津液は不足して咽喉不利、大逆上気の症候を呈する。この時は肺を清涼する知母や化痰の貝母を与えても、それらの薬味は反て徒らに肺熱と相争うばかりで、清肺潤燥の効果が現われない。それは標は肺にあるが、燥熱の本は胃にある病態だからである。従ってここでは人参、粳米、甘草、大棗等の胃気を養う薬物を用

いればかえって津液も生じ、その津液は肺に上輸され、肺は自然に滋潤清熱される。

　方　義

　麦門冬湯は胃の津液を生じて肺燥を救い、虚火上逆して咽喉不利大逆上気する者を治す。また本方は胃陰（津液）が不足して虚火上逆し、そのため胃の下降作用が失調して生ずる嘔吐にも有効である。

　麦門冬の性味は甘苦寒で、心経、肺経、胃経に入る。肺を滋潤し、胃気を補益し、心熱を清して煩躁を除く。従って肺熱による咳嗽に用いられ、本方の君薬である。

　人参、甘草、大棗、粳米はいずれも胃を養い、気を益す。胃気が旺んになれば能く津液を生じ、津液上輸して肺に充ちれば、虚火は自然に収まる。

　半夏は性味辛温、有毒、肺経、胃経に入る。本品は辛温降逆、温燥化痰の剤で、本来は脾胃を調えて上逆を降し痰飲を除く主要薬であり、一見清熱潤肺を目的とする麦門冬湯の効能とは相反しているようである。ここで温燥の半夏を甘潤生津の他の諸薬の中に配合して用いるのは、※反治法の一つである※反佐としての用法と考えられる。即ち治療の主体となる薬物の薬性とは正反対の薬性を持つ薬物で補佐することにより、却って主薬の薬効を高める方法である。この意味で本方は仲景の処方構成の巧みな事の例証としてよく引用される。汪昂の『医方集解』はこれを「仲景ハ麦冬、人参、粳米、甘草、大棗ニ於テ大イニ中気ヲ捕イ、大イニ津液ヲ生ジ、中ニ隊ツ。半夏ノ辛温一味ヲ増入シ、以テ咽ヲ利シ気ヲ下ス。此レ半夏ノ功ニ非ズシテ実ニ善ク半夏ヲ用ウルノ功ナリ。古今未有ノ奇ナリ」と評している。

　※注）反治反佐、「素問」至真要大論篇に出づ。大寒証や大熱証に正治法を用いたところ、かえって拒絶反応が出るような場合、寒因熱用（寒冷薬を少し温めて与える）、或は熱因寒用（温熱薬を少し冷やして与える）などとして用いると病人がよ

く受けつける。或は温熱薬に少し寒涼薬を加えるとか、或はその逆に従来の寒薬に少し温薬を加えるといった配薬を用いることがあるが、これを反佐と称す。

症　状

肺胃と陰虚火旺の薬であるから、乾咳、舌紅でやや乾燥薄苔があり、脈は沈細数である。

臨床応用

咽乾口燥して気道が過敏になり、反射性咳嗽、或は喘息、呼吸困難、息切れ（短気、少気）するような場合に用いる。後世方の医家は本方を以て肺癆の主方と為しているが、肺癆の原因は種々で一概には用いられない。肺胃津液不足の証に用い、肺寒痰飲による咳や喘に用いるのは禁忌である。

炙甘草湯（漢方常用処方解説１９８頁参照）

組　成

炙甘草、人参、大棗、桂枝、生姜、麦門冬、乾地黄、麻子仁、阿膠（先の8味を酒と共に煎じて滓を捨て、阿膠を入れて完全に溶かして服用）。

病　態

本方証は、元々、傷寒の邪が太陽病で解されず、病が長びく時、正気は益々虚して邪が太陽経と表裏の関係にある少陰経に伝入したものである。少陰には手少陰心と足少陰腎があるが、邪が足少陰腎に伝わらず手少陰心に伝わる時は、心の陰陽気血が共に虚して心は養われず、心の正気は乱れ動揺する。その結果、気血が円滑に流れず、脈の※結代を生ずるものである。（病邪が少陰腎に伝われば、四逆湯や真武湯証となる）

また心は君主の官で、血脈を主っている。その活動力の源は脾胃が生成供給する気血に依存している。雑病に於て虚労過度、久病虚損があって気血が不足すれば、心は滋養されなくなり、心の

－174－

陰陽気血は虚して動悸や脈結代を生じ、気血を円滑に全身に循環させることができなくなる。

脈の結代は寒凝、血瘀、気滞、痰疸、積聚、津液不足等種々の原因で生ずるが、本方の脈結代は、気血虚衰して、心が血を推動する力を失って生ずるものである。

※註）脈結代　脈拍がゆっくりして弱く、規則的な脱落があるものが結脈で、寒凝、血瘀、気滞、痰阻等で生じる。脈の打ち方が緩く、規則的に欠落し、欠落している時間が比較的長いものが代脈で、五臓の虚による場合が多い。

方　義

本方は心の動悸や脈結代を治す基本処方であるところから、復脈湯の別名がある。処方全体の効能は気血双補、養陰復脈である。

炙甘草の性味は甘温、気を益し、経絡を通じ、気血を利し、よく心の動悸や脈の結代を治すので本方の主薬である。

血虚が存するので乾地黄、麦門冬、麻子仁、及び阿膠を用いて陰血を養い心営を滋す。乾地を多量に用い酒で煎ずることにより、養血復脈の効力が益々顕著になる。気虚が存するので人参、大棗を用いて脾胃を養い気を補う。以上により気血双補する。

桂枝と生姜は共に辛温、傷寒の余邪を散ずると共に能く散じ能く通じ、温経通脈の効果がある。

桂枝と甘草を組み合わせると、桂枝の心陽を通じる働きと炙甘草の心気を補う働きとの組み合わせで、これら二味の配合は辛甘の薬性により陽気を助け、気虚を補って血脈を通じ、心と脾を補うので、胸中の陽気が損われて生じる心動悸や息切れに用いられる。

症　状

気陰両虚があり、息切れ、動悸、脈の結代がある者、或は虚熱と咳嗽があって短気し、虚煩して眠られず、自汗、盗汗、便秘を呈す者が対象となる。舌質紅で舌苔は少くやや乾燥している。脈は結代するか或は虚にして数である。

臨床応用

　上室性或は心室性期外収縮、第１度房室ブロック、或は心臓、神経症、甲状腺機能亢進、貧血症等で生じる動悸や頻脈。

清暑益気湯（漢方常用処方解説２００頁参照）

　組　成

　黄耆、人参、陳皮、当帰、甘草、五味子、麦門冬、黄柏、白朮

　（『医学六要』）李東垣『脾胃論』にある清暑益気湯は上記のものに升麻、葛根、沢瀉、蒼朮、神麹、青皮が加わる。この他『温熱経緯』巻四にある清暑益気湯は、西洋参、石斛、麦門冬、黄連、竹葉、桔梗、知母、粳米、甘草、西瓜翠衣とある）

　病　態

　『素問』五運行大論篇第六十七「南方ハ熱ヲ生ジ、熱ハ火ヲ生ズ。…其ノ天二在リテハ熱ト為シ、地二在リテハ火ト為り、…其ノ性ハ暑為リ。」

　同、挙痛論篇、第三十九、「炅スレバ則チ腠理開キ、営衛通ジ、汗大二泄ル、故二気泄ル」

　暑は夏天の主気で、これは火熱である。暑気は陽邪であるから、升散させる性質があり、人の腠理を開き、大いに発汗させる。従って津液を失なわせ、気を消耗させる。

　また夏期に於ては暑熱だけでなく、湿熱の邪が気を傷り、四肢倦怠を生ずる。

　『脾胃論』「長夏ノ湿熱二胃困、尤モ甚クバ清暑益気湯ヲ用ウルノ論」には「気虚シテ身熱スルハ之ヲ以テ傷暑二得タリ。熱ハ気ヲ傷ル故也」「比レ湿熱ハ痩ヲ為ス。人ヲシテ骨乏シテ力無カラシム」「其ノ天暑湿令ハ則チ一也。宜シク清燥ノ剤ヲ以テ之ヲ治スベシ。経二日ク、陽気ハ外ヲ衛リ固ト為ス也。炅スレバ則チ気泄ス。今暑邪衛ヲ干スガ故二身熱シテ自汗ス」と夏に人の正気を損傷するのは、暑熱並びに湿熱であることを指摘している。

　方　義

本方は暑邪湿熱により気津両虚した者を甘寒の剤を以て清暑益気生津する。黄耆は甘温、暑邪衛を干し、身熱するが故に自汗する時は黄耆を以て之を補うので、これが君薬である。

　人参、陳皮、当帰、甘草は甘微温、中（脾胃）を補い気を益すので、臣薬である。

　「参、耆ハ気ヲ益シテ表ヲ固ム」（医方集解）

　白朮は苦甘温、湿を燥し脾を強くする。補脾燥湿。

　五味子（酸温）、心肺の消耗した気を収斂する。

　麦門冬（甘微苦微寒）肺を滋潤し、胃気を補益し、心熱を清して煩躁を除く。五味子と麦門冬を配合すると滋陰斂気し、肺陰虚、肺気虚による咳や気喘を治す。「虚スル者ハ其ノ化源ヲ滋ス。人参、五味子、麦門冬ノ酸甘微寒ハ天暑ノ庚金ヲ傷ルヲ救ウ、佐ト為ス」（脾胃論）

　「火盛ンナレバ金病ミテ水衰ウ、故ニ麦冬、五味ヲ用イテ以テ肺ヲ保チ、津ヲ生ゼシム」（医方集解）

　黄柏は苦寒。下焦の虚熱を清し、腎水の不足を補う作用がある。

　「腎ハ燥ヲ悪ム、急ニ辛ヲ食シテ以テ之ヲ潤ス。故ニ黄柏ノ苦辛寒、甘味ヲ借リテ熱ヲ瀉シ、水ヲ補ウ」（脾胃論）

　「黄柏ヲ用イテ以テ熱ヲ瀉シ、水ヲ滋ス」（医方集解）

　以上より本方の使用目標（臨床症状）は暑熱を感受し、気津両虚し、身熱多汗、口渇心煩して倦怠少気し、脈虚にして数の場合である。

１１　理気剤

　人体の生命活動とは、つきつめれば気が体内を巡り、或は運動して昇降出入することに他ならない。気は常に運動している微細な物質で、その運動が一旦停上すれば、即ちそれは生命活動の停止、死を意味する。

　気の病理的変化は主に気虚と気滞のいずれかである。

　気虚は既に述べたように真気の不足により惹き起こされる一連の病理変化で、これを治療する方剤が補気剤である。

　気滞は体内の気の運行が円滑に行なわれず、或る部位に停滞する病態であるが、これは気の流れが障害或は停滞させられる狭義の気滞と、本来生理的状態であれば下降すべき胃気や肺気が上逆する気逆とに分けられる。従って気滞を治す理気剤には気の流れを改善したり、気の鬱結阻滞を解する行気剤（和胃理気剤、疏解理気剤）と肺を清粛させて、上逆した肺気を下降させる降気剤とがある。

　気滞は疾病の過程では早期に出現しがちなので、”初病在気”といわれる。また気滞はさまざまな病態と関係している。

　『素問』挙痛論篇第三十九、「百病ハ気ニ生ズルヲ知ル也。怒レバ即チ気上リ、喜ベバ即チ気緩ム。悲シメバ気消エ、恐ルレバ気下ル。寒スレバ即チ気収リ、炅スレバ即チ気泄ス。驚ケバ即チ気乱レ、労スレバ即チ気耗ス。思エバ即チ気結ス。九気同ジカラズ」（肝気は暢かであることを好み、鬱結を嫌う。精神が過度に刺激を受けると肝気鬱結が昂じ、肝鬱化火して逆上する。喜びは人の精神を亢揚させ、心情をのびやかにさせるが、喜びも度を過すと却って精神を散漫にさせ、ひいては不眠、動悸や精神の異常を招来したりする。過度に悲しむと、上焦の気が鬱結して熱と化し、肺気を消耗させる。恐怖は腎気を損耗し、腎に貯えられた精気を下陥させる。寒冷にさらされると気血は凝滞するので、気もちぢこまって流れなくなる。憂慮心労が過ぎると脾気が鬱結し、

— 178 —

脾の消化吸収作用《運化》が傷害される）。

これらはいずれも七情によって気滞が生じ、それが五労に至ることを教えている。

半夏厚朴湯（漢方常用処方解説２０４頁参照）

組　成

半夏、厚朴、茯苓、蘇葉、生姜。

病　態

怒りや憂慮などの感情（情志過多）によって気と痰が胸中に鬱結して散ぜず、咽喉部に凝滞する。或は血分が寒邪に侵され、気血が胸脇に凝滞して血気が和さず、血中の気が咽喉部に浮溢する時には、何か異物が咽に張りついて、吐こうとしても上らず、嚥み下そうとして下がらない。すなわち咽中炙臠或は梅核気と称する症状を呈してくる。

方　義

気と痰は常に一体化していて、切り離すことはむつかしい。故に気滞と痰凝は同時に生じ易く、しかも互いが原因となり結果となって増幅し合う傾向がある。即ち気が鬱するとそこには痰が集まり、痰が凝するとそこに気が結する。痰を除こうとすると気が邪魔をし、気を巡らそうとすると益々痰が生ずるといった具合で、仲々気と痰を片方だけさばくことはむつかしい。こういう時は気を行らせると共に、痰を除く行気化痰の治療が必要である。方中の厚朴は気を巡らせる行気の剤であり、半夏と茯苓は痰を除く化痰薬である。

本方は辛苦温の剤で処方構成されている。辛はよく気滞を散じ、鬱結を治す。苦はよく湿を燥し、逆気を降す。温よく気滞を通じ、痰飲を化す。そこで紫蘇葉、生姜の辛温の剤によって結を散じ、半夏、厚朴の苦温の剤によって湿を燥して逆気を下すので、行気化痰と共に降逆の効能を有すると考えられる。

症　状

痰飲が有る為、舌は白膩苔。痰と気が結すると舌体は膨潤肥大する。気滞と湿痰があるため、脈は沈弦（気滞の脈）或は滑（痰飲の脈）となる。

臨床応用

自覚的な咽喉頭異物感（咽中炙臠）

気逆と痰飲、或は痰気鬱結による総ての症状、神経症、咽喉頭異物感症、神経性胃炎、神経性嘔吐、呑気症、妊娠悪阻、気管支喘息、神経症etc.

燥性が強いので、津液不足、陰虚火旺の病人には禁忌、麦門冬湯証や百合固金湯証と誤らないように注意が必要である。

香蘇散 （漢方常用処方解説２０６頁参照）

組　成

蘇葉、香附子、陳皮、甘草、生姜。

病　態

平素より肝気鬱結や、肝脾の不和等気滞の傾向のある者が風寒の外邪に侵される時には、外感病と気滞の挟雑した症候を呈するので、治療も単純な発表だけではなく、必ず解表と理気を兼ねた治法を用いなくてはならない。

方　義

本方は『医方集解』に「四時ノ感冒、頭痛発熱シ、或ハ内傷ヲ兼ネ、胸隔満悶、曖気シテ食ヲ悪ムヲ治ス」とあるように、表寒証に気滞を兼有する病人を治す処方である。即ち外に風を疏し、内には気を行らす。

蘇葉は本方の君薬で、性味は辛温。辛温のものは能く散ずる。また気薄くして能く通ず。味薄くして能く泄す。従って蘇葉は表に在る風寒の邪を発表解散させると共に気の流れを流暢にし、一剤にて解表と理気の二つの働きを兼有している。

香附子は十二経脈を通行して一切の気を主る気薬の総師で、『医方集解』に依れば「裏気ヲ行ラシテ内壅ヲ消ス」働きにより

— 180 —

蘇葉を助ける理気薬で、本方中の臣薬である。

　陳皮は性味辛苦温。辛なるものは能く散じ、苦なるものは能く泄し、温なるものは能く通ず。即ち本方の理気の働きを増強するもので佐薬である。

　甘草は和胃健脾の働きで、本方の使薬である。甘草はまた香附、陳皮などの理気剤が気を消耗させるのを補気により予防している。

　原典の『和剤局方』には生姜は用いておらず、蘇葉、香附子、陳皮、甘草の四味を末となし、これを煎じ、滓を去って熱いうちに服する。或いは末のまま内服とある。これを後世普通に刻んで煎ずるようになって、生姜を加えるようになったものである。

女神散（漢方常用処方解説２０８頁参照）

　組　成

　香附子、梹榔、木香、川芎、当帰、桂枝、丁子、黄連、黄芩、人参、白朮、甘草。

　病　態

　元来気血両虚の傾向のある人が七情によって肝気鬱結する時、肝血は不足した状態であるので、肝血は肝気の衝動を抑制できず、その結果、肝陽上亢して頭痛、肩凝り、眼の充血、耳鳴り等の症状を生じ易い。肝気鬱結が更に続くと、肝気は肝鬱化火して熱を生ずる。肝火は心に上衝して、心肝火旺を生じる。心は血を主るので心火旺は血熱を生じ、顔面の充血やのぼせ、いらいら、不眠等の症状や著しい時は血熱妄行して鼻出血なども生じる。

　本方は気血両虚の人が七情により気滞を生じ、さらには血熱を生じた病態を治す。

　気血両虚のため、食欲不振、元気がない、目がかすむ等の症状を訴え、肝気鬱結（気滞）のため抑鬱感、胸苦しい、腹満、腹痛等の症状を生じ、さらに心火旺（血熱）のため頭重、のぼせ、イライラ、不眠、肩こり、顔面や眼の充血等の症状を呈する。

　方　義

香附子は性平、味辛、微苦、微甘。帰経は肝経、三焦経。気を巡らして特に肝経の気滞を除く働きに優れている。従って肝気鬱結による胸脇部や胃部の脹痛を取る。

　木香は辛散苦降の剤で、特に三焦の気を巡らせる働きがあり、とりわけ脾胃の気滞をめぐらせる働きがあり、脾の機能を調えて消化を促進する。

　梹榔は気逆を降して積滞を消除する。木香と梹榔を配合すると、気をめぐらせる。香附子、梹榔、木香で疏肝理気をはかる。

　川芎と当帰は血を補養して気を行らせ、瘀血を除く。この二薬に人参を加えれば、気虚を補い、新血を生ずることができる。

　人参は脾気を強力に補い、白朮は脾を調え、補気燥湿の働きがある。人参と白朮を配合すると、健脾益気の効能がある。

　甘草は人参と配合されると相須の働きにより、補気、健脾、養心の作用があるので、脾気虚を治すと共に、心気の不足を補う。

　桂皮は気を下すと共に心血を養う。丁子は温腎と、降逆の働きがあり、上熱下寒のバランスをとる。

　黄連と黄芩の配合は共に清熱作用があるので、二薬を合わせると黄連の心熱を清する作用と黄芩の肺と大腸の熱を清する作用が協同して相須の関係となり、心肺の血熱を清す。

　本方は従って全体として気血双補、疏肝解鬱、理気、に血熱を清する働きが加わっている。

　症状及び臨床応用

　のぼせ、イライラ、頭重、肩こり、腹満、胸脇苦満等の症状が比較的固定している者が多い。舌は辺縁及び先端が紅く、脈は弦細数。更年期障害や、産後の自律神経失調等に用いる。

二陳湯（漢方常用処方解説２１０頁参照）
　組　成
　半夏、陳皮、茯苓、甘草、生姜（原方では烏梅一個を加える）
　病　態

— 182 —

本方は和胃化痰の基本処方である。

痰とは生理的な存在ではなく、水液代謝即ち津液の運行が障害される時に生ずる病理的液体産物を指している。

水穀は胃に入り、腐熱して脾に送られる。脾の働きが旺盛であれば水穀は好く運化され、上昇して肺に帰し、下降して膀胱に達し（『素問』経脈別論第二十一）、湿が停留することはない。今生冷の物を飲食したり、その他種々の原因により脾の働きが弱ると湿を十分制御することが出来ず、痰飲を生ずる。即ち「脾湿ヲ留メズバ痰ヲ生ゼズ。故ニ脾ハ生痰ノ源ナリ」（李時珍）である。

痰飲が停留すると胃気は降下作用を失い、胃気は却て上逆して悪心嘔吐を発する。濁飲が凝集すると清陽が昇らなくなって、頭目眩暈を生ずる。痰飲が心に及ぶと、動悸や不眠を生ずる。痰飲が肺を犯すと、咳嗽と喀痰となる。痰飲が膈に停留すれば、胸膈が痞満する。

方　義

汪昂『医方集解』に「二陳湯、一切ノ痰飲病ヲ為シ、咳嗽、脹満、嘔吐悪心、頭眩心悸スルヲ治ス」とある。

本方は燥湿※化痰と理気和中の働きにより、湿を去り痰を消し、気を行らせ、脾の運化（消化吸収）作用を正常化させることによって、痰飲による諸症を解消させる。特に脾と肺の濁飲を除去する働きが顕著である。

『医方集解』によると「此レ足太陰（脾）、陽明（胃）ノ薬ナリ」

「半夏ハ辛温、体滑ニシテ性燥、水ヲ行ラシ痰ヲ利シ君ト為ス」即ち湿痰を治す要薬である。

「痰ハ気滞ニ因ル。気順ナレバ則チ痰降ル。故ニ橘紅（陳皮）ヲ以テ気ヲ利ス。痰ハ湿ニ因リ生ズ、湿去レバ則チ痰消ユ。故ニ茯苓ヲ以テ臣ト為ス」。即ち理気の陳皮と滲湿の茯苓が臣薬である。

「中和サザレバ則チ痰涎聚ル。又甘草ノ中ヲ和シ、土ヲ補ウヲ

— 183 —

佐ト為ス」。即ち甘草で健脾益気をはかる。

　生姜は半夏の燥湿化痰の働きを助け、咳を止める。また半夏の毒性を制す（相使の関係）。

　これらの諸薬が協同して燥湿、化痰、理気、健脾の効用を現わし、湿痰の証を標本兼治する。

　燥散の性があまりに強過ぎると正気を傷害する恐れがある故に、半夏、陳皮の二品は陳旧のものほど燥散し過ぎる弊害がなく良品とされる。

　※註）化痰　痰飲を排除する治療法。

　加減方

　二陳湯より陳皮と甘草を去ったものが『傷寒論』の小半夏加茯苓湯で、痰飲治療の主方である。六君子湯は二陳湯に人参、白朮を加味した処方である。

　二陳湯に木香、砂仁を加え香砂二陳湯と称し、身体虚弱、胃寒、嘔吐する者を治す。また本方に砂仁、枳殻を加えたものを、砂枳二陳湯と称し、行痰利気の方剤である。

　症　状

　痰飲が内在するので脈は滑、舌は湿潤で白滑苔或いは白膩苔を見る。

平胃散 （漢方常用処方解説２１２頁参照）

　組　成

　蒼朮、厚朴、陳皮、甘草、生姜、大棗。

　病　態

　飲食の不節制や飲水過度或いは湿邪により脾に湿が停滞すると気滞を生じ、脾の働きが阻害され痰飲を生じる。

　脾胃の働きが失調するので胃部の痞塞感や腹部膨満感が生じ、胃気が下降せず上逆するため悪心、嘔吐や呑酸、嘈囃等の症状を生じる。脾気が上昇せず脾の運化作用が障害されるので、食欲不振や下痢、軟便を生じる。濁飲があって清陽の気が上昇しないと、

— 184 —

頭重や口中味覚消失などが起こる。湿邪が四肢に拡散すると四肢が重く、全身倦怠感を感じる。

方　義

本方は脾胃に湿飲が過剰にあり、そのため脾胃の気が巡らず痰飲を生じている者の湿を燥し、理気和中させる。即ち燥湿健脾の基本処方である。脾胃の運行が正常化すれば痰飲は除かれ、諸証は自然に寛解する。

従って苦温で強い燥湿作用を持つ蒼朮が本方の君薬で、燥湿健脾の主薬となる。

厚朴は苦温、燥湿と行気除満の働きがあり、君薬蒼朮の燥湿健脾の働きを助け強化するので臣薬である。

湿邪が旺盛であると気滞を生じ、気滞はまた痰飲を生ずる。気がよく行れば痰飲は除かれるので、理気降逆の作用を持つ陳皮を用いて佐薬とする。

甘草は脾胃を補い諸薬を調和し、また蒼朮、厚朴、陳皮の燥性を緩和するように働くので使薬である。

姜棗は前の四薬を末として煎じる時に加え、煮た後これを除いて温服するように原典では指示されている。これらは脾胃を補い、温中除湿、止嘔の働きがある。

二陳湯は方中利湿剤の比重が大きく燥湿化痰を主効能とするが、平胃散は理気剤が多く用いられ、理気和中が主効能である。

臨床応用

平胃散は種々の胃腸病に広く応用されるが、基本的な適応症は、『景岳全書』に「平胃散、性味ハ辛ニヨリ、燥ニヨリ、苦ニヨリ、能ク消シ能ク散ジ、タダ滞有リ湿有リ積有ル者之ニ宜シ」とあるように、脾胃に痰飲があって、熱証はなく、胃腸の働きが失調して消化不良症状を呈する者である。従って舌は白色粘滑或いは白膩苔があり、脈は緩である。

もし咽乾口苦、舌苔黄等の湿熱証の兆候をみとめる時は、黄連、黄芩等、苦寒の剤を加えて清熱をはかる。

加 減 方

本方は燥湿行気和胃健脾の基本方で、証に応じ沢山の加減方や合方が行われている。代表的なものを一～二挙げる。

藿香平胃散或いは不換金正気散、本方に藿香、半夏を加えたもので、胃寒の腹痛、嘔吐及び四季の傷寒、瘴痢、或いは霍乱嘔瀉に用いる。

柴平湯は平胃散合小柴胡湯で、湿瘧、脈濡、全身疼痛、手足沈重、寒多く熱少き者を治す。

胃苓湯は平胃散と五苓散の合方である。

胃苓湯 （漢方常用処方解説２１４頁参照）

組 成

蒼朮、厚朴、陳皮、甘草、猪苓、茯苓、白朮、沢瀉、桂皮、生姜、大棗、即ち平胃散合五苓散である。

『丹渓心法』『万病回春』『証治準縄』等に出ており、このうち『万病回春』にある処方は芍薬が加わっている。

効能及び臨床応用

燥湿健脾利湿止瀉の効能を有す。

夏期など湿暑に傷られ、飲食が停滞して腹満腹痛し、ひどく下痢泄瀉し、尿不利の者に用いる。

症 例

５８才、女性、呉服行商

職業上、出張が多い。出張先で夜同僚達とビールを飲む機会が多い。今年の夏一日数行の下痢が止まらなくなり、時々腹痛を伴う。下痢は水様性で、烈しく飛び散るようように瀉下する。裏急後重はない。発熱や悪寒はなく、食欲も良好である。腹はカイロなどで温めてやると気持ちがよいが、下痢は止まらない。脈は沈で緩脈。舌は湿潤白膩苔、腹部は軟弱で腸音がある。六君子湯や真武湯を与えたが効果なく、ツムラ胃苓湯７・５ｇ／日を与えたところ３日で下痢はピタリと止った。（著者治験例）

釣藤散（漢方常用処方解説２１６頁参照）

　組　成

釣藤鈎、菊花、防風、茯苓、人参、石膏、麦門冬、陳皮、半夏、甘草、生姜（釣藤鈎は他薬を煎じた後で加える）。

　病　態

　肝に於て肝気（陽）は肝血（陰）によって滋養され、肝血が在って肝気が生じる。また肝血は肝気の働き（疏泄作用）により、全身の臓腑や経脈を滋養する。即ち臓血の作用を果すことが出来る。一方肝気は陽で常に浮揚上昇する性質があるが、肝血が肝気の昇動を抑制している。

　脾虚があると脾の運化作用が失調するので、血の源となる水穀の精微が十分に吸収運化されず、その結果肝血が不足する。また脾に気滞を生じ、痰飲が発生する。

　肝血が不足すると肝気が相対的に偏勝し、肝血が肝気の昇動を十分に制禦抑制できなくなるので、この肝気は脾虚によって生じた痰飲を伴って上衝する（風痰上擾）。そのため、身体動揺、手足の振せん、眩暈等の風症と痰証が出現する。この風証は外感の風邪と区別して※肝陽化風と呼ばれるものである。また肝血の不足（肝血虚）によって臓腑が失調し直接、眩暈、頭痛、ふらつき、耳鳴、手足のしびれ等の内風症状を呈する場合もあり、これを※肝風内動と称する。

　『素問』至真要大論第七四は、これに関し「諸風棹眩ハ皆肝ニ属ス」（およそ風気による病で、ふるえたり目まいがする症状は総て肝に関連しているものである）ここに云う風とは外風ではなく体内より生ずる内風を指している。「諸暴強直ハ皆風ニ属ス」（急激に身体が硬直して動かしにくくなるのは総て風証＝神経症状である）と述べている。

　本方証は脾虚痰飲証のある者が肝血虚して肝陽化風あるいは肝風内動を生じ、内風と痰飲が一緒になって上衝して頭重、めまい、振せん、硬直等諸々の症状を呈するものであると要約できる。

方　義

釣藤鈎は性味寒甘、肝経、心包経に入る。肝風内動を鎮め、内風による痙攣やひきつけを治す。また※肝陽上亢による頭目眩暈を治すので、本方の君薬である。

菊花は微寒、甘、苦、肝経、肺経に入る。風熱を疏散し平肝熄風する働きがあるので、肝陽上亢による頭眩や目昏に常用される。

釣藤鈎と菊花は共に肝の亢ぶりを抑え、風熱を疏散するので、二薬を併用すると肝火を清し、肝風を鎮める効能が強化される。

防風は温辛甘。肝経、脾経、膀胱経に入る。通常表証の風邪と湿邪を除く働きがあるが、肝風（内風）を散ずる目的にも用いられる。或いは内風が外風を招来することも多いので、外風を疏散する防風でこれを予防したとも考えられる。

石膏は寒剤で清熱降火の効能があり、上焦の熱を清する目的で配合され、肝陽上亢して頭中の熱感やのぼせを生じているものを清す。

以上の諸薬で、涼肝熄風定驚をはかっている。

麦門冬は甘苦寒。通常肝を滋潤し、胃気を補益する効能を有すが、肝陰を滋養し、肝陽の上亢を抑制する目的で配剤されていると思われる。

半夏と陳皮の二薬は共に燥湿化痰の作用があり、併用すると脾虚によって生じた痰飲の上逆を降す働きが顕著で、肝陽が痰飲を伴って上衝するのを防いでいる。

茯苓は痰飲を滲泄すると共に安心（精神安定）の効能があり、原典では安神作用の強い茯神が用いられている。人参、生姜、甘草は補脾益気と降逆化痰（生姜）である。

本方証は元来脾虚痰飲のある人がストレス、或いは肝血不足により肝風内動あるいは肝陽上亢を生じ、肝陽が湿痰を伴って上衝し虚熱、頭痛、眩暈、痙攣等の風症を呈するもので、やや脾虚の傾向で、短気、イライラする（肝症）人の高血圧や脳卒中によく用いられる。若し肝腎陰虚の病態が顕著な者には六味丸を合方す

ると良い。

症　状

　肝症を表現して、脈は弦であることが多い。多くの場合、肝陽上亢から風症が生じる故に虚熱証であるから時に細数。舌は脾虚湿盛があるので淡白湿潤して厚湿苔或いは滑苔。眼が充血していることもある。腹部は緊張中等度、心下痞と軽い胸脇苦満、臍上に動悸を触知することもある。

※註）肝風内動とは、肝陰不足の結果、血虚して燥となり血の濡養作用を失うことによって体内で風証が生じるもので、熱証はなく虚証である。その主症状は肝が血を蔵す、筋を主る、眼に開竅する、或は肝経脈は上行して頭頂部に至る、といった肝の生理機能と関係がある。肝陽上亢は腎陰或いは肝陰が不足し、肝陽が偏勝する結果、陰が陽を維持できなくなって上衝するもので、虚証の熱証である。肝風と肝陽とは別個のものであるが、肝陽が風に変じると「肝陽化風」となる。

抑肝散 （漢方常用処方解説２１８頁参照）

組　成

釣藤鈎、柴胡、当帰，川芎、白朮、茯苓、甘草。

即ち逍遙散去芍薬、薄荷、（生姜）加釣藤鈎、川芎である。

病　態

　血虚があって血が肝を十分に養えないと、肝陰不足の状態になる。肝陰が不足すると肝に於て陰（血）が陽（気）を保持制禦できなくなるので、肝陽（気）は偏勝して上衝し、肝陽偏旺（肝陽上亢）の病態を生じ、頭痛、イライラ、易怒、不眠、眩暈、眼の充血、耳鳴等の症状を生ずる。一般にはこのような症状を肝気の昂りと捉えている。抑肝散は肝気の昂り（即ち肝陽上亢）と、それに引き続いて生じた肝脾不和（木乗土虚）を治療する。

　本方は、原典（『保嬰撮要』の急驚風門）では肝気が亢って興

— 189 —

奮、不眠、ひきつけなどを起こす、いわゆる「癇の虫」の小児に用いられた。

方　義

主薬は釣藤鈎と柴胡である。

釣藤鈎は甘寒。肝経、心包経に入り、肝と心包の火を清し、肝風を平熄して眩暈、痙攣を鎮める。

柴胡は性微寒で味は苦味。肝経、胆経、心包経に入る。肝気欝結を散ずる働き（疏肝作用）に秀れ、気滞によって生ずる胸脇苦満や頭暈、目眩を治す。

甘草は補脾益気の働きの他、柴胡と共に用いると、四逆散に於けるように柴胡の疏肝作用と甘草の補脾、筋肉の拘急痙攣を緩解する作用が協同して、脇腹の拘攣を治す。

川芎は活血行気の働きがあるが、同時に疏肝解鬱の効能がある。当帰は補血養血、肝血を養い、肝血虚を治す。

茯苓、白朮は滲湿利水、健脾燥湿。肝気欝結して肝気がその条達を失すると、脾胃の機能を低下させる（木不疏土）。また肝と脾の間には「此勝彼負」というように微妙なバランス関係、力関係が存しているので、木不疏土が存すると、反克現象（土反侮木）も見られるようになる、脾の生化の力が弱ると肝血の不足を生じ、肝陽上亢を促進するので、甘草、茯苓、白朮で脾を補い利水し、後天の力を強め、間接的に肝血を補い、肝気条達の促進、肝陽上亢の抑制をはかるように働く。

症　状

脈は肝の脈で弦。舌は肝血虚、脾気虚で淡白〜紅、白湿苔。腹証的には特に左の腹直筋が拘急するとある※がその理由は詳らかでない。筋の拘攣は肝が主る。上腹部は脾の領域である。筋肉の痛みは肝の病であり、従って腹皮拘急（腹直筋の緊張で痛み）は肝脾不和（木横克土、木乗土虚、木不疏土）の表現とされる。

※註）臓象説では肝は左側にあると考えられている。従って肝
　　　脾不和による腹皮拘急は右より左に出易いといわれる。

抑肝散加陳皮半夏 （漢方常用処方解説２２０頁参照）

組　成

釣藤鈎、柴胡、甘草、川芎、当帰、茯苓、白朮、陳皮、半夏。

病態及び方議

抑肝散合二陳湯（去生姜）で本朝経験方とされる。抑肝散証よりも体質的に脾虚湿痰の傾向が強い者、或いは肝血虚と肝気の亢ぶりが持続する結果、肝不疏土が慢性化し、脾胃の働き（運化作用）が益々低下し、痰飲を生じた者とも考えられる。痰飲には二陳湯が基本処方となる。

　本方証では特に腹証に於て腹壁軟弱、臍の左傍辺り腹部大動脈の拍動（腹動）が著明に触知されるとある。

　腹部軟弱は脾気虚の表現。腹動は①虚弱体質（虚証）で腹部軟弱、②痰飲内盛（循環血液量の増加）、③気の上衝（興奮）のいずれかで現われるが、本方証の場合①－③の病態を全て兼備している。

１２　安神剤

　精神安定や鎮静を目的とする方剤を一般に安神剤と称している。安神剤の中には竜骨・牡蛎、或は磁石・真珠母等の質の重い金石や貝殻の類の薬物を使用して煩躁や不眠を治す重鎮安神剤と、心血が虚したため心悸、煩驚、健忘等の症状を呈するものを治す養心安神剤とがある。

　古典によると"神"の概念は単一なものではないようである。

　『素問』霊蘭秘典論　第八

　「心ハ君主ノ官、神明出ズルナリ。肺ハ相伝ノ官、治節出ズルナリ。肝ハ将軍ノ官、謀慮出ルナリ。脾胃ハ倉廩ノ官、五味出ズルナリ。腎ハ作強ノ官、伎巧出ズルナリ。凡テ此ノ十二官ハ相失スルコトヲ得ザルナリ。故ニ主（心）明ラカナレバ則チ下安ンジ、此レヲ以テ生ヲ養エバ則チ寿ス」

　同、五臓生成篇　第十

　「心ノ合ハ脈也、其ノ栄ハ色也、其ノ主ハ腎也」（心は血脈と関係が深い。その盛衰は顔色に現われる。心の働きを制禦しているのは腎である）

　同、六節臓象論　第九

　「心ハ生ノ本、神ノ変ナリ。其ノ華ハ面ニ在リ、其ノ充ハ血脈ニ在リ」

　同、脈要精微論　第十七

　「衣被飲メズ、言語ノ善悪、親疎ヲ避ケザル者ハ、此レ神明ノ乱レ也」（衣服を正しく着けず、あらぬ事を口走り、親しい者と他人との区別がつかなくなっている者は、精神（神明）錯乱の症状である）

　同、宣明五気篇　第二十三

　「心ハ神ヲ蔵シ、肺ハ魄ヲ蔵シ、肝ハ魂ヲ蔵シ、脾ハ意ヲ蔵シ、腎ハ志ヲ蔵ス」

　『霊枢』本神篇　第八

「天ノ我レニ在ルハ徳也（陽）。地ノ我レニ在ルハ気也（陰）。徳流レ気薄リテ生ズル者也。故ニ生ノ来ル之ヲ精ト謂ウ。（陰陽ノ）両精相搏ツ之ヲ神（生命力）ト謂う。神ニ隨ツテ往来スル者、之ヲ魂ト謂イ、精ニ並ンデ出入スル者、之ヲ魄ト謂ウ。物ニ任ズル所以ノ者、之ヲ心ト謂ウ。心憶ウ所アル、之ヲ意ト謂ウ。意ノ存スル所、之ヲ志ト謂ウ。志ニ因ツテ変ニ存スル者、之ヲ思ト謂ウ。思ニ因ツテ遠キヲ慕ウ、之ヲ慮ト謂ウ。慮ニ因ツテ物ニ処スル、之ヲ智ト謂ウ。

心怵惕思慮スレバ則チ神ヲ傷ル。神ヲ傷レバ則チ恐懼シテ自ラヲ失ウ」（天に陽が在り地に陰が存する。陰陽の在る処に、生命体の基本物質である精が生じる。陰陽の両精が合すると神という生命力が生じる。神に随って活動するものが魄であり、精に伴うものが魂である。物事を認識するのは心の働きである。認識を集中させることを意といい、意を持続させることを志という。志が一つの方向に集中することが思うという作業であり、思によって将来の事を予測しようとすることを慮という。慮によって来るべき事態に対処しようとする行動が智である。

恐怖や心配事に押しひしがれると、人間は神を損傷し自らの生命をも危うする）（註参照）

※註）精神活動の基礎となる要素を漢方では"七神"と呼んでいる。

（1）精は人体を形成する基礎物質である（腎に宿る）

（2）神は精神状態など生命活動を統括する（心に宿る）

（3）魂は意識を保つ基礎で（肝に宿る）

（4）魄は生理機能の基礎で（肺に存す）

（5）意は思考活動の基礎（脾に存す）

（6）志は実行力の基礎（腎に存す）

（7）智（思慮）とは学習機能である。

以上の古典の記載から見ると"神"は二通りの意味を有している。

第一の意味は、人間を他の動物と区別している高度の思考力や理性などを指している。漢方では人間の持つ諸々の感情（七情）やそれらに基づく精神活動は総て五臓六腑が役割分担して行っていると考え、西洋医学のように中枢神経といったような思考や感情を一元的に担うような系統は考えていない。

　五臓六腑が夫々に分担して行っている精神活動を統括し、人間に固有の高度な精神活動を営んでいる部分が神であり、漢方ではこれは心に宿ると教えている。即ち神の居処は心である。（心蔵神）

　五臓六腑は正常な状態では自律と調和を保っているが、当然その働きは七情に強く影響される。七情により生じる病は総て神に悪影響を与え、神の働きを失調させる。

　安神剤は一般にこの神の働きを正常化し、神の安寧を保つ働きを持った方剤を指している。それは結局神の居処である心を養い、護る効能を有する養心安神の剤ということになる。

　心を構成する基礎物質は心気と心血で、これらは互いに依存し合っている。心気が不足すると血行瘀滞、面色青紫、四肢不温等の症状を生じ、心血が不足すると血による濡養の作用が行なわれず、また心気の拠り処が失なわれるので、眩暈、無気力、短気、多汗等の症状が出現する。

　心の生理作用※註）は心陽と心陰という二つの相反し、相対立する要素の協力と対立によって営まれている。

　※註）心の生理作用

　（１）精神活動を支配する（心ハ神ヲ蔵ス）。

　（２）五臓六腑を統括する（心ハ君主ノ官）。

　（３）血液を全身に送る（心ノ合ハ脈）。

　心陽は気血の運行を強力に且つ暢かにし、精神活動を興奮させる側面であり、心陰とは心の拍動を均質に穏やかにし、精神活動を鎮静化させる側面である。

　安神剤には直接これら心の陰陽気血の不足を補う方剤と、心

—194—

（神）に悪影響を及ぼしている他の四臓を治して養心安神の効果
をはかる方剤とがある。

　神の第二の意味は、神は生命現象そのものを指している。意識
の状態、顔色、表情、言語、姿勢、動作などは自と病人の神の状
態を表現しており、望神によって病人の臓腑の状況や生命活動の
盛衰などを伺い知ることができると漢方の診断学では教えている。

　甘麦大棗湯（漢方常用処方解説２２４頁参照）
　組　成
　小麦、大棗、甘草。
　病　態
　金匱の原文にある「婦人臓躁」の臓が五臓の何れを指している
のかについては古来諸説ある処である。
『医宗金鑑』（呉謙等）は「臓ハ心臓也。心静ナレバ則チ神ヲ蔵
ス。若シ七情傷ル処ト為セバ則チ心静スルヲ得ズ、神躁擾シテ寧
セズ」として、臓は心を指すと説いている。

　また当然、臓は婦人であるから子宮を指すとする説も見られる。
　一方臓は特定の臓を指すものではなく、五臓を云うという説が
ある。『金匱要略論注、巻二十二』（徐可忠）は「蓋シ病本血ニ
アリ、心ハ血ヲ主ルト為ス、肝ノ子也。心火瀉シテ土気和セバ則
チ胃気下達ス、肺臓潤シ、肝気調イ、燥止ミテ病自ラ除カルル也。
脾気ヲ補ス者ハ火土ノ母ト為ス。心養ウ所ヲ得レバ則チ火能ク土
ヲ生ズ」として、本方の病態は五臓が総て関与していると説き説
得力がある。五臓の中で心は神明を主り、君主の官であり、精神
の舎る所であるから、心が傷られると精神状態は正常を保ち得ず
異常を呈する。また肝は将軍の官、謀慮出ずる臓なので、精神や
感情の調節に深く関与している。従って臓躁は五臓の病であるが、
特に心・肝の二臓が最も深く関与している。
　また本方を投与する重要な目標の一つである欠伸（あくび）に
関して前出『医宗金鑑』は欠伸は喝して欠すもので、此れは肝の

病症である。五行の上では肝（木）は心（火）の母であり、母の病証が子に波及する（母病及子）ものであると解説している。また魂魄不安は心血の不足に拠り、しばしば欠伸するのは腎の病証で、臓の陰が損傷されているので最終的には病症が腎に及ぶのであると解説する説（『金匱要略心典』下巻（尤在涇）もある。

　方　義

　小麦は心肝の陰を養う。

　甘草と大棗は脾胃を補い気血を益し、以て化生の源を資す。心は血を主り、肝は血を蔵し、脾は血を統る。心肝脾の血が充実すれば五臓の陰は実し、結果的に「五志ノ火」（喜・怒・憂・思・恐の各種の感情が失調して病的な機能亢進を惹き起こすこと）は、自然に抑えられる（陰は陽を制禦する）。

　本方の君臣佐使に関しては前出『金匱要略論註』は「小麦ハ能ク肝陰ノ客熱ヲ和シ心液ヲ養イ、且ツ煩ヲ消シ溲ヲ利シ汗ヲ止ムルノ功ヲ有ス、故ニ君ト為ス。甘草ハ心火ヲ瀉シ胃ヲ和ス、故ニ臣ト為ス。大棗ハ胃ヲ調エ、上壅ノ燥ヲ利ス、故ニ佐ト為ス」とある。

　以上の諸説を徴しても、本方の如き簡素単純な処方が、どのような作用機序によって、古今幾多の治験例や医案が伝えるような卓効を顕わすものか、納得の行く説明はむつかしいようである。

　＜症　例＞家庭内暴力（自験例）

　患　者　１０歳（小学６年生）男児（初診平成２年３月３０日）

現病歴　患児は生来身体虚弱で風邪を引き易い。初診は食が細く、食べるとすぐ腹痛を起こすという主訴で来院。疲れ易く根気がない。

　初診時四診　体格は貧弱（身長１２７㎝、体重２５㎏）

　望　診　血色が悪く神経質そうな表情。あまり口を利かない。肌膚枯燥。

　舌　診　舌状淡白で湿潤。舌苔は殆ど附着していない。（血虚）

　脈　診　弦細

腹　診　腹壁は薄く軟弱。知覚過敏で腹診でくすぐったがる。腹皮拘急をみとめる。

弁　証　気血両虚で虚労、裏急。

処　方　小建中湯（ツムラエキス顆粒１２ｇ／日、分３）。

経　過　本題の家庭内暴力は経過中に発生した。小建中湯服用により、始めの主訴である腹痛は改善し体調も良好となり、元気に通学していた。

７月初旬（初診より約３ケ月後）、母親も思い当る誘因もなく急に反抗的になり、母親や妹に物を投げつけ、しばしば暴力を振るうようになった。朝からテレビゲームに熱中し、注意すると逆上して怒り狂う。心療内科に連れて行ったが反抗的態度を取り、医師の質問に全く答えようとしないので、医師も相談に乗ってくれなかった。家ではますます凶暴になり、父親も手がつけられない。母親が何か良い漢方薬はないかと相談に来た。

患児の反抗は漢方医学的には臓躁と解釈した。恐らく体質虚弱で疳が昂り易いのと、未成熟我がままな性格的背景によるのであろうと考え、ツムラ甘麦大棗湯エキス７・５ｇ／分３を与えた。何とか親がなだめすかして服用させたところ、今までの薬と味は違うがおいしいといって服用した。

１～２週するとすっかり気分が落ち着いて、暴力を振るうことがなくなった。学校のプールにも参加したり、通知表も貰いに登校したいと言い出した。甘麦大棗湯は「今度の薬は胃薬みたいな味がする」といいながら毎日自分から服用した。８月中旬には発症前より、持続力、集中力にはやや欠けるようであるが、イライラもなく態度も落ち着いている。その後問題は起していない。

考　按　患児は生来体質虚弱に加え、何かストレスになることがあって労倦し、心と脾を損傷したのではないかと思われる。心脾が損なわれると気血の産生が不足して肝血虚を生じ、容易に肝気鬱結して肝腎の陰血を損傷し、肝鬱化火して、その虚火が上亢して心に上擾して神を傷り、錯乱狂繰の症状を現わしたものと考

察される。

酸棗仁湯 （漢方常用処方解説２２６頁参照）

組　成

酸棗仁、川芎、知母、甘草、茯苓。

病　態

不眠について、『霊枢』大惑論篇第八十に「黄帝曰ク、病ミテ臥スルコトヲ得ザルハ何ノ気ノ然ラシムルカ。岐伯曰ク、衛気陰ニ入ルヲ得ズ、常ニ陽ニ留スレバナリ。陽ニ留スルトキハ則チ陽気満ツ。陽気満ツル時ハ則チ陽蹻盛ンナリ。陰ニ入ルヲ得ザルトキハ則チ陰気虚ス。故ニ目瞑セザルナリ」とある。すなわち衛気は昼は陽（体表）に行き、夜は陰（体内＝裏）に行く。陽に行く時は即ち目覚め、陰に入る時は眠る。これが覚醒と睡眠の交代である。もし陰陽が平衡を失し、陰虚陽盛となると衛気が夜になっても陰に収りきれなくなって不眠が生ずるものである。

陰虚陽盛を生ずる原因は数多くあるが、本方証は肝血が不足し、肝の陰虚内熱が神を乱して虚煩不眠を生ずるものである。夜衛気を収める陰とは即ち肝血である。肝陰が不足すると、肝陽が偏勝し内熱を生じ、虚火上擾して心肺を騒し、心煩を生じ不眠を招く。また『素問』五臓生成篇第十に「肝ハ血ヲ蔵ス、…人臥セバ血肝ニ帰ス」とある。同じく宣明五気篇第二十三では「肝ハ魂ヲ蔵ス」と言っている。即ち肝血は魂を舍している。今肝血が不足すると魂は舍る所がなく魂は平安を得られず虚煩して不眠する。

肝と心は五行では母子関係にある。肝血不足する時は心血も養われず心陰虚損して神の安寧が得られず、神と魂（心肝）の不安により、虚煩不眠を生ずるとも考えられる。

方　義

酸棗仁は性味甘酸にして平。肝血を養い心血を生じ、以て「心煩シテ眠ルヲ得ザル」の病態を治す。本方の君薬である。内経にも「肝ハ酸ヲ欲ス」とあり、酸棗仁の酸は肝を養う。

川芎は辛温。肝は木性で、その性は条達を喜ぶ。肝の陰血が不

－198－

足する時は肝気が鬱し、虚火上亢の原因となるので、川芎の理気の効能により肝気鬱結を防ぎ肝気の働きを暢かにする。酸棗仁で肝血を養い、川芎で肝気を疏し、一は酸収、一は辛散、二薬が協力し合って肝体（陰）を滋し、肝用（陽）を働かせる。

知母、苦寒、清熱養陰。虚火上亢しているのを清して虚煩を除くと共に陰を養い、燥を潤して川芎の辛燥の働きを若干抑えている。

甘草、甘平。諸薬を調和すると共に、補中益気、能く脾の運化の働きを健にして気血の生成を助けている。

茯苓は補脾と共に安神（茯神）作用、また上擾した気を下げ下焦に帰すとされている。（徐忠可）

柴胡加竜骨牡蛎湯 （漢方常用処方解説２２８頁参照）

組　成

柴胡、黄芩、人参、半夏、竜骨、牡蛎、茯苓、桂枝、大黄、大棗、生姜。

小柴胡湯より甘草を去り、茯苓、桂枝、竜骨、牡蛎を加えた組成になっている。

病　態

『傷寒論』原典の条文は「傷寒八九日、之ヲ下シテ胸満、小便不利、譫語シ、一身コトゴトク重ク、転側スベカラザル者ハ、柴胡加竜骨牡蛎湯之ヲ主ル」とあるが、本方の病態は、少陽病の時期に本来は小柴胡湯を用いて和解すべきであったものを、誤治により瀉下法を用いたので、邪がその機に乗じて内に入り、太陽、少陽、陽明の三つの陽経脈に影響を与えたものである。（劉渡舟『傷寒論註解』より）

先ず少陽（胆）の経脈と腑が邪を受けることにより、胸満（胸脇苦満）と共にイライラ、不眠等の煩驚が現われる。太陽の腑である膀胱が邪を受けることにより、気化作用が失調して尿不利と

なる。陽明の腑も邪を受けて燥熱を生じ、陽明腑証の便秘と譫語を生ずる。三陽が経腑共に邪を受けるので、全身が重く転側もできないという症状を呈する。

　三陽が総て邪を受けた場合は、陽経の※枢である少陽を中心に治療する。従って小柴胡湯に太陽病を治す桂枝、陽明病を治す大黄を加え、それに利水寧神の茯苓、安神の竜骨牡蛎を加えて本方の処方は構成されている。

　※註）『素問』陰陽離合論第六「少陽為枢」による。三陽のうち太陽は表を主り、陽明は裏を主り、少陽は両者の間にあって、表裏を交流させる重要な働きをなしている。

　　　　三陽が同時に邪を受けた時、少陽の枢機不利で症状が著明な時は小柴胡湯を用いる（三陽合病脈浮大ニシテ関上ニ上リ、但ダ睡眠セント欲シ、目合スレバ汗ナワチ汗ス）。三陽の経脈が共に邪を受けた三陽の合病（経病）で邪が陽明に偏している時は白虎湯を用いる。経病では邪が陽明腑に及んでいないので（腑実を形成していない）攻下せず、ただ白虎湯で清熱する。

　本方を使用する目標（Ｔｒｉａｓ）は①胸脇苦満②煩驚、③臍上悸である。

　胸脇苦満は少陽病、肝胆の邪熱による肝気鬱結による。

　煩驚とは不眠、イライラ、不安、驚き易いなどの精神症状で、「中正ノ官」である胆が侵されるのと、三陽を侵した邪熱が心を上擾して心火旺（精神的興奮）を生ずることによるものである。

　臍上悸は精神的興奮と、尿不利による水飲の停滞により生じる。

　方　義

　柴胡と黄芩は少陽の熱を清する働きを現わし、少陽病治療の主薬である。柴胡は半表半裏にある外邪を除去し、黄芩は半表半裏にある裏実を除く働きがある。また柴胡は気滞を散ずる働きに秀れ、黄芩は清熱作用に秀れているので、二薬を配合すれば肝胆の気滞を疏泄するだけでなく、内部にこもった湿熱を清泄する。

半夏は辛温有毒、辛散降逆、温燥化痰の剤で、脾胃を調え、上逆を下し、嘔を止める。生姜により半夏の毒性は中和され（相使の関係）、降逆化痰の作用が増強される。

人参・大棗は健脾益気、また心下の痞塞を去る。本方は甘草を去ることにより、方剤全体の作用が緩和されることなく速やかに働くよう配慮されている。

桂枝と茯苓は太陽経脈の経気の流れを調えると共に、膀胱の気化作用を回復し、尿不利を治す。

大黄は胃の実熱を瀉し、熱が除かれない為に生じる神昏譫語を治し、腹満脹痛、大便不通を治す。

竜骨と牡蛎は重質の剤で、相須の関係にあり腎の虚熱が上昇するのを抑え、神（心）を安定させ、精神不安、動悸、煩驚、不眠等の症状を治す。

臨床応用

本方の使用法は後世発展し、傷寒（熱性疾患）の経過中に生じた諸症よりも、むしろいろいろな原因で生じた肝気鬱結が精神失調を生じた場合に広く用いられるようになった。

臨床応用としては、神経症、心気症、鬱反応等の精神神経疾患、精神的ストレスが関係する高血圧症や神経性胃炎、心身症等に広く用いられる。

桂枝加竜骨牡蛎湯 （漢方常用処方解説２３０頁参照）

組　成

桂枝、芍薬（白）、竜骨、牡蛎、甘草、生姜、大棗。

病　態

『金匱要略』血痺虚労病篇の原文は「夫レ失精家ハ、少腹弦急、陰頭寒ク、目眩シ、髪落ツ。脈極メテ虚ニシテ孔遅ハ清穀亡血失精ト為ス。脈ハ諸ヲ芤動微緊ニ得レバ、男子ハ失精シ、女子ハ夢交ス。桂枝加竜骨牡蛎湯之ヲ主ル」とある。

内経に「腎ハ精ヲ蔵ス」とある。失精（遺精）するのは多く、心腎不交か、腎気が固まらず精をしっかり内蔵しておけない時である。失精即ち精液を損耗すると（腎）陰の不足は（腎）陽に影響し、腎陽も損われて腎陽による温煦作用も失なわれる結果、少腹弦急や亀頭が冷えるといった症状が現われる。また「腎ノ合ハ骨也、ソノ華ハ髪也」（『素問』五臓生成篇第十）、或は「髪ハ血ノ余」、眼は肝の竅、肝腎久病する時は髪が落ち目眩する。

　「脈極メテ極」極虚の脈とは脈を按じて指先に感じる脈勢が極めて弱い軟弱無力の脈状である。これは精気が内に虚している虚労の脈である。

　脈が芤で遅、芤脈は一般に失血亡陰を表現する脈象、遅脈は陽気不足で裏寒、一般的には心腎陽虚の事が多い。

　極虚、芤、遅脈はいずれも陰陽倶に虚している虚寒証の脈で、清穀下痢、亡血、或は失精の時に出現するという意である。

　次に失精の脈として①芤脈は前出失血亡陰の脈（浮大中空の脈）
　　　　　　　　　　　②動脈は驚恐や疼痛などによく出る（不均
　　　　　　　　　　　　等でビクビク動く脈）
　　　　　　　　　　　③微脈は気血不足、陽気衰微の脈証（細く
　　　　　　　　　　　　軟らかく微かな脈）
　　　　　　　　　　　④緊脈は裏寒が独り旺んな時（撚った紐の
　　　　　　　　　　　　ような脈）に現れる。

　これらの脈象が同時に出現することはないので、これらの脈象が目まぐるしく出没するか、或は互いにまぎらわしい形で出現するとしたら、考えられる病態は、これらの共通項を取り互いに矛盾しないものを求めることで、陰陽気血総て虚し裏寒の旺んな状態であると思われる。

　本方証は腎陰腎陽が共に虚した状態にある。即ち陰陽が互いに協同して正常な働きができない状態である。腎陽は腎陰からの涵養と制約を失って虚陽上浮する。また腎陰が不足するので心陰を養うことができなくなり心腎不交となり、夢交、失精を生じると

共に、心火は独り旺んになって心神の安寧がおびやかされて不安、不眠、多夢、或は動悸盗汗等の症状を呈す。

方　義

桂枝湯は発汗解肌して表の寒邪を逐うだけでなく、裏にあっては能く陰陽気血を調和し、平衡状態を回復させて病的状態を自然な治癒に導く効能に秀れている。

竜骨は重鎮の剤で安神の作用が強く、腎の虚火を収めて盗汗を治す。

牡蛎は腎陰を補い、肝陽上亢や虚陽上浮を抑える働きが強い。

竜骨と牡蛎は互いに相須の関係にあり、腎を補って虚陽を鎮め、心腎不交による煩燥、不眠、盗汗、遺精、夢交、情緒不安等の諸症を治し、精神を安定させる。

臨床応用

腎陰陽両虚があって、盗汗、不眠、不安、夢精、動悸、脱毛、等を呈する者（大塚先生『症候による漢方治療の実際』３９９頁に３８歳の未亡人の夢交を治した西山英雄氏の症例、４４６頁には落ち着かない受験生に本方与えた症例などがある）。

補遺）不眠心煩の治療薬

腎陰陽両虚して虚陽上浮、心腎不交する者は桂枝加竜骨牡蛎湯。

肝気鬱結して、心肝火旺を来す者は柴胡加竜骨牡蛎湯。

肝血虚して、魂が居所を失い虚煩不眠する者は、酸棗仁湯。

脾虚の者が労倦憂慮により心血を損い不眠となった時は帰脾湯。

心腎不足して心神不穏になり不眠を来せば、天王補心丹。

心腎不交して煩繰不眠する者は黄連阿膠湯や清心蓮子飲。

三焦の実熱により、心血が焼灼される時は黄連解毒湯。

少陽病で胆・三焦の湿熱が心を上擾して多夢不眠となった者は竹筎温胆湯、加味温胆湯。

傷寒後、或は温病後気虚傷津して不眠の者は竹葉石膏湯、栀子豉湯。ｅｔｃ．

１３　利水剤

　痰飲や水腫を治療する目的で用いられる方剤を利水剤と称している。体内のすべての生理的な水分を総称して津液と称する。血液中の液体成分や組織間液、汗、尿その他、比較的清稀な水分を津といい、細胞内液や分泌液の中でも比較的粘稠なものを液といっているが、両者画然とした区別があるわけでなく一般には津液と抱括している。

　津液は口から入った水が胃で受納され、脾で吸収されて肺に運び上げられる（運化）。肺の働きによって一部は汗となり他は全身に配分される（宣散と降粛作用）。この全過程で、腎気による温煦と推動が必要である。膀胱の気化作用によって水分の一部は蒸騰して再び肺に輸布され、一部は尿として排泄される（腎の気化作用）。体内を昇降する津液の通路を三焦（腑としての三焦）といい、この津液の生成、輸布、排泄の代謝過程を三焦の気化と呼んでいる。『素問』霊蘭秘典論第八に「三焦ハ決瀆ノ官、水道出ズ」とあるのは、この三焦の気化作用を指していると思われる。

　津液の代謝が失調して津液の輸布あるいは排泄が障害され、その結果異常な水分が停滞蓄積したものが痰飲（広義）や水気（水腫）である。

　異常な水分が順調に運ばれず体腔や四肢に停滞するのが痰飲で、浮腫や腹水などを水気と称している。痰飲も水気も脾、肺、腎のいずれかの機能が異常を来すか、或は水道としての三焦の働きが障害されるのが主要な原因である。痰飲及び水気の発生原因、病態、症状、診断法及びそれらの治法に関しては『金匱要略』痰飲咳嗽病篇第十二及び水気病篇第十四に系統的に述べられている。

　痰飲欬嗽病脈証并治第十二

　１、「問ウテ曰ク夫レ飲ニ四有リ、何ノ謂ゾヤ。師曰ク、痰飲有リ、懸飲有リ、溢飲有リ、支飲有リ」

　２、「問ウテ曰ク四飲ハ何テ以テ異ト為スヤ。師曰ク、其ノ人

－204－

素盛ンニシテ今痩ス、水ハ腸間ヲ走リ瀝々トシテ声有リ。之ヲ痰飲ト謂ウ。飲ミテ後水流レテ脇下ニ在リ、欬唾引痛ス、之ヲ懸飲ト謂ウ。飲水流レ行キテ四肢ニ帰シ、当ニ汗出ズベクシテ汗出デズ、身体疼重ス、之ヲ溢飲ト謂ウ。欬逆倚息シ、短気シテ臥スルヲ得ズ、其ノ形腫ノ如シ、之ヲ支飲ト謂ウ」すなわち（痰）飲には痰飲（狭義）、懸飲、溢飲、支飲の四種がある。

　痰飲は脾陽虚があって水穀が正常に消化吸収（運化）できないために生じ、腸管内に水が過剰にあって、その水がゴロゴロ音をたてて動く。

　懸飲は肝の疏泄作用が失調して水飲が脇下に流れたもので、咳、タン、及び胸痛を来すのが特徴である。（現代医学でいう胸水）

　溢飲は脾気虚のため脾の運化作用が失調したために生ずるもので、体が重倦く肺の宣散作用も二次的に失調するため正常な発汗作用が見られない。

　支飲は肺寒によって生ずるもので、寒飲が肺にあるので咳嗽、呼吸困難、起坐呼吸が見られる。これら四飲の他に、中焦脾胃の運化機能が失われて水飲が長く体内に停滞する留飲、痰飲が体内に潜伏して時に悪寒や咳嗽、腰背痛等の発作を起こす伏飲というのがある。

　3、「水心ニ在ラバ、心下堅築シ、短気シ、水ヲ悪ミ飲ヲ欲セズ」

　4、「水肺ニ在ラバ、涎沫ヲ吐シ、水ヲ飲マント欲ス」

　5、「水脾ニ在ラバ、少気シ身重ス」

　6、「水肝ニ在ラバ、脇下支満シ、嚏シテ痛ム」

　7、「水腎ニ在ラバ、心下悸ス」

　これらは痰飲（広義）が五臓にある時の症状で「五水」と謂う。

　痰飲が心に貯溜すると心下が堅くなってつっ張り、呼吸促迫し、水を飲みたがらなくなる。

　痰飲が肺に貯留すると、うすい喀痰を多量に喀出し、脱津するので病人は水を飲みたがる。

痰飲が脾に停滞すると、脾気が虚すので病人は息切れがし、体が重く、倦怠疲労を訴える。

　痰飲が肝に貯留すると、厥陰肝経の脈が走る脇下が重苦しく、咳（クシャミ？）をした時痛む。

　痰飲が腎に在ると腎気が活性化されず、臍下に在る水飲が上逆して動悸がする。

　１５「痰飲ヲ病ム者ハ、当ニ温薬ヲ以テ之ヲ和スベシ」痰飲は陰邪で、人の陽気が不足する時は寒証となるので結聚し易い。そこで温薬を用いて陽気を補い助けてやれば、腠理は開き、水道はよく通行して、痰飲は自ら除かれる。陽気を補うのに脾陽を補う（苓桂朮甘湯）場合と、腎陽を補う（八味丸）場合とがある。

　水気病ノ脈証并ニ治第十四

　１、「師曰ク、病ニ風水有リ、皮水有リ、正水有リ、石水有リ、黄汗有リ。

　風水ハソノ脈自ラ浮、外証ハ骨節疼痛シ、悪風ス。

　皮水ハソノ脈亦浮、外証ハ跗腫シ、之ヲ按ズレバ指没シ、悪風セズ、ソノ腹ハ鼓ノ如ク、渇セズ。当ニソノ汗ヲ発スベシ。

　正水ハ其ノ脈沈ニシテ遅、外証ハ自ラ喘ス。

　石水ハ其ノ脈自ラ沈、外証ハ腹満シテ喘セズ。

　黄汗ハ其ノ脈沈ニシテ遅、身発熱シ胸満シ、四肢頭面腫ル。久シク癒エザレバ必ズ癰膿ヲ致ス」

　水気病とは、水飲の停滞によって起こる水（浮）腫や腹水のことである。その原因により風水、皮水、正水、石水、黄汗の五種のものに分けられる。

　風水は多く風邪に外感して（肺の宣散が阻害されて）生ずるもので、浮脈を呈し、悪風して関節痛がある。

　皮水は湿邪を受けて水気を生じるもので、浮脈を呈し、陥凹性の浮腫があり、腹はふくらんでいるが口渇はなく悪風はない。

　風水と皮水は風邪、湿邪という外邪に感じて起るので外感病、表証で脈は浮脈である。湿は寒であるから皮水には熱証の口渇は

なく、風邪による悪風もない。

　風水も皮水も共に表証であるから、治法は発汗させて水気を汗と共に除去する。

　正水は上焦（脾胃）の陽虚により、水気が上衝するもので、喘咳を来し、脈は沈遅（裏寒の脈象）を呈する。

　石水は下焦（腎）の陽虚により水を化すことが出来ないために生ずるもので、水腫は腹部にかたより、上焦の症状である喘咳は伴わない。脈は沈である。

　正水と石水は共に裏証であるから沈脈を呈し、陽虚裏寒であるから治法は温裏行水である。

　黄汗は汗をかいて入浴したため、水湿の邪が汗孔から肌腠に侵入して生じる。黄色い汗をかくが、黄疸は生じない。脈は沈遅である。水湿が侵入して陽気が鬱するので、発熱し口が渇く。胸が重苦しく、四肢や顔面も浮腫を呈する。湿熱が血分を傷ると化膿瘡を生ずる。

五苓散 （漢方常用処方解説２３４頁参照）

組　成

茯苓、猪苓、白朮、沢瀉、桂枝（皮）。

病　態

　「太陽病、発汗シテ後大イニ汗出デ、胃中乾キ煩躁シテ眠ルヲ得ズ。水ヲ飲マント欲スル者ハ少々与エテ之ヲ飲マシメ、胃気ヲ和サシムレバ則チ愈ユ。若シ脈浮、小便不利、微熱アリテ消渇スル者ハ五苓散之ヲ主ル」（太陽病中篇）

　太陽病表証が解さなかったり、発汗法が不適当であると、太陽の邪は裏に伝入する。本条は発汗過多による傷津の症候と、太陽病蓄水の症候について論じている。

　胃中乾き煩躁して眠るを得ず、は誤治による発汗過多の為津液を傷め、胃中の津液の欠乏を招いて陰虚陽亢、陽盛気燥となり、胃中乾燥、煩躁不眠を生じたものである。軽症の者は水を与えれ

ば胃の津液不足は徐々に回復して、胃気は自然に調和し、特に薬を用いなくても症状は寛解する。

本条文後半の部分は、太陽病の表証が解除されない場合、邪は足太陽経脈の腑である膀胱に伝入し、太陽病経証（一般にいう太陽病の症状は太陽経証である）と共に太陽病腑証が現われる。膀胱はその気化作用により、体内を巡った後集められた津液の一部を蒸騰して上焦に戻し、一部は尿として下に排泄する。その気化作用が障害されると津液は下焦に停滞蓄積して、上に行かない（蒸騰しない）ので口渇多飲即ち，"消渇"を生ずる。尿が排泄されないので、小便不利の証が現われる。表証も残存しているので、脈は浮で残余の熱のため微熱を呈する。五苓散で表邪を疏散し、膀胱を利して表裏双解させる。

「発汗シ已リ、脈浮数、煩渇スル者ハ五苓散之ヲ主ル」（同）も同様、太陽病発汗後表邪が解さず、膀胱に伝入して心煩口渇尿不利等の症状を呈している状態である。

「傷寒汗出デ渇スル者ハ五苓散之ヲ主ル。渇セザル者ハ茯苓甘草湯之ヲ主ル」（同）

五苓散証は膀胱の気化不利（下焦の障害）によるので煩渇と尿不利がある。茯苓甘草湯証は脾胃の陽虚（中焦の障害）により水飲が停滞して尿不利となるので、口渇は起らない。

「中風、発熱六七日解セズシテ煩シ、表裏の証在リ、渇シテ水ヲ飲マント欲スレド、水入レバ則チ吐スル者ハ、名ヅケテ水逆トイウ。五苓散之ヲ主ル」（同）

表は太陽経証、裏は太陽腑証、即ち膀胱の気化作用が行なわれない状態である。水飲が下焦に蓄積、上（蒸騰）にも下（尿）にも行かないため煩渇及び尿不利となる、と同時に蓄積した水飲が上逆して胃を犯すので、胃気は下降しなくなり嘔を生じ、煩渇して水を飲むとその水を即座に嘔吐する水逆という症状が起こる。五苓散は解表利水するので、小便が出ると共に津液は蒸騰し、従って胃気は正常に下降し、煩渇も止み、水逆の証は自然に寛解す

る。

「モシ瘦人臍下ニ悸有リ、涎沫ヲ吐シ癲眩スルハ此レ水也。五苓散之ヲ主ル」（金匱・痰飲欬嗽病篇）

本条は臍下（下焦）に水気があり、上逆する時の証治を述べている。痰飲が下焦に結聚しているが膀胱の気化作用が働かないので、痰飲は尿として排泄されず、逃げ路がない。下に動こうとすれば臍下に動悸がする。痰飲が上逆する時は胃気上逆して吐したり痰飲が清陽の竅（出口）を塞ぐので眩暈を生じたりする。

痰飲が膀胱で気化（排尿蒸騰）されず上逆する時、胃に行けば水逆嘔吐を生じ、肺に上逆すれば肺気が降らず喘咳を生じ、頭竅を塞げば眩暈を生ずる。証候は異っても原因は一つである。

「発汗後、其ノ人臍下悸ス者ハ、奔豚ヲ作サント欲ス。茯苓桂枝甘草大棗湯（苓桂甘棗湯）之ヲ主ル」（太陽病中篇、及奔豚気病篇）

本条も五苓散証と同じく臍下悸がある。しかしこの臍下悸は発汗過多により心陽が虚して水を制御できなくなった為に下焦の水気が衝動して上逆を起こそうとして臍下悸し、奔豚を作さんと欲す状態になるもので、膀胱の気化不利によって行き場のなくなった水が上逆する五苓散証とは病態が異る。

方　義

本方は膀胱の気化作用が失調して水飲内蓄する証を治す。その効能は気化利水（膀胱の機能を活性化して水を行らせる）である。

茯苓、猪苓及び沢瀉は滲湿利水の要薬である。茯苓は甘淡平で心、脾、胃、肺、腎に行く。猪苓と沢瀉は腎と膀胱に行く。白朮は甘温、補中燥湿。桂枝は通陽気化、気が行れば湿は自と行る。同時に桂枝は残余の表邪を解す。

本方の君薬については諸説あり、水飲内蓄の証に対しては治法は滲湿利水であり、それには必ず甘淡利水の剤を以てする。即ち茯苓が当然君薬であるとするのは成無己（傷寒明理論）を筆頭に最も有力な説である。また五苓散は太陽病腑証の治療薬であるか

ら下焦湿熱小便不利の証があり、当然滲湿利水と共に腎経の虚火を泄し、膀胱の湿熱を除く効能を兼備する沢瀉を君薬とすべきであるとする説（医宗金鑑、他）もある。また或人は五苓散は脾虚があるために津液が行らず水飲内蓄を生ずるので、補脾燥湿の白朮が君薬であると主張している。

また桂についても通陽気化、表邪発散には桂枝を用うべしとする説と、温腎、水道通利には肉桂（桂皮）を用いるのが良しとする説とがある。汪昂は「雑病ハ当ニ桂ヲ用ウベシ、傷寒証中表未ダ解サザル者ハ、仍チ当ニ桂枝ヲ用イテ解表ヲ兼取スベシ」と述べている。要はその時と場合に応じて適宜に用いよ、という事のようである。

臨床応用

王旭高は「五苓ハ利水ノ専剤タリ」と言っているように、蓄水の証だけでなく、脾虚があって水飲が化さないで痰飲を生じたり、或は下痢嘔吐を生じる場合等も含め、広義の痰飲（水分の過剰や停滞）に広く用いてよい。

茯苓飲 （漢方常用処方解説２３６頁参照）

組　成

茯苓、人参、白朮、枳実、陳皮、生姜。

病　態

水飲が心（胃）胸に停滞すると、胃は失調して胃気は下降しなくなるので嘔吐が生じる。上焦は中焦の気を受けているので、嘔吐により脾胃が虚すと心胸の陽気も虚してくる。脾が虚すと消化吸収作用（運化）が失調し、胃が弱ると水穀を受納することができなくなる。その結果胃の膨満感が起こり、飲食物を受けつけなくなる。

方　義

本方は痰飲が心胸の間に停滞したため嘔吐し、気満して飲食物を受けつけなくなった病人から痰飲を去り、飲食物が入るように

する処方である。

　人参、茯苓、白朮は補中健脾利水燥湿の働き、枳実、陳皮、生姜は協同して理気と化痰に働く。具体的には胃の蠕動運動を強化して胃内に停滞した痰飲を幽門より排出させる。これにより脾胃を補って生痰の本を治し、脾を燥す。気と痰は常に相伴っているので、理気と化痰を同時に行う。

　本方は原典には「如人行八九里進之」とあり、これは人が8〜9里行く時間つまり現代の時間にして約1時間毎に服用させるようにと指示している。

小半夏加茯苓湯 （漢方常用処方解説238頁参照）

　　組　成
　半夏、生姜、茯苓。
　　病　態
　「卒ニ嘔吐シ、心下痞スルハ、膈間ニ水有り。眩悸スル者ハ、小半夏加茯苓湯之ヲ主ル」痰飲が胃内に停積すると、胃気は正常に下降することができないので、上逆して突発的に吹き上げるような嘔吐を生ずる。

　水飲（痰飲）が胃（心下）に停滞しているので、当然腹証の上では心下痞が現われる。痰飲が胃に充満する結果、清陽が上昇して上竅から出ることができないので、眩暈を生ずる（この機序は苓桂朮甘湯証の眩暈と同じ）。或は水気が上って心を凌するので、動悸即ち心下悸を生ずる。

　「先ニ渇シテ後嘔スハ水心下ニ停スト為ス。此レ飲家ニ属ス、小半夏加茯苓湯之ヲ主ル」

　また痰飲が胃の上脘（胃の上の口）にあると、脾で化生した正常の津液が上行できないので口渇を生ずる。一方ではこの痰飲は胃気の下降も妨げるので、胃気は上逆し嘔吐を生ずる。従って口渇して嘔吐することになる。これも水飲の異常即ち痰飲に属する

－211－

病態なので小半夏加茯苓湯の主治である、とあるが、これは本篇の「嘔家ハ本渇ス、渇スル者ハ解サント欲ス。今反テ渇セザルハ、心下ニ支飲有ルガ故也。小半夏湯之ヲ主ル」の条文とも関連しているようである。これは痰飲は完全に全部嘔吐すれば口から排泄されて除かれるので治る。その時津液も消耗するので口渇がある。しかし、吐いても心下（胃内）に残存して除かれない痰飲がある時には、口渇は生じないと言っている。つまり胃内に痰飲があれば渇したり渇しなかったり、時に相反する症状が起り得ることが知られる。

　方　義

　小半夏加茯苓湯は三味より構成される極めて簡素な処方である。

　半夏で降逆止嘔し、生姜は脾胃を和し痞を散ずると共に半夏の毒性を制している。茯苓は胃中の痰飲を下方に導き（滲湿利水）、膀胱から尿にして排泄することにより、眩暈や動悸なども含めて痰飲によって惹起された諸症を寛解する。

　臨床応用

　痰飲による胃気上逆で惹き起こされる諸症に用いる。慢性胃炎、乗物酔、妊娠悪阻、神経性嘔吐などに有効である。陽明府証（胃実燥熱）や脾胃陰虚による嘔気や胃気上逆には禁忌である。

　本方証では舌苔白滑あるいは膩、脈は緩である。

半夏白朮天麻湯 （漢方常用処方解説２４０頁参照）

　組　成

　半夏、天麻、黄耆、人参、白朮、蒼朮、茯苓、沢瀉、陳皮、神麹、麦芽、黄柏（Ｔ社のエキス剤は神麹と蒼朮がなく、生姜が入っている）。

　上記の処方は李東垣『脾胃論』巻之三にあるが、全く説明まで同じ内容のものが『蘭室秘蔵』巻之三頭痛門にも収載されている。

　また『医学心悟』巻之四、眩暈門にある半夏白朮天麻湯は二陳

湯に天麻、白朮、大棗を加えたものであるし、同書巻之三、頭痛門にある半夏白朮天麻湯はさらに蔓芥子を加味したものである。

病　態

本方は脾虚によって痰飲を生ずると同時に、造血不足で肝血が不足したため肝血が肝気を十分抑制できなくなって肝陽化風を生じ、この肝風と痰飲が上擾して、頭痛、眩暈、悪心嘔吐、胸苦しさなどの諸症を生ずる時に用いられる。

生来脾胃虚弱の人、また平素より飲食不節制し美食肥満の人、労倦太過の人は脾胃を損ない易い。その結果、水穀の精微は化生せず、津液は化さず痰飲を生じ、これが聚積する結果、清陽は上昇して上竅より出ることが出来ず、濁陰は下降することができないので、眩暈や嘔吐、或は心下痞塞感を生じる。一方脾気が虚すと水穀の精微を化して血と成すことができなくなるので、蔵血の肝では血虚が生じる。肝血（陰）は生理的な状態では肝気（陽）の衝動を抑制しているが、これが効かなくなって肝陽上亢して風と化し、痰飲を伴って上擾し、強い頭痛を起こさせる。

これらの病態に対しては脾を補ってその運化を正常化すると共に痰飲を除き、且つ肝風を鎮めてやらなくてはならない。

方　義

半夏と天麻、『脾胃論』には「頭痛苦シキコト甚シキ、之ヲ足ノ太陰痰厥ノ頭痛ト謂ウ、半夏ニ非ズンバ療スコト能ワズ。眼黒頭旋ハ風虚シテ内ニ作ス、天麻ニ非ンバ除クコト能ワズ」とあり、また『医学心悟』には「眩ハ眼黒ヲ謂ウ。暈ハ頭旋ナリ。古称ノ頭眩眼花ハ是ナリ。其ノ中ニ肝火内動スル者アリ。経ニ曰ウ。諸風悼眩ハ皆肝木ニ属ストハ是レ也。逍遥散之ヲ主ル。湿痰堕渇スル者アリ、書ニ云ウ。頭旋眼花ハ天麻半夏ニ非ザレバ是ヲ除カレザル也。半夏白朮天麻湯之ヲ主ル」とある。

半夏と天麻の二薬は歴代の医家が祛痰熄風して眩暈頭痛を治す要薬として重用して来た。天麻は甘平、肝経に入り、平肝熄風、定驚の効能を有し、頭目眩暈、痙攣抽畜、四肢麻痺等の風証に用

－213－

いる。

黄耆は甘温、火を瀉し元気を補う。人参も甘温、火を瀉し補中益気の働きがある。人参黄耆で中を補い元気を助ける。

白朮、蒼朮は甘苦温で、脾の湿を燥し元気を補う。

茯苓、沢瀉は湿痰を小便より排泄する。これらで生痰の源を絶つ。

陳皮は理気化痰、脾胃の気を昇陽させる。神麹、麦芽は消導（消化促進）、乾姜で脾の陽気を温補し、黄柏で腎膀胱の虚熱を清し腎水を補う。

臨床応用

脾虚痰飲ある人の頭痛やめまいに用いる。

脈は痰飲内盛を反映して弦滑、舌は気虚で淡紅軟、痰飲ある為白膩苔。

当帰芍薬散 （漢方常用処方解説２４２頁参照）

組　成

白芍薬、当帰、川芎、白朮、茯苓、沢瀉。

病　態

本方証は肝脾が共に失調していることにより生ずる病態と考えられる。脾が虚すと気弱して則ち痰飲を生じる。肝が虚すとその疏泄作用が失調し、肝気が鬱結すると共に肝血が不足する。肝血が不足すると肝気を抑制できなくなる結果、肝気は脾虚湿盛に乗じて脾に横逆し（木乗土虚）、腹中がひきつり痛む。

肝は血海を主るところから、婦人特有の諸症は肝気肝血の異常に由来するものが多い。肝気が鬱滞すれば脾胃に横逆したり或いは血瘀を生じ、腹痛、腹満、或は嘔や下痢、その他不定の症候を呈してくる。

本方は肝血を補い肝気を調え、一方脾を補い水湿（痰飲）を利すことにより肝脾を和し、気血を調え痰飲を除いて腹痛を始め諸症を寛解させる。

方　義

　白芍薬は養血柔肝、緩急止痛。

　当帰は補血活血、調経止痛。当帰と芍薬の二薬を合わせると、共に肝血を補養して止痛する働きがある。当帰は血を巡らし、白芍薬は肝陰を収斂する作用があるので、養血と理血の効能を現わす。本方の君薬を当帰とするか、白芍薬とするかについては意見の分れるところである。川芎には活血行気の働きがあり、上部は頭目に達し下は子宮に働く。川芎にはまた調肝和血の効能がある。一般に当帰と川芎を組み合わせると、当帰は補血活血して止痛し、川芎は活血行気して止痛するので、血を補養し、気を巡らし、瘀血を除き止痛する働きを現わし、月経不順、生理痛など、血虚や瘀血に由来する腹痛を始め諸症を改善する。

　白朮は健脾燥湿、茯苓、沢瀉は利水滲湿の働きを現わす

　金匱の条文にある疠痛、或は諸疾痛というのは元来気血の虚に因って生じたものであるから当然寒証を挟む。しかし特別熱薬を用いないのは寒証といっても大寒でなく、肝脾気血が調和し水湿が除かれて，正気が回復すれば自然に回復する程度の寒証だからである。もし寒陰が盛んな折には（陽虚が加わる時）、附子を加味し当芍散加附子としたり、或は乾姜や桂皮を加味して用いる。

　脈は沈細弱。舌質淡胖、舌苔は白或は白滑。

臨床応用

　血虚と脾虚湿盛があり、冷え症を現わすもの。

　妊娠時の腹痛、習慣性流産、不妊症、月経不順、月経困難症、貧血症、妊娠腎、妊娠浮腫、慢性腎炎、特発性浮腫、寒性帯下、ｅｔｃ。

苓桂朮甘湯 （漢方常用処方解説２４４頁参照）

組　成

　茯苓、白朮、桂枝、甘草。

　即ち、茯苓桂枝白朮甘草湯である。

病　態

　『傷寒論』太陽病中篇「傷寒、若シクハ吐、若シクハ下シテ後、
心下逆満シ、気上リテ胸ヲ衝キ、起テバ則チ頭眩シ、脈沈緊。発
汗スレバ、則チ経ヲ動シ、身振々トシテ搖スル者ハ、茯苓桂枝白
朮甘草湯之ヲ主ル」

　吐かせ過ぎると陽を傷り、下し過ぎると陰を損う。今大いに吐
下したため陰陽の気が虚し、下からの水気の上衝を制御できなく
なって、心下逆満、気上りて胸を衝くといった症状が現われる。
胸中の陽気が弱まり水気が心をおびやかすので動悸が起こり、濁
陰の気が上って清陽をおおうと、清陽が上竅から発散されなくな
って眩暈が起こる。今脈沈緊というのは、沈は水、緊は寒証であ
ることを示している。脈沈緊の者は発汗は禁忌であるのに敢えて
発汗法を用いると、陽気が内外倶に虚して経を動し、身振々とし
て搖すという状態になる。このような時は温陽利水の方剤を用い
るべきで、苓桂朮甘湯の主治である。

　『金匱要略』痰飲欬嗽病篇第十二「心下ニ痰飲有リ、胸脇支満
シテ目眩スルハ苓桂朮甘湯之ヲ主ル」

　痰飲の形成は、脾胃の陽気が虚して、脾が正常な運化の働きを
失することによって水湿が内に停滞して生ずるものである。痰飲
が停滞すれば胸脇支満（胸脇がつかえて脹る）し、濁陰が清陽を
おおうので目眩する。本条の前に、「痰飲ヲ病ム者ハ当ニ温薬ヲ
以テ之ヲ和スベシ」とある。飲は陰邪で寒によって聚滞し、温め
ればよく巡り自ずと散ずる性質がある。この二条で痰飲の治療原
則と、具体的な処方が述べられている。

　同、「夫レ短気シテ微カニ飲アルハ、マサニ小便ヨリ之ヲ去ル
ベシ、苓桂朮甘湯之ヲ主ル。腎気丸モ亦之ヲ主ル」

　水飲が外見上は著明ではないが、肺気を阻滞して短気（呼吸促
進）を起こしている状態である。利尿効果のある方剤で、水飲を
尿に排泄すれば治る。脾胃が虚して痰飲が結聚して、短気、胸脇
支満、目眩、動悸、尿不利を呈したものが苓桂朮甘湯証で、腎が

虚して水を制御できなくなって水飲が内停し、短気、少腹不仁、少腹拘急、腰痛、小便不利等を呈するものは腎気丸証である。なお膀胱の気化作用が傷害されて、尿不利、浮腫、口渇、目眩、頭痛、嘔吐等の症状を現わせば五苓散証である。

　方　義

　茯苓は行湿利水、本方の君薬である。水湿が去れば痰飲は自然に除かれる。

　桂枝は温陽化気、陽気を通じ営衛を和す。痰飲は温められると自ずと行り除かれる。茯苓・桂枝の組み合わせは通陽利水。桂枝を以て臣薬としている学者も多い。

　白朮は健脾燥湿。茯苓を助け、生痰の源を治す。

　甘草は補中健脾、諸薬調和。甘味の薬物は満を助長するので、中満の者に甘草は用いない方が良いという説もある。江昂『本草備要』にも「中満ノ証ニ之ヲ忌ム」とあるが、『医方集解』には「甘草ハ茯苓ヲ得レバ則チ満ヲ資ケズシテ反テ満ヲ泄ス。故ニ本草ニ曰ク、甘草ハ能ク気ヲ下シ煩満ヲ除ク」と言っている。

　方中桂枝は脾陽虚著しい時は、肉桂（桂皮）に替えれば温陽化飲の働きが強まる。

　臨床応用

　陽虚があるので、舌質淡白胖大、寒飲があるので舌苔は白滑、脈は寒飲内盛で沈緊、或は弦滑。

　起立性眩暈、メニエル病、神経性循環無力症、乗物酔、自律神経失調症、動悸、めまい、耳鳴等。

苓姜朮甘湯 （漢方常用処方解説２４６頁参照）

　組　成

　茯苓、乾姜、白朮、甘草。

　別名　甘草乾姜茯苓白朮湯、或は腎著湯

　病　態

　『金匱要略』五臓風寒積聚病篇第十一「腎著ノ病ハ、其ノ身体

－217－

重ク、腰中冷ユルコト水中ニ坐スガ如シ。形水状ノ如ク、反テ渇
セズ、小便自利、飲食故ノ如シ。病下焦ニ属ス。身労シテ汗出デ、
衣裏冷湿シ、久々ニシテ之ヲ得レバ、腰以下冷痛シ、腹重ク五千
銭ヲ帯ブルガ如シ、苓姜朮甘湯之ヲ主ル」

　腎著は別名腎着。著と着は同音。腎著（着）は風寒湿が腰を侵
し、陽気が痺着して行らず痺証を生ずるものである（着痺）。症
状は体が重く、腰が冷え、水の中に坐っているようである。腰は
腎の外府であるので、腎著病と名付けているが、この病因が腎そ
のものにないことは「形ハ水状ノ如ク、反テ渇セズ、小便自利」
という条文からうかがわれる。また「飲食故ノ如シ」であるから、
病は中焦になく下焦にあることがわかる。即ち病は下焦の肌肉に
ある。この病の原因は労働して汗をかいたため衣服内に冷湿が生
じ、その湿冷が長く続くことにより発病する。寒邪が強く、腰以
下が冷えて痛み、湿邪が盛んなため腹（腰）は五千銭を帯びたよ
うに重い。

　方　義

　本方は苓桂朮甘湯の桂枝が乾姜に替ったものである。しかし適
応は大きく異なる。本方は下焦の寒湿に対する処方である。病は
肌肉にあり腎にはないので、温腎は必要でなく、ただ経脈の寒湿
を除去すれば良い。乾姜と甘草は乾姜甘草湯（太陽病上篇及び肺
痿肺癰欬嗽病篇）で、温中散寒して陽気を扶けると陰邪である寒
湿の邪は自然に除かれる。茯苓・白朮で健脾燥湿利湿する。

　後世、本方の臨床的運用は発展し、原典の腎著病だけでなく、
下焦虚寒による妊婦の下肢の浮腫、老年者の尿失禁、男女の遺尿、
婦人の冷え症で慢性に腰が冷えたり帯下のあるもの、脾陽が不足
して寒湿証を呈する者の嘔吐下痢などに広く用いられるようにな
った。

　臨床応用

　裏の虚寒証なので脈は沈、或は沈弱、寒湿証なので舌は淡白、
舌苔は白滑。

腰痛症、坐骨神経痛、夜尿症、妊娠浮腫、白色帯下、冷え症等
に用いられる。下焦、腰を中心とした辺りの着痺（湿痺）で、冷
えは湿邪によるもので、腎や脾の陽虚によるものではない。

苓甘姜味辛夏仁湯 （漢方常用処方解説２４８
頁参照）

組　成
茯苓、甘草、乾姜、五味子、細辛、半夏、杏仁。

病　態
本方は支飲のため肺と皮毛に水飲があって、咳嗽、鼻汁、薄い
喀痰、喘鳴、さらに皮膚に浮腫を生じたりしている時の処方であ
る。

支飲とは『金匱要略』痰飲欬嗽病篇第十二に四飲の一つとして
「咳逆倚息シ、短気シテ臥スルヲ得ズ、其ノ形腫ノ如キハ之ヲ支
飲ト謂ウ」と定義されていて、肺気が虚して肺の宣散粛降の働き
が十分行なわれなくなって、水飲が肺に停滞し、その結果、咳嗽、
喘鳴、喀痰、呼吸困難、起坐呼吸、浮腫などを生ずる病態である。

支飲の咳嗽については『金匱』の痰飲咳嗽病篇第十二に支飲か
ら生じる変証が処方と共に列記されている。
「欬逆倚息シ、臥スルヲ得ザルハ小青竜湯之ヲ主ル」即ち支飲
の者が風寒の邪に外感して咳嗽、呼吸困難を呈する時は小青竜湯
の主治である。

「青竜湯下シ已リ、多唾口燥シ、寸脈沈、尺脈微、手足厥逆シ、
気小腹ヨリ上リテ胸咽ヲ衝キ、手足痺シ、其ノ面翕然トシテ酔状
ノ如ク、因リテ復陰股ニ下流シ、小便難、時ニ復冒スル者ハ茯苓
桂枝五味甘草湯（苓桂五味甘草湯）ヲ与エ、其ノ気衝ヲ治セ」
要約すると、小青竜湯により外からの風寒は除かれたが、内に
あった支飲が除かれず、心陽が虚して腎気がこれに乗ずるので、

― 219 ―

飲邪と気が上逆するものである。表の邪は去り、且つ陽虚もあるので麻黄を去り、桂枝で気の上衝を治し、茯苓で水飲を利し、五味子で肺気を収斂する。甘草は中気を和す。

「衝気即チ低ク、反ツテ更ニ欬シ胸満スルハ、桂苓五味甘草湯ヲ用イ桂ヲ去り、乾姜、細辛ヲ加エ、以テ其ノ欬満ヲ治セ」（苓甘五味姜辛湯）

苓桂五味甘草湯で上衝する逆気は収まったが、再び寒飲が発して、咳嗽や胸満を発する者には、気の上衝に対する桂枝は除き、代りに肺の寒飲を温める乾姜と細辛を加える。細辛は辛温で肺を温め、咳逆を治す。乾姜は甘草と合すると『金匱』の肺痿肺癰咳嗽上気病篇第七にある肺虚寒の咳を治す基本処方甘草乾姜湯である。

「欬満即チ止ミ、更ニ復渇シ、衝気復発スルハ細辛乾姜熱タルヲ以テナリ。コレヲ服セバ当ニ遂ニ渇スベシ。而ルニ反テ渇止ムハ支飲タル也。支飲ノ者ハ法当ニ冒スベシ、冒スル者ハ必ズ嘔ス。嘔スル者は復半夏ヲ内レ、以テ其ノ水ヲ去レ」（苓甘姜味辛夏湯）

苓甘五味姜辛湯で咳嗽と胸満は止んだが、細辛と乾姜は熱薬なので、寒飲が消失すると同時に津液を損傷して口渇が起こるであろう。それなのに口渇が起こらないのは支飲がまだある故であり、この支飲を除くためには半夏を加えた苓甘姜味辛夏湯を与える。

「水去リ嘔止ミ、其ノ人形腫スルハ杏仁ヲ加エテ之ヲ主ル。其ノ証ハ応ニ麻黄ヲ内ルルベクモ、其ノ人遂ニ痺スルガ故ヲ以テ之ヲ内レズ。若シ逆シテ之ヲ内ルル者ハ必ズ厥ス。然ル所以ノ者ハ其ノ人血虚スルヲ以テ麻黄其ノ陽ヲ発スルガ故ナリ。苓甘五味加姜辛半夏杏仁湯」（苓甘姜味辛夏仁湯）

苓甘姜味辛夏湯により支飲が去り、嘔も止んだが、まだ肺飲と肺に連なる皮毛に水飲が残存して浮腫（そして恐らく咳嗽、喘鳴、タンも）が出ている時は、一般には麻黄を用いるべき所であるが、この場合病人は血虚して痺証があるので、陽気を発散し消耗させる麻黄は禁忌である。もし強いて用いれば必ず発汗過多で亡陽と

— 220 —

なり、四肢厥逆するであろう。従ってここは胸間の停水を去り喘を治す杏仁を加え、苓甘姜味辛夏仁湯として用いる。

「若シ面熱シテ酔エルガ如キハ、此レ胃熱上衝シテ其ノ面ヲ燻 スト為ス。大黄ヲ加エテ之ヲ利セ」

支飲に胃熱を伴う時は、胃熱は陽明経に沿って顔に上り顔面が熱して酔ったようになる。大黄一味を加味し、前方で肺の寒飲を温めると共に、大黄で胃熱を清し蕩滌する必要がある。本方証は恐らく肺寒の喘咳、タンに便秘とのぼせを伴っているものであろう。

支飲の変証の比較

病　態	症　状	処　方	麻黄	桂枝	乾姜	五味子	細辛	甘草	半夏	芍薬	茯苓	杏仁	大黄
支飲と風寒	咳嗽、喘息(倚息)	小青竜湯	○	○	○	○	○	○	○	○			
支飲の衝気	上衝、厥、冒	苓桂五味甘草湯		○		○		○			○		
支飲の寒飲	咳嗽、胸満	苓甘五味姜辛湯			○	○	○	○			○		
支飲の上蒙	冒眩、嘔吐	苓甘姜味辛夏湯			○	○	○	○	○		○		
支飲の肺皮腫	咳嗽、喘痰、浮腫	苓甘姜味辛夏仁湯			○	○	○	○	○		○	○	
支飲の胃熱上衝	面熱、便秘、喘	苓甘姜味辛夏仁黄湯			○	○	○	○	○		○	○	○

方　義

本方は処方構成の上からは小青竜湯去麻黄桂枝芍薬加茯苓杏仁である。肺に寒飲があり、表証はなく咳嗽があり痰の多い者に用いる。特徴として麻黄を含まないので気虚血虚の者にも用いられるが、喘咳に対する作用が弱い。しかし支飲の寒飲に用いる苓甘五味姜辛湯に半夏と杏仁を加えた内容になっているので、祛痰、利尿の働きには秀れている。脈は沈弦、舌色淡、舌苔は白滑である。

臨床応用

気管支喘息、アレルギー性鼻炎などで冷え症で薄く水様のタンや鼻汁の多い者。

防已黄耆湯 （漢方常用処方解説２５０頁参照）

組　成

防已、黄耆、白朮、大棗、甘草、生姜。

病　態

『金匱要略』痙湿喝病篇第二「風湿脈浮、身重ク汗出デ悪風スル者ハ防已黄耆湯之ヲ主ル」と、同水気病篇第十四「風水脈浮、身重ク汗出デ悪風スル者ハ防已黄耆湯之ヲ主ル」とは文頭の風湿と風水の一字違いで以下は全く同じである。

同水気病篇附方「外台ノ防已黄耆湯ハ風水ヲ治ス。脈浮ハ表ニ在ルト為ス。其ノ人或ハ頭汗出デテ表ニ他病無シ。病者タダ下重ク腰ヨリ上ハ和ヲ為シ、腰以下ハ当ニ腫シテ陰ニ及ブベク、以テ屈伸シ難シ」という防已黄耆湯の主治が仲景の原文であると言う（譚日強『金匱要略浅述』）。

本方証は表虚の風水証である。風水は『金匱』水気病篇の冒頭に「風水ハ其ノ脈自ラ浮、外証ハ骨節疼痛シ悪風ス」と定義されている。即ち、風邪に外感して生ずるもので、浮脈を呈し関節痛や悪風などの表証を呈し水湿が肌腠に停滞し、浮腫を伴う。風邪に外感する背景には脾虚や肺虚がある。

— 222 —

風水についてはまた「大陽病ハ脈浮ニシテ緊、法当ニ骨節疼痛スベシ。反テ疼セズ、身体反テ重クシテ酸シ、其ノ人渇セズ汗出ズレバ即チ愈ユルハ此レ風水タリ」（同水気病篇）とあり、ここでは風水証では関節痛はなく、ただ身体が重倦いだけで、治法は発汗して風邪を発散する。

　風水については『素問』痺論第四十三に「風寒湿ノ三気雑リ至リ合シテ痺ヲ為ス也」、あるいは傷寒・金匱でも「風湿相搏チ、身体疼痛」（桂枝附湯証）とか「風湿相搏チ、骨節疼煩」（甘草附子湯証）のように、風邪と湿邪の結合したもの、或は風と寒と湿の結合によって起こる病証を指している。

　以上より防己黄耆湯証の病人は表虚証を呈し自汗があり、脈は浮、四肢や関節が重倦く浮腫傾向がある。水湿は慢性化すれば重力に従い下流する傾向があるので、下半身に浮腫が顕著である。舌質はしばしば軟かく膨潤（気虚の舌）し、白滑苔（湿盛の証）を見る。腹部は虚満いわゆる蛙腹を呈し、下半身に浮腫を見る。

　風水、風湿証で実証の者は越婢加朮湯、麻杏薏甘湯、麻黄加朮湯の類を用いる。

　方　義

　本方は虚証の風水証であるので、麻黄などを用いて散邪発表することはできない。正気を補いつつ邪を払う処方構成になっている。

　防己は寒苦辛、重力に逆って水分を吸収排泄するので、水湿停滞の証を治し浮腫を治す（利水消腫）。

　黄耆は甘温、脾肺両経に入り、益気表固止汗の効能が顕著である。

　防已と黄耆の二薬を配合すると気を益して湿邪を除き、利水して浮腫を除く働きを現わし、よく補正祛邪の目的に適う。

　風水の虚証は脾肺の虚に由来するものである。従って白朮を用いて燥湿と共に脾を補う。甘草を用いて健脾補中する。大棗と生姜は脾胃の気を調えると共に黄耆を助け補中益気する。

これら諸薬が協同して風湿を除き、脾肺を補い、汗を止め小便を通利し、水腫を消褪させるので、風水証の諸症は自ずと消失する。

　臨床応用

（１）肥満（水肥り）、心不全、腎不全、特発性浮腫などで下半身に浮腫傾向の強いもの。

（２）甘味のドリンク剤など水分を摂り過ぎる肥満児。

（３）膝や足の変形性関節症など関節に水が貯り、疼痛や運動制限を呈しているもの。肥り過ぎて膝が変形して腫れている中年女性。

（４）多汗症、虚証の水肥りですぐ息切れ、大汗をかく者。

（５）水湿過多、水肥り体質の女性で、無月経を呈する者に時によく奏効する。

（６）陰のう水腫、他。

越婢加朮湯（漢方常用処方解説２５２頁参照）

　組　成

麻黄、石膏、蒼朮、甘草、大棗、生姜。

　即ち、防已黄耆湯の防已と黄耆が麻黄と石膏に置き換ったものである。

　病　態

　『金匱要略』水気病篇第十四「裏水ノ者ハ、一身面目黄腫シ、其ノ脈沈、小便不利、故ニ水ヲ病マシム。モシ小便自利スレバ此レ津液ヲ亡ス。故ニ渇サシムル也。越婢加朮湯之ヲ主ル」また同篇「裏水ハ越婢加朮湯之ヲ主ル。甘草麻黄湯モ亦之ヲ主ル」

　以上二つの条文から見て、越婢加朮湯は裏水を治す方剤である。裏水は皮水が進行したもので、水気が皮下に停滞して全身の浮腫、沈脈、尿不利等の症状を呈する。裏水は肺の宣散作用が正常に行われない時生ずる。

　一方、越婢湯証は同じく水気病篇に「風水、悪風、一身悉ク腫

－224－

レ、脈浮ニシテ渇セズ、続イテ自汗出デ大熱無キハ越婢湯之ヲ主ル」とあり、表に風邪があり、裏に水気があり、両者が結合して熱を生じた風水挟熱証であることを示している。これは浮脈を呈し、熱邪が水気を外部に追出すので自汗が出、その結果、体表部では熱感は見られない。

越婢加朮湯証は越婢湯証と同じく表熱はあるが、裏の水気がさらに強い場合で、従って裏水の証が勝って脈は沈脈を呈するようになる。そして尿不利の症状を伴う。もしここで尿自利であれば熱証があるので、津液不足に熱証が加わって、傷陰の証に陥る。

従って越婢加朮湯は裏水と熱が結合した湿熱証に用いられる処方で、その働きは清熱散水である。裏水だけで熱証を伴わないものは甘草麻黄湯で発汗させれば、皮下の裏水は除かれる。

　方　義

君薬は辛苦温の麻黄である。やや大量に用いる。肺気を調え水分を膀胱に導く作用がある。

石膏は臣薬、辛甘にして性大寒。清熱瀉火、石膏は気分にある実熱を清解する要薬である。麻黄と石膏を配合すると宣肺、清熱、利水の効果が強化される。

蒼朮は甘温辛烈、痰飲を逐い、腫満を消し、皮下の浮腫を去る。本方の佐薬である。『金匱』中風歴節病篇の千金越婢加朮湯は白朮四両となっており、水気病篇ではただ「風水加朮四両」となっている。白朮は健脾利温である。皮下の湿を袪る作用は蒼朮の方が強い。

甘草、大棗、生姜で脾を補い、麻黄、石膏の働きを助け、散水の効能を強める。

　臨床応用

（1）炎症性の浮腫

急性結膜炎や所謂ものもらい等で、眼瞼に発赤と浮腫を伴うもの。翼状片。単純ヘルペス、帯状疱疹。炎症を伴う関節腫脹（熱痺）

（２）湿疹、皮膚炎

実熱証で湿を伴う丘疹や膿疱性の皮疹。

（３）胸水、腎炎やネフローゼ性の浮腫。実証で冷えのない例に用いる。

木防已湯（漢方常用処方解説２５４頁参照）

組　成

木防已、石膏、桂枝、人参。

病　態

本方は胸膈に支飲が停滞し、停飲が化熱して生ずる症候を主治する。膈とは横隔膜を指し、これによって胸腔と腹腔が隔てられる。その作用は脾胃の運化に際して生じる濁気が、心肺に上逆しないように遮断するものである。支飲は肺寒によって生じた痰飲、水気が胸膈や胃院部に停滞する病症で、呼吸と共に上下する膈の動きが阻害され、肺は圧迫されて正常な粛降作用が失われ、納気が行われ難くなって喘咳上逆し、呼吸が促迫する。また胃気も阻滞されるので、心下が痞えて堅くなる。清陽の気が支飲に妨げられて上昇発散されなくなるので、胸が衝き上げられるように苦しく、また顔色も陰邪（水飲）のため黎黒を呈する。裏（膈間）・に寒陰（水飲）が在るので、脈は沈緊となる。

方　義

防已は水飲を散泄する。特に重力により低い処に停滞した浮腫、水腫に有効であるので、膈間に停溜した支飲を去るのに適している。

石膏は肺熱を清して喘満を止める。

桂枝で通陽気化し行水を助ける。人参は正気を補い、口渇を止める。

臨床的にはよく鬱血性心不全による心臓喘息に用いられるが、肺水腫や胸水にも用いられてよく奏効する。

桂枝加朮附湯 （漢方常用処方解説２５６頁参照）

組 成

桂枝、芍薬（白）、甘草、蒼朮、附子、生姜、大棗。

病 態

本方は寒湿痺治療の基本処方である朮附湯（医宗金鑑）と桂枝湯を合方したものである。朮附湯は祛寒燥湿の効能により、寒湿相搏ち、ために肢体疼痛する者を主治する。

桂枝湯は風寒の邪を逐い、肌膚の営衛を調和することにより、表寒虚証を主治する。両処方を合わせると、散寒祛湿の効果が一層強められる。

『傷寒論』太陽病上篇に桂枝加附子湯証の条文がある。

「太陽病、汗ヲ発シテ遂ニ漏レ止マズ、其ノ人悪風シ、小便難ク、四肢微急、以テ屈伸シ難キ者ハ、桂枝加附子湯之ヲ主ル」。この条文は桂枝湯証を恐らく麻黄湯証と誤って発汗させ過ぎた結果、陽気が汗と共に排泄されて、表証が解さないだけでなく表陽虚に陥ってしまったものである。そのため汗出で悪風し、発汗過多によって津液と気が不足して小便難、四肢微急、以難屈伸という状態になる。これは表陽虚で津液は不足しているので、桂枝湯で解肌し、温経回逆の附子を加える。生津益陰の薬味を加うべきか否かは問題になるが、祛湿の剤は論外である。従って桂枝加朮附湯の方意は桂枝加附子湯加蒼朮ではなく、あくまでも桂枝湯合朮附湯である。

方 義

蒼朮は白朮に比較して補脾の作用と利尿効果は少いが風湿を祛る働きは強く、従って主に組織の水分や浮腫を除き、しびれや筋肉の痙攣あるいは痛みを去る働きには秀れているので、筋肉や関節等の湿による障害には白朮よりも蒼朮を用いる方が良い。

本方証でさらに浮腫傾向が強い者には茯苓を加え、桂枝加苓朮附湯として用いる。

麻杏薏甘湯 （漢方常用処方解説258頁参照）

組　成

麻黄、杏仁、薏苡仁、甘草。

病　態

本方は風湿の邪が肌表に客して風湿在表の病症を生じる時、これを治す方剤である。

『金匱要略』痙湿暍病篇第二の条文は風湿在表の成因とその病状並びにその治法（薬方）を論じている。即ち「病汗出デ風ニ当ルニヨリ傷ラレ、或ハ久シク冷ヲ取ルニヨリ傷ラレテ致ス」とあり、原因は汗をかいて風に当ったため湿気が外泄できなくなる、或は湿冷の場所に長く居て冷やされることにより生じる。「病者一身尽ク痛ミ、日晡所劇シキ者ハ風湿ト名ヅク」風邪と湿邪が結びついて肌表の経脈を犯し、その結果、体表の経気の流通が妨げられ滞るので全身が痛む。湿邪のために陽気の出入が妨げられ、陽気が内に鬱する。天気の陽気は日中盛んになるので、体内に鬱した陽気も午後から日没（日晡所）にかけ熱を発する。

『素問』痺論第四十三に「風寒湿ノ三気雑リ至リ合シテ痺トナル也」とあって風・寒・湿の邪は体に浸入すると痺証（関節や肌肉の疼痛や腫脹）を生ずるとある。

風湿に関しては『傷寒論』太陽病下篇に太陽病の類証として、風湿証の記載「傷寒八九日、風湿相搏テバ身体疼煩、自ラ転側スル能ワズ、嘔サズ、渇サズ、脈浮虚ニシテ濇ノ者ハ桂枝附子湯之ヲ主ル」とあり、これは体表の衛気（表陽）が虚したのに乗じて風邪と湿邪が体表に客した場合で、衛陽不足のため虚脈、風邪により浮脈、湿邪の侵襲により濇脈を現わす。風湿の邪は体表に在り、少陽、陽明経には及んでいないので、嘔も渇もなく、ただ風湿の邪が体表の経脈の気血を鬱滞させて仲々去らないので、体が痛み重倦い。

「若シ其ノ人大便鞕、小便自利ノ者ハ去桂加白朮湯之ヲ主ル」裏陽が虚し、湿邪が脾に在る時は表に働く桂枝を去り、燥湿健脾

— 228 —

の白朮と補陽の附子を用いる。すなわち「之レ附子、朮ヲ以テ併セテ皮内ヲ走ル。水気ヲ逐イ未ダ除クヲ得ザルノ故ヲ以テ之ヲ使ウノミ」とある。

「風湿相搏テバ骨節疼煩シ、掣痛シテ屈伸スルヲ得ズ、之ヲ近ヅクレバ則チ痛ミ劇シ。汗出デ短気シ、小便利セズ、悪風シテ衣ヲ去ルヲ欲セズ、或ハ身微ニ腫ルル者ハ甘草附子湯之ヲ生ル」表裏の陽気が共に虚した状態に風寒湿の邪が侵襲すると、邪は体表だけでなく、関節、筋肉、骨、総ての経脈に停留するので、骨節疼煩だけではなく関節もひきつり、痛みは劇烈で屈伸もできない状態となり、表裏の陽虚のため悪風悪寒する上に自汗、短気があり、水飲代謝がうまく働かず、小便不利と浮腫を生ずるとある。

麻杏薏甘湯の証では風湿の邪が体表に客したとは言っても、上記のような陽虚はないので「病者一身尽ク痛ミ」という程度で、「骨節疼煩」という程の激しい症状はない。

方　義

麻黄は発汗の峻薬であると同時に散寒作用を有し、痺を治し、痛みを止める。麻黄の散寒作用と薏苡仁の除湿作用とを組み合わせると、風寒を発散させ、湿を祛る作用を現わす。

杏仁は通常麻黄と組み合わせると相使の関係にあって、止咳定喘作用を現わすとされるが、ここでは杏仁の理気と痰飲を除く作用を取る。これに諸薬調和、健脾補気の甘草を加える。

発汗通陽の桂枝が用いられていない。代りに温服することにより、緩かに発汗させることを意図している。陽虚はないので、附子は用いない。処方全体の働きとしては発汗解表、祛風勝湿である。本方の薏苡仁を去り、桂枝と白朮を入れれば、麻黄加朮湯となり、寒湿の邪が体表に客した病態を治す。

臨床応用

風湿の表証の肩こり、背筋痛、五十肩、頸腕症候群、三叉神経痛、腰痛症、坐骨神経痛、その他の筋肉痛。

薏苡仁湯（漢方常用処方解説２６０頁参照）

組　成

薏苡仁、蒼朮、麻黄、桂枝、当帰、白芍薬、甘草。

病　態

本方は湿痺に対する処方である。『素問』痺論篇第四十三「湿気勝レル者ハ著痺トナル也」とあり、湿痺は別名著（着）痺ともいい、痺証の類型のうちの一つである。病因は風、寒、湿のうちの湿邪が偏勝し、湿性が粘着停滞することにより生ずる。病態は水分の排泄障害による組織の浮腫が基本で、臨床症状は四肢の浮腫傾向としびれ、関節が重倦く腫脹疼痛がある。症状並びに痛む箇所は固定する傾向が強い。

脈は湿盛あるいは痰飲の脈で滑、風邪が関与する時は浮滑。

舌質は熱証は伴わないので、淡で湿潤。舌苔は痰飲証を表現して自膩苔。

方　義

本方は風湿証を治す麻杏薏甘湯より杏仁を去って桂枝、蒼朮、当帰、芍薬を加えたと考えれば、麻黄が君薬、薏苡仁と蒼朮が臣、桂枝と当帰が佐、芍薬、甘草が使薬となる。

麻黄、薏苡仁の組み合わせで発汗解表、散寒祛湿。蒼朮は組織の湿を去る作用が強い。桂枝は発汗、温経。当帰、芍薬で補血。芍薬、甘草で鎮痛。

一方寒湿証を治す麻黄加朮湯の加減方とも考えられ、その場合、麻黄（君）桂枝（臣）、蒼朮、薏苡仁（佐）、当帰、芍薬、甘草（使）と考えられる。

臨床応用

浮腫や腫脹傾向の強い関節炎、関節痛、関節リウマチ、変形性関節症、腰痛症、筋肉痛。

二朮湯（漢方常用処方解説２６２頁参照）

　組　成

　蒼朮、白朮、茯苓、半夏、天南星、威霊仙、羌活、香附子、黄芩、陳皮、甘草、生姜。

　病　態

　原典（万病回春、巻五、臂痛）に「是レ上焦ノ湿痰経絡中ヲ横行シテ痛ミヲ作ス」とあるように、上焦の湿痺を治す基本処方である。即ち風、寒、湿の三種の邪のうちの湿邪が偏勝し、これが上焦の肌表の経絡と骨節に停留固着して、肌肉或は関節の疼痛、腫脹或はしびれ感や運動障害等を生ずるものである。汗をかいて肩や上半身を冷やしたり、湿気の多い環境にいたり、夜就寝中に肩を露出して冷やしたりして発症することが多い。

　湿証であるので、脈は浮滑あるいは濡脈を呈する（熱証はないので滑で実や数脈にはならない）。舌は湿っており、白膩苔を呈する。

　方　義

　利湿祛痰の蒼朮、白朮、茯苓、半夏、天南星等が主薬で、これに解表、通絡、理気、健脾の諸薬が配合されている。

　白朮と蒼朮の二薬は共に燥湿健脾の働きがあるが、白朮は補脾作用に秀れ、蒼朮は燥湿作用と風邪を除く作用に秀れている。この二薬を配合することにより、寒湿による痺痛を治す働きが顕著となる。

　蒼朮はまた解鬱行気して止痛する働きのある香附子と共に用いると、利湿行気の働きにより、気鬱湿滞による痺痛に有効である。

　天南星は苦辛温、燥湿化痰及び祛風通絡の働きがあり、燥性が烈しい。蒼朮と配合すると二薬は共に湿痰を除き、風邪を散じて止痛し、さらに経絡を通じさせる効能を現わし、風湿による麻痺や疼痛に有効である。

　天南星を脾胃の湿痰を除く半夏と合わせると祛風、除痰、止痛の効能が得られ、これをさらに羌活等の祛風薬と配合すると、風

— 231 —

痰による痺証、瘻証に有効である。

羌活は辛温、表散風寒、祛湿止痛。威霊仙は辛温、その働きは祛風除湿と通絡止痛である。この二薬を配合して用いると風湿を除き、経絡の気をよく通じ、止痛する効能が一段と強化される。

また本方中の陳皮、半夏、茯苓、甘草、生姜は二陳湯であり、脾胃の痰飲を治す基本処方で、脾胃の痰飲を強力に除去排泄して祛風湿の効果を強めると共に補脾健胃する。

黄芩は本方中唯一苦寒の剤で、湿痰化熱するのを防ぎながら祛湿を助ける。

これら諸薬はいずれもよく調和協力するように配合されており、全体として利湿、消腫、鎮痛、祛痰の効果を発揮する。

疼痛の烈しいものは気血凝滞しているものが多いので、寒邪のあるものは附子や乾姜を加え、瘀血を生じている例には、赤芍、当帰、紅花等の活血化瘀薬を加味する。経過が長くなり血虚や気虚を生じているものには、黄耆、杜仲、桑寄生等の補益の剤を加える。

臨床応用

肩関節周囲炎、頚腕症候群、上腕神経痛等、いわゆる五十肩には第一選択である。

桂枝芍薬知母湯（漢方常用処方解説２６４頁参照）

組　成

桂枝、麻黄、白芍薬、防風、白朮、知母、甘草、生姜、附子。

病　態

本方は気血不足する者が風寒の邪に侵されて多発性の関節痛を生ずるものを主治する（金匱要略、中風歴節病篇第五）。

「小陰ノ脈浮ニシテ弱、弱ハ則チ血不足、浮ハ則チ風タリ。風血相搏テバ、即チ疼痛スルコト掣ノ如シ」

風邪が血が不足している状態の病人に侵入すると、関節がひき

つるように痛む。

「盛人ハ脈濇ニシテ小、短気シテ自汗ス。歴節疼ミ屈伸スベカラズ」

盛人は気虚湿盛の人、正気不足のため息切れして汗をかき、風湿の邪が諸関節に流注するので、関節が腫痛して屈伸もできない状態になる。気血共に不足している状態では全身るいそうし、めまいや息切れが見られる。また気虚湿盛のため脾虚湿痰を生じ、嘔気を伴う。このような状態の病人が風寒の邪に侵されると、内部の湿と外からの邪が結びついて、全身の関節に疼痛を生ずるが、湿飲は身体下部に流れて貯溜し易いので、特に脚が腫れ、しびれて脱けるように感じられる。

臨床上の特徴としては、本方証では気血両虚のため四肢の筋肉は萎縮して強ばり、関節は寒湿痺を生じて慢性難治性の腫脹を伴った炎症を生じている。関節が腫れ、上下の筋肉が萎縮した様子は鶴の足に似ているところから、鶴膝風と呼ばれる外観を呈する。

全身的には冷えがあるのに、関節局所には腫脹と熱がある。全身の肌膚枯燥し、舌質は淡白〜淡紅、湿痰があるが熱は伴っていないので舌苔は白。気血両虚しているので、脈は沈細である。寒冷により症状は増悪する。

方　義

桂枝は解肌発表、麻黄は解表発汗の作用がある。この二薬を配合すると、温経散寒し、風寒湿の邪を除く効能を現わし、よく痺症の治療に用いられる。

防風は辛甘で性温。風邪を除く作用に秀れ、特に表証の風邪を除く作用が強い。また湿邪を除く働きもあり、風寒湿による痺症の関節疼痛の治療に有効である。

これら諸薬に寒湿を散じ、疼痛を止める働きの強い附子を加えると、温経散寒止痛の効果は一層高められる。

白芍は補血、鎮痙。これに甘草を合わせると、酸甘の味で陰血を養い、筋脈を養い、陰虚を滋補し、鎮痙止痛の効果が大となる。

白朮は燥湿健脾、即ち気を補い、痰飲を去る。

生姜も温裏、燥湿、止嘔。

知母は苦寒、陰虚を補い、熱邪を除く働きがある。気血両虚の人の痺証では関節局所の熱も当然虚熱であるから、虚熱を清する生薬を以て当てる。

臨床応用

冷え症で、関節局所には熱感がある多発性関節炎、慢性関節ロイマチ等。

疎経活血湯 （漢方常用処方解説266頁参照）

組　成

当帰、熱地黄、白芍薬、川芎、防風、羌活、防已、威霊仙、白芷、蒼朮、茯苓、桃仁、牛膝、陳皮、竜胆、甘草、生姜。

病　態

血虚の者が風寒湿の邪に外感して、全身の皮膚や筋肉が痛む時の処方である。従って血虚が本、風寒湿痺が標である。血脈が充実していないので、邪は容易に血脈に侵入して気血を凝滞させる。「滞スレバ則チ痛ム」で、気血の凝滞は疼痛を生ずる。原典（『万病回春』巻之五）では、「扁身痛ミ来リ刺スガ如ク、左足痛ムコト尤モ甚シキヲ治ス。左ハ血ニ属ス」とあり、臓象学では血（肝）は左にあるので左足が最も痛むとあるが、臨床的には左右どちらも痛むようである。気血の凝滞は長期に続くと瘀血を生ずるので、内熱を生じたり、刺すような痛みがあったり、或は症状が夜間に増強したりする。

風邪が勝つていれば痛みは上半身に在って遊走性である。湿邪が盛んであれば痛みは下半身に多く、浮腫や下肢の倦怠感を伴う。原典では「風寒湿ヲ被リ」とあるが「此レ白虎歴節風ニ非ザルナリ」と述べている。白虎歴節風とは痛風と同義で、多くは肝腎が不足し、風寒湿の邪気を感受し、それらの邪気が関節に侵入し、長期に亘って積滞して化熱し、気血が鬱滞することにより、関節

が腫脹し、激しい疼痛があって屈伸もできなくなるものである。本方証では風寒湿の邪は体表の経脈を阻滞しているだけで、関節にまでは及んでいない状態である。従って治法は、経気を巡らし、湿を祛り、活血化瘀して血の流れを改善してやれば良い。

臨床的には、主に下半身の神経痛様の痛みを主治する。血虚があるので、血色が悪く肌膚枯燥する。舌質淡で舌苔は無（血虚）か或は白苔（風湿）。脈は多く血虚を反映して沈細である。

方 義

熟地黄、当帰、白芍、川芎は四物湯で、血虚を治す。

防風、羌活、白芷、威霊仙はいずれも辛温の祛風湿薬である。特に威霊仙はよく表に走り、経脈を通じさせる働きが顕著である。

防已は苦辛寒であるが、風水を療する要薬で止痛作用もある。

羌活は上半身の痺痛によく効果を現わす。

蒼朮、茯苓は利水剤である。特に蒼朮は辛苦温で、発散作用があつて風寒を除く働きと組織の湿を燥す働きが強い。蒼朮と防風を配合すると、二薬共に表より風湿を散ずる作用があるが、風邪を散ずる力は防風が勝り、燥湿作用では蒼朮が秀れているので、風湿による痺痛に顕著な治療効果を示す。

桃仁、牛膝は駆瘀血剤であり、通経活血し、血行を促進させる。牛膝は引血下行し、腰膝の骨痛を治す。

苦寒の竜胆は下焦の湿熱を治す。瘀血によって生ずる化熱を清すと共に、大部分辛温の剤の中にあって一つだけ大苦大寒、反佐の働きも果していると思われる。

陳皮、甘草、生姜は和胃補中である。

以上の諸薬がよく協同して祛邪扶正し、標本両治するよう処方が組み立てられている。

原典ではさらに加味方の指示が示されている。即ち、「痰有レバ南星、半夏各一銭、モシ身上及ビ臂痛メバ薄桂三分、モシ下身並ビニ足痛メバ木瓜、木通、塩灼黄柏、薏苡仁各一銭、モシ気虚アレバ人参、白朮、亀板各七分ヲ加ウ。モシ血虚アレバ四物湯ヲ

— 235 —

倍シ、姜汁ヲ以テ酒浸シ炒シタル紅花一銭ヲ用ウ」とある。

臨床応用

坐骨神経痛に最も繁用される。その他腰痛症、肩関節周囲炎、或は脳卒中後遺症による四肢の麻痺にも用いられる。

大防風湯 （漢方常用処方解説２６８頁参照）

組　成

熱地黄、当帰、川芎、白芍薬、人参、白朮、甘草、生姜、大棗、黄耆、防風、羌活、杜仲、牛膝、附子。

病　態

本方は十全大補湯去桂枝茯苓加防風羌活杜仲牛膝附子である。

痺証は風寒湿の邪が経脈を侵襲し、気血の流通を阻害して生ずるものである。もし痺証が慢性に持続すると外邪は内に深く侵入し、遂には臓腑を損傷し、気血両虚の証を現わすに至る。

或は気血両虚した者が風寒湿の邪に侵されて痺証を呈する時は、血虚の為四肢の筋肉は萎縮してやせ細り、気虚のため脱力して、痛みの症状だけでなく、病人は起立や歩行も満足にできない状態に陥り易い。

原典（『和剤局方』巻一、諸風）の「痺ヲ患ウノ後脚痛ミ痿弱シテ行履スルコト能ワズ、名ヅケテ痺風トイウ。或ハ両膝腫シテ大イニ痛ミ、髀脛枯腊シテ、タダ皮骨存シ、拘攣跧臥シテ屈伸スルコト能ワザルヲ名ヅケテ鶴膝風トイウ」すなわち、赤痢やコレラのような烈しい下痢を患った後は気血共に虚し、栄養失調状態となって歩行する事も殆ど不可能となる。これを痺風と称する。またこのような時に痺症を患うと、関節部には腫脹を生じ、四肢は筋肉が萎縮してやせ細っているので、丁度鶴の足のような外観を呈するので、これを鶴膝風と呼ぶ。

脈は気血両虚のため沈細弱。舌は舌質淡白で、時に萎縮性で裂紋を見る。舌苔はあっても薄い。

方　義

十全大補湯は気血両虚の者を治す。

羌活は辛温解表剤。散寒解表、祛風湿するので痺証を治し、止痛の働きがある。

防風も温性で解表散風、除湿止痛する。防風と羌活は相須の関係にあり、痺証治療の基本的な配薬である。

杜仲は性温、味は甘、微辛。肝腎を補い、筋骨を壮にする。

牛膝は平、苦酸。活血通絡と舒筋利痺し、下行性の引経薬として働く。牛膝、杜仲は共に肝腎を補益し、さらに牛膝は関節を通利し、杜仲は筋骨を強化するので、この二薬を配合すると痺証で四肢の筋骨が痛み、屈伸し難いものをよく治す。

附子は陽気を補い、経脈を温め、寒湿を散じて疼痛を止める。

以上により、本方は処方全体としては祛邪するも正気を傷らず、扶正して邪を助長する事なく、標本兼治の名方とされる。

臨床応用

虚証の人の慢性関節リウマチ、脚気、産後の肥立ちの悪い時、術後や大病後の体力低下、栄養失調、非常な高齢等で筋肉の萎縮、筋力低下を来して歩行困難となった者などに用いる。

気血両虚する者の痺証には『千金方』の独活寄生湯（独活、桑寄生、牛膝、細辛、秦艽、茯苓、肉桂、防風、川芎、人参、甘草、当帰、白芍、熟地）もよく用いられるが、これは大防風湯から羌活、附子、乾姜、黄耆、白朮、大棗を去り、代りに独活、桑寄生、肉桂、秦艽、細辛、茯苓が入った内容で、互いによく似ている。大防風湯が益気散寒の働きが顕著であるのに比し、独活寄生湯は肝腎不足を補う働きに重点が置かれている。

利水剤のまとめ

五苓散　　　　　　膀胱気化失調、尿不利、水飲内蓄（利水剤の代表）

茯苓飲　　　　　　痰飲が心胸間に停滞

小半夏加茯苓飲　　胃内痰飲停滞、胃気上逆

半夏白朮天麻湯　　脾虚、痰飲、肝血不足、肝風と痰飲が上擾　　┐

当帰芍薬散　　　　脾虚、痰飲、肝血不足、肝気横逆腹痛　　　　├痰飲

苓桂朮甘湯　　　　脾陽虚、寒飲上衝　　　　　　　　　　　　　┘

苓甘姜味辛夏仁湯　肺寒支飲　　　　　　　　　　　　　　　　　┐
　　　　　　　　　　　　　　　　　　　　　　　　　　　　　　├支飲
木防己湯　　　　　胸膈支飲、停飲化熱　　　　　　　　　　　　┘

越婢加朮湯　　　　表熱裏水（実証）　　　　　　　　　　　　　┐
　　　　　　　　　　　　　　　　　　　　　　　　　　　　　　├皮水
防己黄耆湯　　　　表虚風水（虚証）　　　　　　　　　　　　　┘

麻杏薏甘湯　　　　風湿痺（体表部に限局）　　　　　　　　　　┐

桂枝加朮附湯　　　風寒痺治療基本処方

薏苡仁湯　　　　　湿痺（着痺）の基本処方

二朮湯　　　　　　上焦の湿痺

苓姜朮甘湯　　　　下焦の湿痺　　　　　　　　　　　　　　　　├痺証

桂枝芍薬知母湯　　気血両虚の風寒痺

疎経活血湯　　　　血虚の風寒湿痺

大防風湯　　　　　気血両虚の風寒湿痺　　　　　　　　　　　　┘

１４　駆瘀血剤

定　義

瘀血を治療する方剤を駆瘀血剤と称している。

瘀血の概念

血液は飲食物より脾が運化（吸収消化）した津液と水穀の精微が肺に運ばれ、血脈の中で営気の働きにより赤変して血と化したものである（『霊枢』営衛生会篇第十八）。人は五臓六腑、四肢、九竅、肌肉、精神活動に至る迄、総て血液が運んでくる栄養分によってその生理機能を維持している。

体内で血液が停積して円滑に流通できなくなった病態が瘀血である。『傷寒論』にも已に瘀血の一証である「蓄血」の証治についての記述（桃核承気湯、抵当湯、抵当丸などの諸証）が見られ、また『金匱要略』婦人妊娠病篇にも瘀血を表現する衃（はい、この語は『霊枢』水脹篇第五十七で停留した血液の意に用いられている）という語が出ている（桂枝茯苓丸証）。従って瘀血の概念は内経、傷寒金匱の時代から存在したものである。

瘀血の原因

１、気の異常

気と血は共に水穀の精微より化生したもので、両者の源は同じであるが、互いにその性質と作用は異なっている。気は血を生じこれを推動して巡らせる一方、気の働きは血が運んでくる栄養分によって補充されて始めて持続できる。即ち「気ハ血ノ帥」であると共に「血ハ気ノ母」である。

気虚や気滞などの気の異常が生じると円滑な血流が阻害され瘀血を生じる。

２、寒凝

『素問』調経論篇第六十二には「血気ハ温ヲ喜ビ寒ヲ悪ム。寒スレバ則チ泣リテ流ルルコト能ワズ、温スレバ則チ消シテコレヲ去ル」とある。

寒冷の環境下、或は強い内寒があれば気血は凝滞して瘀血を生じ、温めると消散して好く流通するようになる。

3、血熱

『傷寒論』には太陽病（腑証）下焦蓄血の証（桃核承気湯証他）がある。血熱があると血は津液を失い枯燥し粘稠となって流れにくくなる。

4、外傷

『霊枢』賊風篇第五十八に「堕墜スル所有リテ悪血内ニ在リテ去ラズ」とある。打撲や外傷があると炎症性鬱血が生じる。外傷性の浮腫や皮下出血、全身打撲による諸証、或は鞭打ち症等の病理機序は総て瘀血である。

5、出血

「離経ノ血」即ち血管から漏出した血液は気によって動かされている血ではなく、いわば死血、敗血である。従ってこれは瘀血の一種と考えられる。

6、久病は瘀血を生ず

外感病と内傷を問わず、気血水（津液）の異常或は陰陽の不和、あるいは原因は何であれ疾病が長く持続すると、血液の循環は正常円滑に行われなくなり、最終的には瘀血を伴うようになる。

瘀血の症状

『諸病源候論』巻三十六「卒ニ瘀血ニ被損スルノ候」に「夫レ瘀血有ル者ハ、其ノ人喜忘レ物声ヲ聞クヲ欲セズ、病人腹満シ唇萎エ、舌青ク口燥キ、タダ水ヲ漱グコトヲ欲シテ咽ムヲ欲セズ。熱無ク脈微大ニシテ来ルコト遅シ。満腹セザルニ其ノ人我腹満スト言ウハ瘀血有リト為ス。汗当ニ出ズベクシテ出デザルハ内ニ結ス。亦瘀為リ。病人胸満口燥シ臂シテ渇シ寒熱無キハ瘀血有リト為ス。腹満口燥シテ渇セズ、唾漿状ノ如キハ此レ留血有ル爾」と瘀血の症状を要約している。

炎症による血管の変化、動脈硬化性病変、血液凝固因子の亢進、鬱血、多血症、或は婦人の月経、妊娠、出産等に伴う諸病変は総

て瘀血の病症である。

　1、皮膚、粘膜、爪甲の暗赤色化。皮膚がかさつき（肌膚甲錯）静脈の怒張や蛇行、毛細血管拡張、紅斑などが現れる。

　2、皮下出血、溢血、血便、血尿、不正性器出血などの出血が現れ易い。

　3、頭痛、頭重、肩こり、不眠、嗜眠、動悸など不定の症状。

　4、のぼせ、顔色が赤黒い、目が充血し易い。

　5、発熱、熱型は一定しないが、夕方から夜にかけて微熱を発する例が多い。

　6、冷えのぼせ。冷えを訴えたり熱感や火照りを訴えたりする。寒熱が混在錯雑することが多い。

　7、瘀血のある部分に固定性の鋭い痛みを感じることがある。臨床的にはバージャー病の四肢の痛みや、虚血性心疾患の患者の胸痛などは瘀血によるものと考えられる。

　8、下腹が脹満した感じや便秘、子宮筋腫などの腹中の良性の腫塊は多く瘀血によるものと考える。

　9、少腹硬満や少腹急結など、瘀血に特有の腹証を呈する。

　10、口唇、歯齦、舌質は暗紅で、よく紫斑を見る。舌下静脈の怒張や毛細血管の拡張が著明である。

　11、脈象に対する定説はないが、沈渋（濇）の脈を現す者が多いようである。

　桃核承気湯（漢方常用処方解説272参照）
　組　成
　桃仁、桂枝、大黄、芒硝、甘草。
　病　態
　太陽病が解さず、表の鬱熱は太陽膀胱経脈を伝って下焦に至り、膀胱を犯し、その気化作用を障害すれば、熱と水とが結合して小便不利となり五苓散証を現す。下焦に達した熱がさらに深達し、手太陽経脈の府である小腸の血と結ばれると、実熱と瘀血により

気血が壅滞して通じなくなり、少腹急結、便秘及び狂の如しという桃核承気湯証が形成される。少腹とは下焦の位置である。急結とは疼痛、腸満、急迫して苦しむの意である。小腸で気血が通じなければ当然便秘する。小腸の濁熱は、手太陽と表裏の関係にある少陰心に上擾して「其ノ人狂ノ如シ」という症状を招来する。

　『素問』の「熱ナル者ハ之ヲ寒ス」及び「結スル者ハ之ヲ散ズ」（至真要大論篇第七十四）及び「血実ハ宜シク之ヲ決スベシ」（陰陽応象大論篇第五）の指示に従って『傷寒論』は熱を寒し結を散ずる調胃承気湯に行気と活血化瘀の剤を加味して桃核承気湯を立方した。

　「太陽病解サズ、陽明二伝エズ、邪熱経二随ツテ裏二入リ、本ヲ犯スノ謂、本ヲ犯ス者トハ膀胱ノ腑ヲ犯スノ謂ナリ。膀胱腑ノ衛ハ気分タリ、膀胱腑ノ営ハ血分タリ。熱入リテ気分ヲ犯セバ気化シテ行ラズ。熱ト水ト結スルハ之衛分ノ裏ヲ犯スノ謂、五苓散ノ証也。熱入リテ血分ヲ犯セバ血蓄シテ行ラズ。熱ト血ト結スルハ之営分ノ裏ヲ犯スノ謂、桃核承気湯証也。二者皆本ヲ犯スノ証トイエドモ、二方皆治本ノ薬トイエドモ一ハ前ヲ利シ、一ハ後ヨリ攻ム。水ト血ト主治スルトコロ各同ジカラズ」（『医宗金鑑』訂正仲景全書、傷寒論注）

　太陽経脈の邪が下って腑に入り、熱と血が結合して形成される蓄血証には新旧の別がある。桃核承気湯証は初期の蓄血に属する。従って症状も未だ「狂ノ如シ」と軽く、処方内容も桂枝や甘草など気化の剤が配合されている。下焦蓄血証が完成し固定した重症のものは少腹硬満、発狂の症状を呈する抵当湯証（水蛭、虻虫、桃仁、大黄）で、その軽症は少腹満、小便反利の抵当丸（水蛭、虻虫、桃仁、大黄）証である。

　方　義

　桃仁が本方の君薬で活血化瘀の働きがあり、蓄血を破る。

　大黄は苦寒、推陳致新の働きがあり、能く瀉熱破結して桃仁を助ける。

芒硝は鹹寒、大黄と同じく瀉熱の働きに加え、軟堅潤燥の働きがある。

桂枝は辛熱、通陽行気する。陽気がめぐれば陰血は行る。血が流れれば瘀血も散じ、病は自然に解消する。古方の配材の妙と言うべきである。本方の桂については桂枝を用いるか或は肉桂を用うべきか、意見が分かれている。桂枝は軽揚上行の性があるので、下焦を治す目的には肝腎血分に入る肉桂が良いとする説があるが、成無已始め歴代多くの学者は辛温の桂枝の方が辛熱の肉桂に比して血脈を通行させる効能には優れている上に、熱証を助長する恐れがなく適していると考えている。

甘草は胃を調えるのと中焦を和す働きがある。

臨床応用

本方は瘀血を破り、裏熱を攻下するので、太陽病下焦蓄血証の治療の基本処方として臨床的に広く応用されている。のぼせと便秘、少腹急結の腹証、沈実或は沈渋の脈を目標に、打撲傷、便秘症、鼻出血、高血圧症、自律神経失調症、更年期障害、月経困難症、産後の悪露が下がらない、子宮筋腫、子宮内膜症、骨盤内血腫、下肢静脈瘤、痔疾等に広く用いられる。

桂枝茯苓丸 （漢方常用処方解説２７４頁参照）

組　成

桂枝、赤芍薬、茯苓、桃仁、牡丹皮。

病　態

本方は元来は下焦の血瘀治療の目的で立方されたが、今日広く一般的瘀血証の治療薬として繁用されている。

出典は『金匱要略』婦人妊娠病篇第二十、「婦人宿癥病有リ、経断チテ未ダ三月ニ及バズシテ、漏下ヲ得テ止マズ。胎動キ臍上ニ在ル者ハ癥瘤ノ害タリ。妊娠六月ニシテ動ク者、前三月経水利スル時ハ胎ナリ。血下ル者、後三月断ツハ衃ナリ。血止マザル所以ノ者ハ其ノ癥去ラザルガ故ナリ。当ニ其ノ癥ヲ下スベシ、桂枝

茯苓丸之ヲ主ル」原典はすなわち、妊娠と瘀血によって生じた腫塊の癥（現在の子宮筋腫の如きものか）との鑑別診断と癥の治療について論述している。「従来癥を有していた婦人が正常な月経が停止して未だ三月未満なのに不正性器出血が止まず、しかも臍より上で動きを感知する時はこれは妊娠ではなく瘀血によって生じた癥によるものである。正常な妊娠であればその前3カ月は正常な月経があり、不正出血はなく6ケ月目で始めて胎動を感じるものである。不正出血があってその後3ケ月月経が止まるのは瘀血が固まった衃である。不正出血が止まらないのは瘀血がこり固まって腫塊を形成する癥になっているからである。桂枝茯苓丸でその癥を下すべきである」。

　以上の条文から本方は下焦の瘀血を逐う方剤であることがわかる。金匱の条文及び後世の経験より本方は

　　1）婦人の流産後、不正出血の多い者。
　　2）生理不順や月経困難症があり、顔面浮腫や足の腫れを伴う
　　　　者。
　　3）瘀血により下腹部に腫塊や痛みを生じた者。
　　4）胎児が死亡して下らない者。
　　5）出産後、胎盤がうまく下らない者。
　　6）少腹鞕満し、のぼせ、動悸、肩こり、肌膚甲錯等を伴う者、
等を目標に用いられる

　舌質は暗紫色あるいは紫斑や舌下に血絡、細絡をみとめ、脈は沈渋、顔面、躯幹、あるいは下肢にしばしば血絡や細絡をみとめ、腹診すると下腹部が緊満して、臍の斜下辺りに顕著な抵抗圧痛を見る（少腹鞕満）。

　方　義

　桂枝は辛温、経を温め気を巡らせ、脈を通調する。血を巡らせるには先ず気を巡らせる。芍薬は白芍を用いれば和血して平滑筋の拘攣と痛みを除き、赤芍を用いる時は瘀血を去る。茯苓は甘温、脾気を益すと共に湿を下に導き排泄させる。桃仁は苦甘寒。牡丹

皮は辛苦微寒、共に瘀血を去り癥瘕を消す。桃仁は駆瘀血作用に秀れ、牡丹皮は消炎清熱の作用を兼備している。

本方は蜜で練って丸剤とすることにより、服薬し易く、吸収を緩徐にする。従って他剤との兼用にも好都合である。

煎剤として用いる時は諸薬調和、補脾益気、副作用緩和の為、甘草を少量加味するとよい。

臨床応用

瘀血に起因する諸症

子宮並びに付属器の炎症、子宮内膜症、子宮筋腫、自律神経失調症、更年期障害、月経不順、月経困難症、不正性器出血、無月経、子宮復古不全、胎盤残留、死胎、蕁麻疹、紅斑、酒皶、打撲傷、痔疾、etc.

通導散（漢方常用処方解説276頁参照）

組　成

当帰、紅花、蘇木、枳殻、厚朴、陳皮、大黄、芒硝、木通、甘草。

病　態

気と血はその性質と作用は異なっていても、経脈中を流行し互いに依存し協力し合う密接な関係にある。重篤な血瘀を生ずると、血と共に気も流通しなくなり瘀血と気滞が同時に生ずることが多い。

本方は原典（万病回春）では重篤な打撲、外傷、或いは骨折等に伴って生じた血瘀と気滞を治す目的で立方された処方である。

『万病回春』巻之八折傷門の最初には次のように述べられている。

「折傷ハ多ク瘀血凝滞有ルナリ。童便、黄酒ヲ用ウルニ宜シ。各一鍾（斗）ヲ和シテ温服ス。最も能ク瘀ヲ散ジ滞ヲ消ジテ効アリ」

折傷は跌撲打折損傷で即ち打撲や骨折等の外傷である。童便は

— 245 —

幼児の尿、本書巻之一薬性歌に「童便気涼、撲損瘀血、虚労骨蒸、熱嗽ニ最モ捷」とある。即ち駆瘀血作用がある。黄酒は大粒の栗（黄粱）より醸造した酒、即ち老酒である。鐘は古い度量衡の単位で、斛或は斗と同じとされる。

「通導散、跌撲傷損極メテ重ク、大小便通ゼズ、乃チ瘀血散ゼズ肚腹膨脹、上リテ心腹ヲ攻メ、悶乱シテ死ニ至ル者ヲ治ス」即ち転倒などによりひどい全身の打撲創を蒙り、瘀血を生じて大小便も通じなくなり、腸が腫れあがって胸や腹が苦しく悶死せんばかりの病人を治すというものである。

「先ズ此ノ薬ヲ服シテ死血瘀血ヲ打チ下シ、然ル後、補損ノ薬ヲ服用スベシ。酒ヲ用ウベカラズ、飲メバマスマス通ゼズ。人ノ虚損ヲ量リテ用ウ」とある。即ち従治で、先ず本証（原因的病態）である瘀血を攻下して駆逐し、その後で打撲や外傷によって生じた正気の消耗や衰弱（標証）を補う薬物を用いる、即ち本治を行って後に標治を施せと指示している。

酒は湿熱を生じるのでここでは禁忌である。

方　義

当帰、紅花、蘇木の三剤は駆瘀血薬で本方の主薬である。

当帰は辛甘苦温。心肝脾に入り養血調経の働きばかりでなく、駆瘀血薬と配合される時は活血作用を現わす。

紅花は辛温、心肝に入る。少量を用いると和血、調血、養血の効能があるが、多量に用いると行血の作用があり、血滞を巡らせて疼痛を止める常用薬である。

蘇木は辛鹹甘平。心肝脾に入る。鹹は血に入り、辛はよく走散する。活血化瘀、消腫止痛の効能を有し、外傷性瘀血にはよく用いられ、跌撲傷損による腫張疼痛の主薬とされる。

大黄、芒硝は泄熱攻下、及び軟堅の働きがあり両者相須の関係にあり、甘草が加わると調胃承気湯である。

厚朴、枳殻、陳皮は理気行気消痰の剤である。これら諸薬の組み合わせにより、気を巡らせ、結を散じ、痞満を消す。また枳殻

は下行の性質があり、便や死血を下方に排泄する。

　木通は苦寒、心肺膀胱小腸に入り、降火利水の働きがある。心肺の火を清し、小腸膀胱の湿を導き、湿熱を小便より排泄する清熱利湿の効能を有している。従って大黄、芒硝、木通の3薬は大小便を通じさせる。

　通常これらの諸薬に桃仁、牡丹皮を加味して、さらに駆瘀血と清熱の効能強化をはかることが多い。

　臨床応用

　①打撲や骨折捻挫等による外傷性血瘀。

　②血瘀と気滞が共に見られる場合。即ち瘀血の諸症状に加えて便秘、腹満、のぼせ、充血、胸苦しさ、体痛等を伴うもの。

　腹診の所見では、桃核承気湯証のような少腹急結は見られず、腹部全体が膨満充実し、ガス貯留、糞便停滞が著明で自発痛や圧痛が著明である。

　打撲骨折捻挫の他、実証の更年期障害、自律神経失調症、月経困難症、生理不順、子宮内膜症、腰痛症、高血圧症等に用いられる。

治打撲一方（漢方常用処方解説２７８頁参照）

　組　成

　桂皮、樸樕、川骨、川芎、丁字、大黄、甘草。

　病　態

　『霊枢』賊風篇第五十八「若シ堕墜スル所有ラバ悪血内ニ在リテ去ラズ」

　『諸病源候論』巻三十六「圧迮堕墜内損ノ候」に「此レ人卒ニ重物ノ圧迮ヲ被リ、或ハ高キヨリ堕下シテ吐下血ヲ致ス。此レ内ヲ傷ル故ナリ」（突然重い物に圧し潰されたり、或いは高い所から墜落すると内臓を損傷し吐血や下血を生ず）

　同「久シク瘀血ニ被損スルノ候」には「此レ損傷ヲ被ルト為ス。即チ風冷搏ツガ故ニ血瘀結シテ内ニ在リ。久シク瘥エザルナリ」

— 247 —

（損傷を受けた後に風冷の邪が侵入すると寒邪と血が相搏ち瘀血が生じ内に結して治りにくい）

　これらはいずれも外傷性の瘀血が起こる機序について述べられたものである。またその予後については、前出「卆ニ瘀血ニ被損スルノ候」の最後の方に「高キヨリ頓仆シテ内ニ血有リ、腹脹満スル者、其ノ脈牢強ノ者ハ生キ、小弱ノ者ハ死ス。笞掠（笞打ちの刑）ヲ得テ内ニ結血有ル者モ、脈実ニシテ大ノ者ハ生キ、虚ニシテ小ナル者ハ死ス」とある。

　本方は専ら打撲外傷による瘀血や血腫を治療するのに用いられて来た本朝経験方である。

　方　義

　樸樕（別名：土骨皮）は中国の薬方では通常用いない。苦平、帰経は不詳。本方を早くから採り上げたとされる香川修庵の『一本堂薬選』には「瘀血ヲ破ル。癥瘕、結毒、諸悪瘡、撲損、宿滞、瘀血。樸樕ハ即チ檞樹。皮ヲ用ウ。凡ソ樸樕ヲ撰ブニ、皮極メテ厚キ者ヲ佳ト為ス。此ノ邦俗ニクヌギト呼ブ」とある。即ち駆瘀血、解毒の薬であることがわかる。

　川骨も本来中国では用いられない生薬で、すいれん科の多年草、こうほね（別名かわほね　Nuphar japonicom）の根茎である。本邦では利水、活血、強壮の効能があるとされ、浮腫、婦人病、打撲傷等に用いられてきた。

　川芎は辛温、活血理気と消炎の効能を有し、内出血の分解吸収を促進するので、樸樕、川骨の働きを助ける。

　丁字、桂皮は共に辛温で温経補陽の働きがある。附子を加えると更にその効果は増強される。現代医学的には細小動脈拡張、血行促進により主薬である樸樕、川骨の働きを助ける。

　大黄は泄熱攻下、甘草を組み合わせると大黄甘草湯である。

　甘草は同時に諸薬を調和する。

　これらの諸薬がうまく調和協同して外傷による内出血、血腫、腫脹、疼痛に対して秀れた治療効果を発揮する。本方は本朝経験

方中の傑作の一つである。

補　遺

　瘀血は非常に重要な病態で、日常臨床上も最も繁々遭遇する病症の一つであるにもかかわらず、エキス剤としてわが国で発売されている方剤の種類は極めて少ない、そこで以下の数処方を煎剤として是非日常的に活用したい。清代の名医王清任の著した『医林改錯』には臨床上も有用な数々の名処方が記されている。

血府逐瘀湯

　組　成

　乾地１２、桃仁１２、当帰９、川芎９、赤芍薬９、牛膝９、柴胡６、枳殻６、桔梗５、甘草３。

　病態度及び方議

　上焦（胸部）の瘀血を治す。処方構成は四物湯合四逆散加桃仁牛膝桔梗である。

　桃仁、赤芍、川芎、牛膝は駆瘀血薬、当帰、地黄は補血、柴胡、枳殻、桔梗は理気疏肝、瘀血に伴って必ず生ずる気滞に対しても十分配慮されている。

膈下逐瘀湯

　組　成

　桃仁９、紅花９、赤芍９、当帰９、川芎６、五霊脂６、牡丹皮６、香附子９、烏薬９、延胡索６、甘草３。

　病態度及び方議

　中焦（横隔膜以下の上腹部）の瘀血、気滞に広く用いられる。活血化瘀と理気止痛の働きが強力である。

　牡丹皮、五霊脂は活血化瘀、烏薬、延胡索、香附子は理気止痛。

少腹逐瘀湯

組　成

当帰9、川芎6、赤芍6、五霊脂6、蒲黄9、延胡索3、没薬6、肉桂3、茴香6、乾姜3。

病態度及び方議

下焦（下腹部）の瘀血で寒証のみられる者を治す。

下腹部の腫瘤、疼痛、月経痛、不正性器出血、暗赤色帯下等を治す。

通竅活血湯

組　成

桃仁9、紅花9、赤芍6、川芎6、葱白6、生姜9、大棗6、麝香0・15。

病態度及び方議

頭面部の瘀血を治す。瘀血による頭痛や顔痛は非常に多い。特に更年期の婦人で慢性の頭痛があって、月経前後に増強する例は瘀血によるもので本方が奏効する例が多い。

麝香は本方の君薬で開竅薬であるが、現在は入手不能であるので、香附子＋細辛で代用してよい。葱白は陽気を宣通する。

本方はその他、円形脱毛症、難聴、耳鳴、肝斑、酒皶鼻、脳動脈硬化症、頭部外傷や脳卒中後遺症にも用いる。

補陽還五湯

組　成

黄耆30〜120、当帰6、赤芍6、川芎6、桃仁6、紅花3、地竜6。

病態度及び方議

桃紅四物湯去地黄加黄耆地竜。瘀血があって気虚を伴うもの。

臨床的には虚証の脳卒中後遺症に用いてよく奏効する。黄耆を大量に用いること、脈を按じ実脈の者には用いない（実熱証には

禁忌）。以上の2点に留意する。

身痛逐瘀湯

組　成
桃仁9、紅花9、当帰9、川芎6、五霊脂6、没薬6、牛膝9、秦艽9、羌活9、香附子9、地竜6、甘草3。

病態度及び方議
痛みは経絡の気血の流れが阻滞することにより生ずる。「通ゼザレバ即チ痛ム」である。本方は瘀血により経絡に気血が流れなくなって疼痛（痺）やしびれ（瘻）を呈する者を治す。紅花、没薬、五霊脂、当帰は活血化瘀と共に止痛作用がある。秦艽、羌活は祛風止痛。香附子は行気止痛。地竜は通経薬である。鎮痛が主な効能で慢性の四肢疼痛によく用いられる。

引用文献

テキスト

1）黄帝内経素門　　　　　　　　　人民衛生出版社　　1982年
2）霊枢經　　　　　中華人民共和国、上海高務印書館　1954年
3）傷寒雑病論（日本漢方協会編）　　東洋学術出版社　　1981年
4）備急千金要方（江戸医学影北宋本）人民衛生出版社　1987年
5）外台秘要（敬通校註本影）　　　　人民衛生出版社　　1982年
6）諸病源候論　　　　　　　　　　　人民衛生出版社　　1982年
7）脾胃論（和刻本）　　漢籍医書集成第6・エンタプライズ(株)　1989年
8）普済本事本（和刻）　漢籍医書集成第2・エンタプライズ(株)　1988年
9）太平和剤局方（和刻本）　　　　上、下　燎原書店　1976年
10）景岳全書　　　　　　　　　上海科学技術出版社　　1959年
11）厳氏済生方（和刻）　漢籍医書集成第4・エンタプライズ(株)　1988年
12）外科正宗　　　　　　　　　　　人民衛生出版社　　1964年
13）万病回春　　　　　　　　　　　人民衛生出版社　　1984年
14）医宗金鑑　　（上、下）　　　　人民衛生出版社　　1985年
15）衆方規矩　　　　　　　　　　　燎原書店　　　　　1980年
16）勿誤薬室方函口訣　　　　　　　燎原書店　　　　　1983年

解説書、参考書

1）成無己『傷寒明理薬方論』巻四　（和刻本）
2）許宏『金鏡内台方議』　　　　　人民衛生出版社　　1986年
3）湖北中医学院『古今名方発微』湖北科学技術出版社　1986年
4）成都中医学院編(京都中医研究会訳)　　『温病学』自然社　1982年
5）劉　渡舟、傳士垣『傷寒論詮解』天津科学技術出版社1983年
6）汪昂著『増訂本草備要』（和刻本）　　　　盛文堂　1982年
7）汪昂著、寺師睦宗訓『臨床百味本草備要』漢方三考塾1984年
8）汪昂著、寺師睦宗訓『臨床百方医方集解』漢方三考塾1985年
9）汪昂著、矢数道明『医方集解』　　　　国書刊行会　1981年
10）矢数道明『漢方処方解説』　　　　　　創元社　　1981年

11）日本漢方協会『実用漢方処方集』 　　薬業時報社　1979年
12）神戸中医研究会『方剤学』 　　　　　医歯薬出版　1992年
13）神戸中医研究会『常用漢薬ハンドブック』医歯薬出版1987年
14）神戸中医研究会『中薬学』 　　　　　医歯薬出版　1992年
15）南京中医学院編・創医会訳『方剤学』 　燎原書店　1980年
16）劉　渡舟『中国傷寒論解説』 　　　東洋学術出版社　1983年
17）呉　鞠通『温病条弁』 　　　　　　人民衛生出版社　1963年
18）陝　西省中医研究院『医林改錯注釈』人民衛生出版社1985年
19）浅井貞庵『静観堂方考』 　　　　　　　　（複写本）

処方索引（アイウエオ順）

あ行

安中散	119
胃苓湯	186
茵蔯蒿湯	101
茵蔯五苓散	103
右帰飲	140
温経湯	134
温脾湯	73
温清飲	88
越婢加朮湯	224
黄耆建中湯	127
黄芩湯	56
黄連湯	55
黄連解毒湯	86
黄竜湯	66
乙字湯	106

か行

葛根湯	6
葛根湯加川芎辛夷	7
葛根湯加桔梗石膏	8
葛根黄芩黄連湯	14
解労散	40
膈下逐瘀湯	249
加味逍遙散	41
加味帰脾湯	166
甘草瀉心湯	49

甘麦大棗湯	195
帰脾湯	164
桔梗湯	97
芎帰膠艾湯	157
銀翹散	9
荊芥連翹湯（一貫堂）	92
啓脾湯	149
桂枝湯	2
桂枝加芍薬湯	123
桂枝加芍薬大黄湯	69
桂枝加朮附湯	227
桂枝加竜骨牡蠣湯	201
桂枝人参湯	15.119
桂枝芍薬知母湯	232
桂枝茯苓丸	243
桂麻各半湯	7
香蘇散	10.180
五虎湯	9
五積散	16
五苓散	14.207
五淋散	105
呉茱萸湯	127
牛車腎気丸	139

さ行

柴胡桂枝湯	26
柴胡桂枝乾姜湯	30
柴胡清肝湯（一貫堂）	89
柴胡加芒硝湯	30
柴胡加竜骨牡蠣湯	199

柴陥湯	33
柴朴湯	34
柴苓湯	35
柴芍六君子湯	40
酸棗仁湯	198
三黄瀉心湯	52.87
三物備急丸	74
三物黄芩湯	112
滋陰降火湯	170
滋陰至宝湯	171
四逆散	38
梔子豉湯	84
七物降下湯	160
四君子湯	143
四物湯	154
生姜瀉心湯	48
小柴胡湯	22
小青竜湯	5
小承気湯	66
小建中湯	125
小半夏加茯苓湯	211
少腹逐瘀湯	250
升麻葛根湯	8
消風散	98
芍薬甘草湯	36
炙甘草湯	174
潤腸湯	71
十味敗毒湯	99
十全大補湯	162
参蘇飲	10

神秘湯	44
辛夷清肺湯	109
真武湯	136
清肺湯	108
清心蓮子飲	114
清暑益気湯	176
赤石脂禹余粮湯	55
清上防風湯	96
川芎茶調散	10
旋復花代赭湯	54
疎経活血湯	234

た行

大黄黄連瀉心湯	52
大黄甘草湯	68
大黄牡丹皮湯	68
大黄附子湯	72
大防風湯	236
大承気湯	65
大青竜湯	6
大建中湯	122
大柴胡湯	14.27
竹筎温胆湯	32
竹葉石膏湯	83
治頭瘡一方	100
治打撲一方	247
血府逐瘀湯	249
調胃承気湯	66
釣藤散	187
猪苓湯	103

通導散	67. 245
通竅活血湯	250
桃核承気湯	67. 241
当帰湯	121
当帰建中湯	126
当帰四逆加呉茱萸生姜湯	129
当帰飲子	158
当帰芍薬散	214

な行

二朮湯	231
二陳湯	182
女神散	181
人参湯	117
人参養栄湯	164

は行

麦門冬湯	172
八味地黄丸	138
排膿散及湯	98
半夏瀉心湯	46
半夏厚朴湯	179
半夏白朮天麻湯	212
白虎湯	80
白虎加人参湯	83
茯苓飲	210
附子湯	138
附子瀉心湯	53
平胃散	184
防已黄耆湯	222

防風通聖散	13
補中益気湯	147
補陽還五湯	250

ま行

麻黄附子細辛湯	3
麻黄湯	4
麻杏甘石湯	9
麻杏薏甘湯	228
麻子仁丸	70
木防已湯	226

や行

抑肝散	189
抑肝散加陳皮半夏	191
薏苡仁湯	230

ら行

立効散	110
六君子湯	144
竜胆瀉肝湯	93
竜胆瀉肝湯（一貫堂）	95
苓甘姜味辛夏仁湯	219
苓桂朮甘湯	215
苓姜朮甘湯	217
六味丸	168

あとがき

　この本は拙著『漢方常用処方解説』をテキストにして、漢方三考塾と福岡の漢方を知る会で漢方処方の講義を試みた時の記録を整理したものです。経費節減のため印刷原版もワープロで作成したので、多少見づらい点もあるかと思います。

　漢方医学に於いては、随証治療にしろ弁証論治にしろ、正しい"証"に到達する作業と共に、必ずその証に最も合致した処方を組み立てるという作業が続きます。何を君薬とし、何を臣薬とするか、佐薬使薬には何を持ってくれば良いか、寒熱補瀉、気に働く薬、血に行く薬、臓腑経絡いずれに向うのか、各々の生薬の特徴や二味の組み合わせによっても変化する薬の効能など、幾多の要素を考え合わせた上で統制のとれた最も無駄なく有効な処方を組み上げるためには、「処方学」といったものが必要です。

　古今の名方について学ぶと、先哲の苦心の跡がうかがわれ、その秀れた学と技に感嘆させられると共に、自分でも是非そのような秀れた処方を組めるようになりたいという願いが勃然として湧き上ってきます。この本はそのような気持で勉強して来た著者の折々の覚え書きの一部ですが、まだまだ学問も浅く古今の名方の精髄を十分に味い理解するという処までは到底至りませんでした。しかし、これから漢方の処方について何か勉強してみようかと考えている方々の手がかりの一助にでもなればと、敢えて一冊にまとめた次第です。

　この本を仕上げるに際しては、㈱ツムラの田中秀実氏に原稿の整理からワープロによる本文の作成まで、並々ならぬ御助力を頂きました。ここに深く感謝の意を表します。

　　　　　　　　　　　　　　　　　平成10年(1998)春分の日

　　　　　　　　　　　　　　　　　　髙山　宏世　識

【編著者略歴】

高山　宏世（たかやま　こうせい）

1934年　鹿児島県に生まれる

1962年　九州大学医学部卒業

　　　　漢方は1969年頃独学で開始

1974年　福岡市中央区大名にて内科クリニック開業

1977年　以来寺師睦宗先生に師事，漢方薬による治療を実践してきた

　　　　日本東洋医学会会員

　　　　日本漢方振興会代表

　　　　漢方三考塾所属

2005年　一連の著作に対し日本東洋医学会奨励賞受賞

2007年　現役を辞して東京都に転居し，著作と講演活動に専念して

　　　　今日に至る

三考塾叢刊

古今名方　漢方処方学時習（第10版）

1998年4月25日	初版発行
2021年2月5日	第10版発行

編著者　　高山　宏世

発行者　　井ノ上　匠

発行所　　東洋学術出版社

　　　　　〒272-0021　千葉県市川市八幡2-16-15-405

　　　　　販売部：電話 047（321）4428　FAX 047（321）4429

　　　　　　　　　e-mail　hanbai@chuui.co.jp

　　　　　編集部：電話 047（335）6780　FAX 047（300）0565

　　　　　　　　　e-mail　henshu@chuui.co.jp

　　　　　ホームページ　http://www.chuui.co.jp/

（個人の学習あるいは研究以外の目的で無断コピーすることを禁じます）

印刷・製本／モリモト印刷株式会社

◎定価はカバーに表示してあります　　　◎落丁・乱丁本はお取り替えいたします

©2019　Printed in Japan　　　ISBN978-4-904224-57-1 C3047

髙山宏世先生の三考塾叢刊。

赤本 漢方エキス剤解説書の決定版！

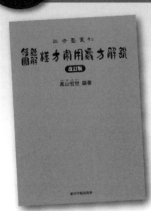

腹証図解
漢方常用処方解説
改訂版

髙山 宏世 編著　　発行元：東洋学術出版社

A5判／336頁／定価：1,980円（本体1,800円＋税）

『赤本』の次にはこの2冊！

黄本 「この病気に使える漢方処方はなにか？」に答える。

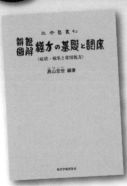

弁証図解 漢方の基礎と臨床

髙山 宏世 編著　　発行元：東洋学術出版社

A5判／490頁／定価：2,090円（本体1,900円＋税）

「この病気に使える漢方処方はなにか」「現代医学の治療でうまくいかない症状に効く漢方薬はないか」という要望に応える一冊。基礎篇で漢方治療に必要な基礎理論を，診断篇で弁証の具体的な方法を，治療篇では病名別・症状別に弁証の要点と用いられる処方を解説。弁証に必要な症状，脈・舌の所見や腹証はわかりやすいイラストで図示。

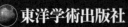

販売部：〒272-0021 千葉県市川市八幡2-16-15-405 電話047-321-4428
フリーダイヤルFAX 0120-727-060　E-mail:hanbai@chuui.co.jp
ホームページ http://www.chuui.co.jp

赤本・青本・黄本の3部作

漢方医学書のベストセラー！
1988年の初版発行以来,『赤本』の愛称で親しまれ,漢方を学ぶ臨床家の圧倒的な支持を獲得してきた名著,大改訂！

◆医療用漢方エキス製剤のなかから126処方を収録。
◆各処方は,解表剤・補気剤・補血剤など14種類の効能別に分類。
◆各処方とも,見開きの2頁に方意,診断のポイント,処方の特性と舌証・脈証・腹証,原典の読み下し文,処方構成,君臣佐使,構成生薬の本草学的効能,八綱分類,臨床応用,類方鑑別などをまとめる。
◆特に処方の特徴をよく表したユニークな腹証図が好評。

青本 『赤本』の内容をより深く学習するには。

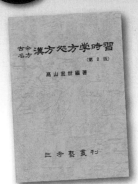

[古今名方] **漢方処方学時習**

髙山 宏世 編著　　　発行元：東洋学術出版社
(たかやま　こうせい)

A5判／259頁／定価：1,430円（本体1,300円＋税）

『赤本』の姉妹版として,その解説を補足する目的で編集され,同書収録の126処方に関連処方を加えた全156処方を収録。処方は効能別に章を分け,それぞれ組成・病態・方義・症状・臨床応用・症例を解説。各処方とも日本漢方と中医学の両方の角度から明快に解説してあり,実際の応用に役立つ。

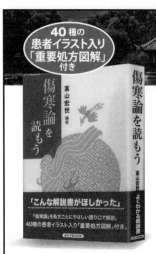

「こんな解説書が欲しかった」

『傷寒論』を条文ごとにやさしい語り口で解説。

傷寒論を読もう

髙山宏世 編著

2005年日本東洋医学会奨励賞を受賞した著者が、これまでの臨床・著作・講演のエッセンスを凝集させた一冊。

A5判／並製／480頁／定価4,400円（本体4,000円+税）

東洋学術出版社　販売部：〒272-0021 千葉県市川市八幡2-16-15-405 電話047-321-4428
E-mail:hanbai@chuui.co.jp　ホームページ http://www.chuui.co.jp

ご注文は、メールまたはフリーダイヤルFAXで　FAX. 0120-727-060

『傷寒論』だけではもったいない

金匱要略も読もう

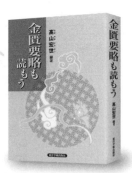

髙山宏世（たかやま こうせい） 編著

2008年の発行以来、好評を博している『傷寒論』の解説書『傷寒論を読もう』の姉妹篇がついに発刊。

A5判／並製／536頁
定価 4,950円（本体4,500円+税）

中医学を学ぶための雑誌『中医臨床』(季刊)ますます面白く、実用的な内容になっています。

東洋学術出版社　販売部：〒272-0021 千葉県市川市八幡2-16-15-405 電話047-321-4428
フリーダイヤルFAX 0120-727-060　E-mail:hanbai@chuui.co.jp
ホームページ http://www.chuui.co.jp